大数据与"智能+"产教融合丛书

智慧医院：数字化之路

主　　编　赵　杰　　何贤英

副主编　崔芳芳　　王文超　　陈保站　　孙东旭

参　　编　石金铭　　刘玉焘　　石小兵　　谭中科　　叶　明

　　　　　卢耀恩　　范兆涵　　任晓阳　　刘冬清　　苏维福

　　　　　郭璐语　　马冶远　　张晓燕

机械工业出版社

本书系统性地总结了当前我国前沿数字技术的起源、发展和应用，详细阐述了国内外智慧医院建设的现状以及所面临的挑战，充分研究了智慧医院在智慧医疗、智慧服务、智慧管理和协同诊疗等应用场景的建设策略，全面介绍了数字技术在智慧医院建设中的应用，并展望了数字技术引领下的智慧医院发展趋势。本书立足于学术和多学科交叉建设的角度，介绍了数字技术赋能智慧医院的建设现状、建设策略、应用场景以及发展趋势，以供读者更好地了解智慧医院建设的全貌，对于我国智慧医疗、协同诊疗等医院智慧化建设具有良好的参考价值。

本书结构清晰、内容翔实，从实际应用的维度探讨了智慧医院与数字技术的深度融合，适合从事智慧医院、数字化医疗相关工作的读者阅读，也适合高等院校相关专业的学生和教师阅读。

图书在版编目（CIP）数据

智慧医院：数字化之路 / 赵杰，何贤英主编.
北京：机械工业出版社，2024. 11. -- （大数据与"智能+"产教融合丛书）. -- ISBN 978-7-111-77182-1

Ⅰ. R197.32-39

中国国家版本馆 CIP 数据核字第 20243XU747 号

机械工业出版社（北京市百万庄大街 22 号　邮政编码 100037）

策划编辑：杨　琼　　　　　责任编辑：杨　琼
责任校对：贾海霞　李　杉　　封面设计：马精明
责任印制：刘　媛
北京中科印刷有限公司印刷
2024 年 11 月第 1 版第 1 次印刷
169mm×239mm・15 印张・257 千字
标准书号：ISBN 978-7-111-77182-1
定价：89.00 元

电话服务　　　　　　　　　　网络服务

客服电话：010-88361066　　　机　工　官　网：www.cmpbook.com
　　　　　010-88379833　　　机　工　官　博：weibo.com/cmp1952
　　　　　010-68326294　　　金　书　网：www.golden-book.com
封底无防伪标均为盗版　　机工教育服务网：www.cmpedu.com

前言
PREFACE

在数字技术迅猛发展的背景下，全球医疗行业正在经历一场深刻的变革。随着大数据、人工智能、物联网、云计算等新兴技术的快速发展，传统医疗模式正在逐渐向智慧医疗方向演进，而智慧医院作为医疗信息化中的重要组成部分，正成为现代医疗服务体系建设的关键方向。智慧医院的建设，旨在通过融合先进的信息技术与医疗服务，提升医院的管理效率、优化医疗资源配置、改善患者的就医体验，并最终推动医疗服务质量的全面提升。在这一过程中，智慧医院不仅仅是信息系统的简单叠加，而是一种全新的医疗服务模式与管理模式的重塑。它的核心在于以患者为中心，通过技术手段实现医院的智能化、信息化和个性化，从而提供更加精准、高效和优质的医疗服务。

本书旨在探索数字技术在智慧医院建设各个环节中的技术内涵、建设策略、实际应用场景和未来发展趋势等，推广和普及数字技术深度赋能智慧医院建设，进而提升我国智慧医院建设总体水平，实现全面高效的医疗信息化，推动数字技术在临床医疗中的广泛应用。

本书的独特之处在于全面探讨了智慧医院的概念、技术应用以及发展历程，深入分析了智慧医院建设过程中可能遇到的挑战和相应的解决方案。本书涵盖大数据、人工智能、物联网、云计算等新兴技术在智慧医院中的实际应用，并通过详细的应用场景分析展示出数字技术赋能智慧医院建设的可行性。本书强调技术与医疗服务的深度融合、数据安全与隐私保护等关键问题，同时对未来个性化医疗、精准医疗的发展方向进行了展望。整体而言，本书理论与实践相结合，既提供了丰富的理论基础，又为医疗从业者和管理者在智慧医院的建设与发展中提供了有力的指导和战略参考，具有较强的前瞻性和实用性。

本书得到了科技创新 2030—"新一代人工智能"重大项目（2022ZD0160704）、国家超级计算郑州中心创新生态系统建设科技专项（201400210400）、河南省科技攻关项目（232102311057、242102311021）、郑州市基础研究与应用基础研究（2024ZZJCYJ017）以及上海人工智能实验室的支持，由互联网医疗系统与应用国家工程实验室组织编写。在本书的编写过程中，我们参考了国内外智慧医院建设相关的应用研究和先进理念，感谢这些专家学者的著作给予我们启示。在此，谨对支持本书编写的领导与专家致以衷心的感谢，同时也感谢机械工业出版社给予的帮助。

智慧医院建设相关技术涉及临床医学、计算机科学与技术、管理学等多个学科，正处于快速发展阶段。由于编者水平有限，书中难免存在疏漏或不妥之处，恳请广大读者批评指正。编者也会实时关注行业发展趋势，不断学习总结，与时俱进。未来希望能与国内外智慧医院建设相关专家携手奋进，做出更好的成绩，使更多人享受到医疗信息化、智慧化带来的益处。

编　者
2024 年 8 月

目录
CONTENTS

第 1 章

数字技术概述

1.1 数字技术发展现状及趋势

1.1.1 数字技术发展历程

科学进步和技术创新是推动行业发展的核心驱动力。自近代以来，人类经历了四次由科学技术创新引领的工业革命。图 1-1 所示为人类四次工业革命的发展历程，第一次工业革命开始于 18 世纪中叶，以蒸汽机为动力的机械设备被广泛推广和应用，人类社会从手工业时代进入机械生产时代；第二次工业革命发生在 19 世纪中叶，以电的发明和在生产和生活中的广泛应用为标志，人类进入规模化工业生产时代；第三次工业革命发生在 20 世纪中叶，随着电子计算机、通信工程和互联网技术的诞生，人类进入了信息化时代；第四次工业革命从 21 世纪开始至今，随着云计算、大数据、物联网、人工智能等技术的出现，人类社会正逐步迈入智能化时代。

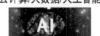

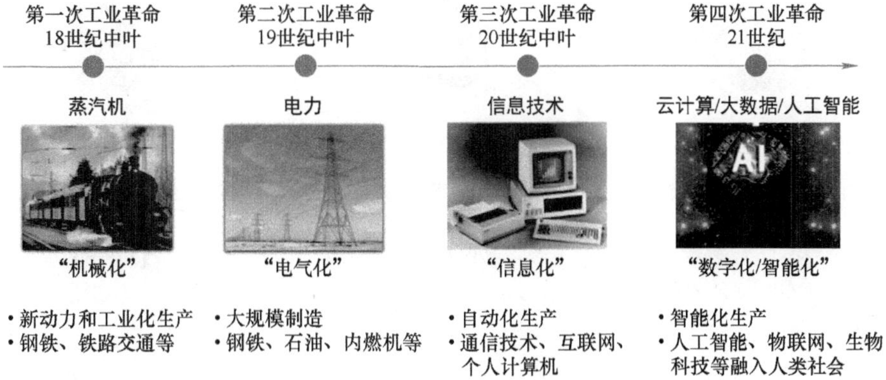

第一次工业革命 18世纪中叶	第二次工业革命 19世纪中叶	第三次工业革命 20世纪中叶	第四次工业革命 21世纪
蒸汽机	电力	信息技术	云计算/大数据/人工智能
"机械化"	"电气化"	"信息化"	"数字化/智能化"
·新动力和工业化生产 ·钢铁、铁路交通等	·大规模制造 ·钢铁、石油、内燃机等	·自动化生产 ·通信技术、互联网、个人计算机	·智能化生产 ·人工智能、物联网、生物科技等融入人类社会

图 1-1　人类四次工业革命的发展历程

第四次工业革命主要有三大驱动力：

一是指数级的技术爆炸，大数据、物联网、人工智能等新技术的迅速崛起与融合促进了其影响力的加速增长，已逐步颠覆部分传统行业，形成引领革命的强大力量。

二是多元化的用户需求，互联网促进用户需求的蜕变，未来用户将越来越呈现出多元化的互联网特征，如个性、高效、便捷、智慧、社交等，以用户对能源的需求为例，呈现了数字化、清洁化、个性化、便捷化、开放化五个特征。

三是可持续的社会发展需求，面对能源危机、生态环境危机和气候变化危机等系列挑战，利用可再生能源，降低能耗，减少浪费，实现可持续发展的需求对现有产业结构提出了更高的要求。

未来二三十年人类社会将演变成一个智能社会，智能社会有三个特征，即万物感知、万物互联和万物智能。

1）万物感知：智能社会万物可感，通过多感官渠道（温度、空间、触觉、嗅觉、听觉、视觉等）感知物理世界并将其转变为数字信号，实现情境感知、交互和沉浸式的用户体验。

2）万物互联：网络连接万物，将所有的数据实现在线联接，从城市、高山、太空等不同领域实现宽、广、多、深的联接，使能智能化。

3）万物智能：大数据和人工智能的应用将实现万物智能，数字孪生技术的应用也将在个人、家庭、行业和城市中逐步普及，满足物理世界更美好的需求，同时将出现数字化生存的第二人生，使精神世界更加富足。

智能时代这三大特征的实现，有赖于新一代的数字技术，比如 5G、物联网、云计算、大数据和人工智能等的成熟发展及广泛应用。图 1-2 所示为 Gartner

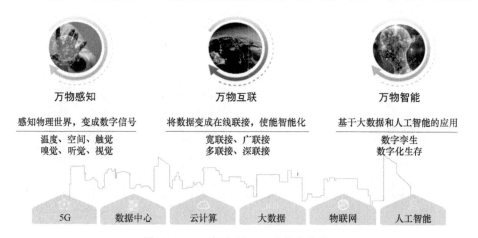

图 1-2　2022 年中国 ICT 成熟度曲线

发布 2022 年中国信息与通信技术（Information and Communications Technology，ICT）成熟度曲线，显示出 5G 技术、物联网和人工智能等技术已经逐步走向成熟，在未来 1～2 年之内将在行业数字化转型中得到广泛的应用。

1.1.2 关键数字技术

物联网、5G 技术、云计算、大数据、人工智能、区块链及隐私计算等新一代数字技术的出现，极大地推动了生产力的发展。

1．物联网

随着技术的不断发展，物联网技术正成为未来智能家居、智慧城市和工业 4.0 等领域的重要组成部分，目前，物联网技术已经在很多领域得到了广泛的应用。根据中国通信学会统计，我国蜂窝物联网终端用户截至 2022 年 7 月末已达到 16.7 亿，与移动蜂窝电话用户数持平。从网络连接来看，2022 年连接物的终端数目超过了连接人的终端数目。工业互联网标识注册量已突破 1600 亿，物联网进入加速发展期。

物联网行业发展的内生动力正在不断增强。无线连接技术不断突破，低功耗广域网商用化进程不断加速，物联网平台迅速增长，服务支撑能力迅速提升，5G、边缘计算、人工智能、区块链等新技术不断注入物联网，为物联网带来新的创新活力。预计至 2025 年，全球物联网总连接数将超过 240 亿，其中工业互联网联网设备数量将超过 130 亿。未来智慧健康、智能车联、智能家居、工业互联、智能环保、智慧农业等将会推动物联网应用爆发式增长，大量的新产品、新业态、新服务、新模式将蓬勃涌现，深刻改变传统产业形态和社会生活方式。人类正步入万物互联的智能社会。

2．5G 技术

5G 技术已经进入成熟商用阶段，全球主要国家积极推进 5G 网络建设，截至 2022 年底，全球 102 个国家和地区的 251 个运营商推出商用 5G 网络，5G 网络数达 515 张。全球 5G 网络已覆盖 33.1%的人口。截至 2022 年，全球 5G 基站部署总量超过 364 万个，其中，中国 5G 基站总量达 231.2 万个，占全球 63.5%；全球 5G 连接用户总数超过 10.1 亿，5G 渗透率达到 12%，中国 5G 连接数达 5.6 亿，占比过半，排名全球第一。

5G 开始走向规模应用发展期。世界各国积极推动 5G 应用落地，中美欧日韩等领先国家和地区在增强现实（Augmented Reality，AR）/虚拟现实（Virtual

Reality，VR）、超高清视频、工业互联网、智慧交通、智慧医疗、公共安全等领域积极开展 5G 应用探索与示范，为智慧生活、智能生产和效率提升发挥了重要作用。在中国，2022 年为落实《5G 应用"扬帆"行动计划（2021—2023 年）》，工业和信息化部联合国家卫生健康委、教育部、能源局印发了《关于公布 5G+医疗健康应用试点项目的通知》《关于组织开展"5G+智慧教育"应用试点项目申报工作的通知》《关于征集能源领域 5G 应用优秀案例的通知》，征集试点示范项目，为 5G 在上述各行业中的应用树立标杆和方向。2022 年 8 月，工业和信息化部发布《5G 全连接工厂建设指南》，目标在"十四五"时期，面向制造业及采矿、港口、电力等重点行业领域，推动万家企业开展 5G 全连接工厂建设。我国行业应用关键技术创新及产品落地加速，5G 成为数字信息基础设施的创新引擎。

3．云计算

近年来，全球云计算市场呈现出快速增长的态势。根据市场研究公司 Gartner 的调研数据，全球公共云计算市场规模在 2022 年达到 6230 亿美元。同时，私有云市场也在不断发展，越来越多的企业开始采用混合云模式，即公有云和私有云混合使用。

云计算技术不断发展，新技术、新服务层出不穷。同时，云计算的安全性和性能也得到了不断提升。云计算技术在各个行业中的应用也越来越广泛，包括电商、金融、医疗、教育等行业。

未来，云计算将与新兴技术如区块链、物联网等技术融合，为用户提供更多元化的服务。例如，云计算与区块链技术的结合，可以为用户提供更安全、更透明的数据管理和交换服务。而云计算与物联网技术的结合，则可以实现更智能化的物联网应用，如智能家居、智慧城市、智能医学穿戴设备等。

4．大数据

近年来，随着数字产业化和产业数字化的加速发展，以场景和价值为驱动的大数据产业应用更加深入地融入各行各业，数据规模呈几何级数高速增长。据国际信息技术咨询企业国际数据公司（IDC）的预测，到 2026 年，全球数据量将达到 221ZB，到 2030 年将达到 2500ZB。在国家政策的引领和支持下，我国大数据产业保持稳步增长，大数据技术逐步成熟，应用场景日益丰富，大数据产业生态逐步形成。预计 2025 年，我国大数据产业市场规模将突破 3 万亿元，年均复合增长率保持在 25%左右。

大数据产业的应用领域非常广泛，涵盖了政务、金融、医疗、教育、交通、能源、制造、农业、文旅等多个行业和部门。大数据的应用不仅可以提高效率、降低成本、优化管理、增强创新，还可以改善民生、促进社会治理、保障国家安全、推动经济转型。在产业互联网的推动以及大数据应用需求的驱动下，计算技术体系正在重构，从"以计算为中心"向"以数据为中心"转型，大数据的发展趋势将逐渐向智能化领域发展。由于人工智能是大数据应用的重要出口，未来大数据在人工智能的发展过程中会获得越来越多的应用及价值变现。

5. 人工智能

人工智能的发展可以追溯到 20 世纪 50 年代，但是直到 2010 年深度学习才迎来显著的复兴，人工智能才开始得到广泛应用，并实现了显著的进展。人工智能已经深入医疗、金融、交通等领域，广泛应用于语音识别、计算机视觉、自然语言处理、机器人、疾病筛查、医学影像诊断等领域。随着人工智能技术的普及，人工智能市场的规模将持续扩大。据预测，未来几年全球人工智能市场规模将保持高速增长，到 2025 年有望突破万亿美元。

2017 年诞生的 Transformer 技术将人工智能推向了大模型时代，使人工智能的发展进入一个新的时代，从此进入了通用人工智能（GAI）的时代。大模型具有良好的通用性和泛化性，将带动新的产业和服务应用范式出现，在深度学习平台的支撑下将成为产业智能化基座。随着计算和存储技术的不断发展，大模型的规模将不断扩大，更多的参数和复杂度将被引入模型中，以提高模型的准确性和智能化程度。未来的大模型将在更多的领域和场景中得到应用，例如自动驾驶、智能客服、智能医疗等，从而使得人类生产和生活的智能化水平提高到一个全新的高度。

6. 区块链及隐私计算

区块链自问世以来，以其去中心化、防篡改、可追溯的特征，在各行业中具有广泛的应用前景。区块链最先应用于金融、数字资产以及供应链等领域；随着互联网、人工智能等技术的发展，区块链与这些技术相结合，不断地拓展区块链的应用场景，如医疗、教育、能源等领域。政府的政策环境也对区块链技术的应用发展发挥着积极的推动作用。2019 年"区块链+"国家标准的正式推出，为区块链技术的标准化奠定了基础，对推动区块链技术的应用创新有着长远的意义。

随着数字经济的加速发展，数据已成为重要的生产要素，上升为国家战略资源，数据安全和隐私保护的重要性日益得到各国的重视，到 2022 年，全球超过 70%的国家制定了保护数据和隐私的法律。但数据隐私保护带来了"数据孤岛"问题，不利于数据的流通，难以形成大数据从而产生价值。为解决这一问题，隐私计算技术应运而生，隐私计算技术是在保证数据提供方不泄露原始数据的前提下，对数据进行分析计算的一系列信息技术，实现数据在流通与融合过程中的"可用不可见"。从而破解数据保护和利用之间的矛盾，更好地实现数据的价值。隐私计算是泛在网络空间隐私信息保护的重要理论基础，是未来大数据的基础设施。目前，金融、通信、政务、医疗、互联网、能源等多个领域对隐私计算需求大，推动着隐私计算行业向好发展。根据 Gartner 统计，到 2024 年全球隐私计算市场规模将达到 150 亿美元，中国隐私计算市场规模将在 15 亿～30 亿美元；到 2025 年 60%以上的大型组织将在数据分析、商业智能或云计算中使用一种或多种隐私计算技术。

1.2 物联网

1.2.1 物联网技术的起源与发展

物联网（Internet of Things，IoT）是指通过射频识别（Radio Frequency Identification，RFID）技术、定位技术、红外感应器、激光扫描器等各种装置与技术，对任何需要监控、连接、交互的物体或过程，采集其声、光、热、电、力学、化学、生物、位置等各种需要的信息，通过多种网络接入，实现物与物、物与人的泛在连接，进行信息的传输、交换和共享，实现对物体和过程的智能化感知、分析和管理。

物联网的概念最早出现在比尔·盖茨于 1995 年出版的《未来之路》一书中，只是当时受限于无线网络、硬件及传感设备的发展，并未得到广泛的传播，也未能引起人们的重视。1999 年，美国麻省理工学院成立了自动识别中心（Auto-ID），其创始人之一的凯文·阿仕顿（Kevin Ashton）提出了"万物皆可通过网络互联"，首次明确阐释了物联网的概念和含义，即主要是建立在物品编码、RFID 技术和互联网基础上的物联网络。物联网最初在中国被称之为传感网，中国科学院早在 1999 年就启动了传感网的研究，取得了一系列的科研成果，并建立了适用的传感网标准。

1.2.2　物联网关键技术

1．RFID

RFID 技术是一种非接触式的自动识别技术，它通过射频信号识别目标对象并获取相关数据，识别过程无须人工干预，可工作于各种恶劣的环境。RFID 技术是一种简单的无线系统，通常只有两类基本器件：阅读器和应答器（或标签）。标签由耦合元件及芯片组成，标签进入磁场后，接收阅读器发出的射频信号，利用感应电流所获得的能量发送出存储在芯片中的产品信息（无源标签或被动标签），或者主动发送某一频率的信号（有源标签或主动标签）；阅读器读取信息并解码后，送至中央信息系统进行有关数据的处理。

RFID 技术的应用非常广泛，目前典型的应用有物流过程中的货物追踪、病人识别、婴儿防盗、物品定位及追踪、汽车防盗器、门禁管制、物料管理等。

2．传感技术

信息采集是物联网的基础，而目前的信息采集主要通过传感器件完成。微机电系统（Micro-Electro-Mechanical System，MEMS）是目前物联网领域比较通用的传感技术，它是由微传感器、微执行器、信号处理和控制电路、通信接口和电源等部件组成的一体化的微型器件系统。其目标是把信息的获取、处理和执行集成在一起，组成具有多功能的微型系统，集成于大尺寸系统中，从而大幅度地提高系统的自动化、智能化和可靠性水平。MEMS 赋予了普通物体新的生命，使它们有了属于自己的数据传输通路，有了存储功能、操作系统和专门的应用程序，从而形成一个庞大的传感网。

3．M2M 系统

M2M（Machine to Machine）是一种以机器终端智能交互为核心的网络化应用与服务。它可对目标对象实现智能化的控制。M2M 技术涉及五个重要的部分，即机器、M2M 硬件、通信网络、中间件和应用。M2M 借助云计算平台和智能网络，可以依据传感器网络获取的数据进行决策，对目标对象的行为进行控制和反馈。

4．物联网平台

物联网平台是针对物联网场景和行业开发者提供各种服务的云平台，可以提供设备连接、设备管理、数据分析、边缘计算等能力，为物联网场景提供完整的技术支持和业务解决方案。

物联网平台的目标是通过连接物理设备和云端系统，提供可靠的数据采集、处理、存储和管理功能，并为第三方应用程序提供开放的应用程序编程接口（Application Programming Interface，API），帮助企业更好地了解其设备和流程的使用情况，并实现更高效、更智能的业务流程，提升业务和管理效率。

1.2.3 物联网技术应用

当前，随着物联网技术的成熟，物联网已经广泛地应用于智能家居、智慧物流、智慧交通、智慧城市以及智慧医疗等各个领域。

随着医疗业务数字化、智慧化的发展，医院从最初的以业务功能为主的有线网时代更进为以业务流程为主的无线网时代，再快速地转变为现在的以业务对象为主的物联网时代。医疗物联网（Internet of Medical Things，IoMT）是利用物联网技术，实现患者、医护、药品、器械、医疗设备、医疗场所等资产系统之间的有效互动，按照一定的标准和管理规范进行有序和精细化的管理，在人为的控制下进行运作，保障医院的基本医疗安全，提高医院医疗水平，降低医护工作量，提升医院管理效率等。

1）在医疗设备管理方面，为了提高医疗设备的精细化管理水平，基于RFID、BLE、UWB 等各种定位传感器，出现了复合型监测设备开机状态与位置的有源资产标签，精细化监控到超声探头、腔镜等高值耗材的使用次数的标签等；综合各类传感器将可实时感知到医疗设备的位置、是否开机、是否在使用、高值配件使用频次等详细的设备运行与使用信息。

2）在医疗安全管理方面，国家推行医疗唯一器械标识（Unique Device Identification，UDI）是对医疗器械在全程供应链中的唯一身份标识。通过医疗器械唯一标识建立医疗器械信息化追溯系统，利用 RFID 标签与在线式 RFID 感知网络，可以实现医疗器械不良事件报告、产品召回及追踪追溯等。

3）在医院后勤的管理方面，视频监控摄像头越来越智能化地用于各种复杂人员、物品、事件的识别；门禁、闸机、停车道闸等通行设备都具备了视频识别和视频采集的能力，通过 WiFi 或 Ethernet 联网，就可以精确地识别出人员身份、车辆身份，尤其是黑名单医闹、黄牛等的精准识别，帮助医院实现安全环境保障。同时，通过视频监控、WiFi 定位，可以实时地感知到医院的人流量情况，用于日常快速的调配安保资源以保障就医环境有序进行。

4）在医疗废弃物管理方面，出现了智能垃圾车、垃圾桶，可实现医疗废弃物处理、转运各个环节的定位、处理轨迹跟踪等有效管理。

5）在护理服务方面，为了减轻护士的工作量，出现的电子体温贴、输液监护传感器、联网血压仪等，可自动、实时、准确地采集到患者的体温、血压/心率、输液情况。在特殊的护理辅助场景，也出现了新生儿重症监护中心（Neonatal Intensive Care Unit，NICU）、婴儿手环、母亲手环等传感器，其中婴儿手环和母亲手环可实时感知到婴儿的位置、母婴匹配情况，防止婴儿抱错的情况发生。

6）在病房服务方面，出现了护士手环、患者手环、电子床卡、手卫生监控等，这些与门禁、信息查询屏等相结合，不仅使得医护人员、患者方便地出入，而且可监控重要患者跌倒状态、手卫生情况等，也方便患者可以随时与信息屏互动以获取到相应的信息。

7）在智慧医疗方面，出现了穿戴式的手环、穿戴式的心电监护设备、穿戴式的血压/血氧监护设备等，对患者的实时心电、心率、潮气量等生命体征进行可持续地实时监测采集，用于辅助诊疗、预测预警、康复指导等。同时，大量的新型监护仪、血气分析仪等医疗设备开始具备 WiFi、Ethernet 等联网功能，具备通过网络获取检验检查数据的能力。

8）在医疗科研方面，医疗科研仪器和设备自带工作站，通过 Ethernet 联网实现实时海量实验数据的采集与存储。除此之外，也出现了新型的 WiFi 联网能力的设备，如 WiFi 网络型脑电图机、眼球追踪器等，以用于医疗科研数据采集。

综上所述，新型医疗物联网终端与传感器的不断发展，实现了感知采集医院内多维度各类数据，只有实时在线，数据可靠回传才能保障优质医疗服务持续供应。建设实时、高效、安全、可靠的医疗物联网势在必行。

医疗物联网是指通信网络延伸到医疗场景下，通过感知和通信技术，将各类传感器、执行器、基础设施、医疗设备、各类智能化装备与医院信息系统（HIS）联接在一起，支持医疗服务，医院运营过程中的数据采集、传输、处理、存储和分析应用，从而实现医疗场景中人与物通信、物与物通信的网络。在智慧医院中，医疗物联网实现任何时间、任何地点下，人、机、物等医疗生产要素的互联互通，通过进行医疗数据的采集、传输、处理以满足医疗智慧化的应用发展。

9

1.3 5G 技术

1.3.1 5G 技术的起源与发展

自 19 世纪末 20 世纪初意大利发明家马可尼发明无线电报起，无线电技术到现在已经经历了一百多年的发展。20 世纪 80 年代出现了第一代移动通信技术，采用模拟方式发送语音信号，之后的移动通信技术大概每 10 年更新一代，到 2020 年，全球正式进入了 5G 时代。

5G 是指第五代移动通信系统。在 4G 时代，移动互联网的发展深刻地改变了人们的生活，但人们对更高性能的移动通信的追求从未止步，5G 技术将会渗透到未来社会的各个领域，并且以用户为中心构建全方位的信息生态系统。

2015 年 9 月，ITU（International Telecommunication Union，国际电信联盟）明确了 5G 的愿景和应用场景，并提出了 5G 的关键能力指标。根据 ITU 的愿景白皮书，5G 包含如下三类典型的应用场景，如图 1-3 所示。

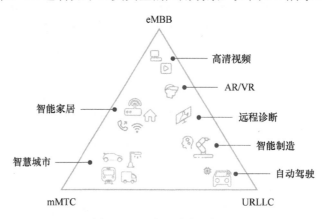

图 1-3　5G 的三大应用场景

1）eMBB（enhanced Mobile Broadband，增强移动宽带），这是 4G 移动宽带服务的进一步演进，主要服务于消费互联网，支持更大的网络带宽和更高的速率，进而支撑更大的数据流量和更好的用户体验。

2）URLLC（Ultra-Reliable Low-Latency Communication，超高可靠性超低时延通信），是指具有超低时延和超高可靠性的通信，对吞吐率、延迟时间和可靠性等性能的要求十分严格。应用场景有工业制造、远程手术、智能电网以及运输安全等。

3）mMTC（Massive Machine-Type Communication，海量物联网通信），指的是支持海量终端的服务，该场景最大的特点是连接设备数量庞大，这些设备通常传输相对少量的非延迟敏感数据。其设备成本需求降低，电池续航时间需求大幅延长，主要应用在物联网领域。

与此同时，ITU 从 8 个方面定义了 5G 的关键能力指标，这些能力指标在 4G 的基础上均实现了大幅的提升。利用业界熟悉的"蜘蛛网模型"，图 1-4 所示为这些关键指标在 5G 和 4G 中的对比。

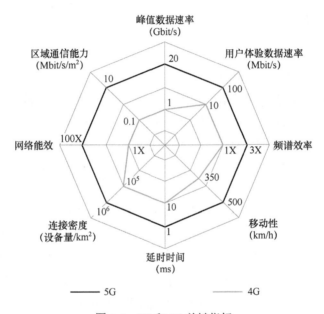

图 1-4　5G 和 4G 关键指标

除了图 1-4 中所示的 8 个关键指标之外，考虑到 5G 不同应用场景下的灵活性、可靠性和安全性，ITU 同时提出了如下 5 个性能指标：

1）频谱和带宽灵活性：不同应用场景下系统设计的灵活性，特别是指在不同频率范围运行的能力，其中包括更高的频率和更宽的信道带宽。

2）可靠性：提供特定具有高可用性的服务的能力。

3）恢复能力：网络在自然或人为干扰（如主电源断电）发生时或发生后仍能够继续正确运行的能力。

4）安全和隐私：如用户数据和信令的加密和完整性保护，保护最终用户隐私，防止其遭受未授权用户跟踪，保护网络免于遭到黑客攻击、欺诈、拒绝服务、中间人攻击等。

5）运行寿命：每次蓄能完成后的运行时间。这对需要极长电池续航时间（例如 10 年以上）的机器设备而言尤为重要，受物理和经济因素的影响，对这些设备进行常规维护十分困难。

1.3.2　5G 关键技术

为了应对行业应用对网络能力的要求，5G 推出了一系列的新空口的理念和关键技术，全面覆盖基础波形、多址方式、信道编码、接入协议和帧结构等领域，其中最关键的技术如下所述。

1. 新波形技术

4G 采用 OFDM（Orthogonal Frequency Division Multiplexing，正交频分复用）技术将高速率数据通过串/并转换调制到相互正交的子载波上去，并引入循环前缀（Cyclic Prefix，CP），较好地解决了码间串扰问题，在移动互联网时代得到了广泛应用。但 OFDM 最主要的问题就是不够灵活，未来不同业务场景对带宽、时延和连接数的网络能力需求迥异，OFDM 无法同时满足不同业务对网络能力的不同需求。

5G 采用了 F-OFDM（Filtered OFDM，滤波 OFDM）的新空口技术，这一技术在继承了 OFDM 的全部优点的基础上，克服了 OFDM 的一些固有缺陷，提升了灵活性和频谱利用效率。图 1-5 所示为 5G 新波形 F-OFDM 的时频资源分配方式。F-OFDM 在频域上采用灵活的子载波带宽；在时域上采用灵活的符号（5G 中时域资源调度的最小单位）长度，能够根据不同业务在传输带宽、传输时延以及接入用户数的需求上进行灵活的资源分配，是实现 5G 空口的基础技术。

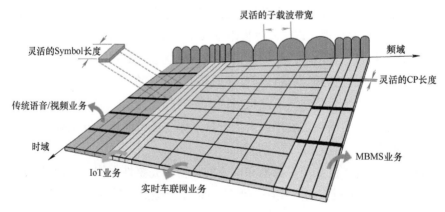

图 1-5　5G 新波形 F-OFDM 的时频资源分配方式

2．新信道编码技术

信道编码的目标是以尽可能小的开销确保信息的可靠传送。香农第二定理指出，只要信息传输速率小于信道容量，就存在一类编码，使信息传输的错误概率可以任意小，而狭义的香农极限就是指通过编码达到无误码传输时所需要的最小信噪比，但在现实中，实现无误码传输的代价太高，在可以承受一定误码率的条件下，所需要的最小信噪比就是广义的香农极限。

2007 年，土耳其比尔肯大学教授 Erdal Arikan 首次提出了信道极化的概念。所谓信道极化，顾名思义就是信道出现了两极分化，是指针对一组独立的二进制对称输入离散无记忆信道，可以采用特定的编码方法，使各个子信道呈现出不同特征，当码长持续增加时，一部分信道将趋向于完美信道（零误码），而另一部分信道则趋向于纯噪声信道。基于该理论，他给出了人类已知的第一种能够被严格证明达到香农极限的信道编码方法，并命名为极化码（Polar Code）。

Polar 码相比 4G 采用的 Turbo 码，具备更高的编码效率、更高的可靠性，以及更低的编译码复杂度，可以更好地应用于如无人驾驶等高可靠业务，以及大连接、低功耗的物联网业务。

3．大规模天线技术

MIMO（Multiple-Input Multiple-Output，多输入多输出）技术是一种可以在不增加无线频谱的前提下提高无线接入链路的频谱效率、提高链路可靠性并增大系统容量的技术，通常要在信号发射端与接收端部署多副天线，而且基站发射天线的数量要高于终端接收天线的数量。基站的多副天线可以采用相同的时间以及频率资源来同时为多个移动通信终端用户提供接入服务，通过对空间的复用，显著地提升系统容量。

在 4G 移动通信标准中就引入了 MIMO 技术，但是由于天线尺寸的限制，4G 的下行和上行的接收天线数量都被限制为最多 8 个。5G 将 MIMO 的天线数量扩增为 16/32/64/128 天线，所以被称为大规模 MIMO（Massive MIMO）。5G 在相同的时间及频率资源内可以提供比 4G 多得多的接入终端用户数，从而获得更高的小区容量。相关试验结果表明，5G 采用 Massive MIMO 技术后，无线频谱效率相比 4G 可以提高 5～10 倍，而且即使在小区的边缘，系统也能维持很高的吞吐量。

图 1-6 所示为 5G 基站采用大规模天线及波束赋形提升容量。5G 部署了 Massive MIMO 后，还可以采用波束赋形的技术来进一步提高容量。Massive MIMO 负责在发送端和接收端将越来越多的天线聚合起来；波束赋形负责将每

个信号引导到终端接收器的最佳路径上，提高信号强度，避免信号干扰，从而改善通信质量。天线数越多，波束的指向性越强，终端获得能量就越高。

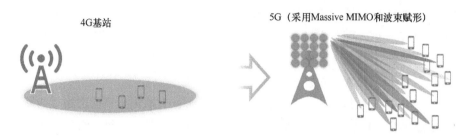

图 1-6　5G 基站采用大规模天线及波束赋形提升容量

4．5G 切片技术

5G 时代是一个万物互联的时代，不同的服务对于网络的要求将是多样化的，例如基于 AR/VR 的娱乐信息服务要求连接宽带达到 100Mbit/s 以上；而智能电网、智能秒表需要大量的连接和频繁小数据包的传输；自动驾驶和工业控制要求毫秒级延迟和趋于 100% 的可靠性。上述多种类型服务需求表明 5G 网络能力需要更加灵活，以支撑不同的业务需求。5G 切片技术就是为满足上述要求而出现的。

5G 切片技术可以将一个物理网络切分为多个逻辑网络，从而实现一网多用的功能。利用 5G 切片，运营商可以在一个物理网络上构建多个专用的、虚拟的、相互隔离、按需定制的逻辑网络，从而满足不同行业客户对网络能力的不同需求，如带宽、时延和连接数等。

切片技术是 5G 区别于 2G/3G/4G 网络的一个关键能力。通过 5G 切片，可以共享已有网络资源，降低网络使用成本，快速推出定制化的网络服务，从而实现端到端的保障特定业务的网络性能，助力 5G 技术服务于行业数字化转型。

5．低时延技术

在网络能力方面，5G 相比于 4G 的另一个重大突破就是时延的大幅降低，从而可以应用于工业控制等对时延要求很高的领域。5G 可通过多种技术综合运用来降低空口时延。

1）5G 灵活的载波结构：在频谱域上，5G 采用更大的频谱带宽，每一帧的子载波带宽是 4G 的 2 倍以上，这样在时域上，调度一个资源单位所消耗的时间就只有 4G 的 1/2。

2）上行预调度：5G 基站在未收到终端发送的调度请求情况下允许终端发送数据，从而节省了信令传输时间。

3）符号级调度（又叫 None-slot）技术：普通的数据调度周期内基站需要发送 14 个符号，而符号级调度一个调度周期内只需要发送 2 个符号，大幅缩短了调度时间。

4）免授权（Grant free）技术：普通的调度模式下，终端在发送数据之前，需要向基站发起数据传输请求并得到基站的许可；在免授权模式下，终端在有数据传输时，可以先将数据发送出去而无需事先获得基站的授权，从而达到数据传输的"零等待"的效果。

1.3.3 5G 技术应用

5G 具有的高带宽、低时延、大连接的特性，为其开启物联网时代，赋能各行业数字化转型奠定了基础。在智慧医疗方面，5G 的高带宽、低时延特性，可以将手术现场视频清晰、实时、全景地送达远端专家，辅助专家在远端进行手术操作。此外，在远程超声诊断、远程会诊、远程急救、智慧导诊、移动医护等场景，5G 也大有用武之地。

1）远程超声诊断：与计算机断层扫描（CT）、磁共振成像（MRI）等技术相比，超声的检查方式很大程度上依赖于医生的扫描手法，而基层医院普遍缺乏有经验的超声诊断医生。5G 通信技术的高速率、低时延的特点，可以使得在基层医院和中心医院之间实现超声影像的实时传输和共享，中心医院医生可通过 5G 网络与基层医院医生互动，指导基层医院医生对患者进行超声的诊断，从而提升诊断的准确性。

2）远程会诊：5G 网络高速率的特性，能够支持 4K/8K 的远程高清会诊和医学影像数据的高速传输与共享，并让专家能随时随地开展会诊，提升了专家对基层医院的指导效率，也提高了医院的诊断准确率，促进优质医疗资源下沉。

3）远程急救：借助 5G 音视频双向传输系统，可方便地实现院内医师对一线急救医师/护士的远程实时指导，提升危急重症的现场处置能力，提升患者救治的效率和成功率。

4）智慧导诊：医院通过部署采用云-网-机结合的 5G 智慧导诊机器人，利用 5G 边缘计算能力，提供基于自然语义分析的人工智能导诊服务，可以提高医院的服务效率，改善服务环境，减轻大厅导诊台护士的工作量，减少医患矛盾纠纷，提高导诊效率。

5）移动医护：移动医护将医生和护士的诊疗护理服务延伸至患者床边。在日常查房护理的基础上，医护人员通过 5G 网络可以实现影像数据和体征数据的移动化采集和高速传输，实现移动高清会诊，提高查房和护理服务的质量和效率。

1.4 云计算

1.4.1 云计算技术的起源与发展

云计算技术的发展历程可以追溯到 1983 年，当时太阳电脑（Sun Microsystems）提出了"网络即电脑"（The Network is the Computer）的概念。2006 年，亚马逊推出了弹性计算云（EC2）服务，这是第一个真正意义上的云计算服务。同年，谷歌首席执行官埃里克·施密特在搜索引擎大会上首次提出了"云计算"的概念，在此之后，云计算技术得到了快速发展和广泛应用，成为当今社会的关键技术之一。

云计算技术的起源和发展离不开互联网技术的发展。随着互联网的不断进步和普及，人们对计算和存储资源的需求不断增加，云计算技术能够将计算和存储资源集中起来，通过网络提供给用户，满足了用户的需求。简单来说，云计算就是以租用信息技术服务代替购买，使用云计算，企业无需耗费巨额资金购买数据库和软硬件，就可以通过互联网或云获得计算能力，并按实际使用情况付费。目前，企业可获得的云服务包括但不限于数据库、网络、服务器、存储和应用软件等。

1.4.2 云计算关键技术

云计算是多种技术的综合运用，其关键技术有如下几类：

1）虚拟化技术：虚拟化技术是云计算技术的核心之一，它能够将物理硬件资源虚拟化为多个虚拟资源，从而实现资源的共享和灵活分配。虚拟化技术的应用降低了云计算技术的成本，提高了其可靠性和灵活性。

2）分布式计算：分布式计算是云计算技术的重要基础，它能够将计算任务分配到多个计算机上并行处理，从而大幅提高计算效率。

3）云端计算：云端计算能够将应用程序和数据存储在远程的服务器上，从而使得用户可以通过任何设备随时随地访问这些服务。云端计算的需求推动了云计算技术的发展和应用。

4）多租户：通过多租户技术使大量用户能够共享同一堆栈的软硬件资源，从而满足用户需求。

云计算的可贵之处在于高灵活性、可扩展性和高性比等，与传统的网络应用模式相比，其具有如下优势与特点：

（1）虚拟化技术

虚拟化突破了时间、空间的界限，是云计算最为显著的特点，虚拟化技术包括应用虚拟和资源虚拟两种。众所周知，物理平台与应用部署的环境在空间上是没有任何联系的，正是通过虚拟平台对相应终端操作完成数据备份、迁移和扩展等。

（2）按需部署

计算机包含了许多应用、程序软件等，不同的应用对应的数据资源库不同，所以用户运行不同的应用需要较强的计算能力对资源进行部署，而云计算平台能够根据用户的需求快速配备计算能力及资源。

（3）灵活性高

目前市场上大多数信息技术资源、软件、硬件都支持虚拟化，比如存储网络、操作系统和开发软件、硬件等。虚拟化要素统一放在云系统资源虚拟池当中进行管理，可见云计算的兼容性非常强，不仅可以兼容低配置机器、不同厂商的硬件产品，还能够获得更高性能的计算。

（4）可靠性高

倘若服务器故障也不影响计算与应用的正常运行。因为单点服务器出现故障可以通过虚拟化技术将分布在不同物理服务器上面的应用进行恢复或利用动态扩展功能部署新的服务器进行计算。

（5）性价比高

将资源放在虚拟资源池中统一管理，这在一定程度上优化了物理资源，用户不再需要昂贵、存储空间大的主机，可以选择价格相对低廉的 PC 组成云，一方面减少了费用，另一方面计算性能不逊于大型主机。

（6）可扩展性

用户可以利用应用软件的快速部署条件来更为简单快捷地将自身所需的已有业务以及新业务进行扩展。例如，计算机云计算系统中出现设备的故障，对于用户来说，无论是在计算机层面上，或是在具体运用上均不会受到阻碍，可以利用计算机云计算具有的动态扩展功能来对其他服务器开展有效扩展。这样一来就能够确保任务得以有序完成。在对虚拟化资源进行动态扩展的情况下，同时能够高效扩展应用，提高计算机云计算的操作水平。

1.4.3　云计算应用

云计算是推动信息技术能力实现按需供给、促进信息技术和数据资源充分利用的全新业态，是信息技术发展和服务模式创新的集中体现，也是信息化发展的重大变革和必然趋势。作为新型基础设施建设的核心环节，云计算是物联网、大数据、人工智能等新技术的关键底座，为各行各业的模式及业务创新奠定了基础。

云计算已经在企业和生活的方方面面得到应用，目前常见的云计算应用有存储云、医疗云、金融云、教育云等。其中，云计算在医疗行业中的主要应用如下：

1）电子病历：云计算技术的应用，使得医疗机构能够将病历电子化，并存储在云平台上。患者就诊的各个环节，包括挂号、诊断、治疗等，都可以在云平台上实时记录和更新。医生、护士以及其他医疗人员都可以通过云平台随时查阅患者的病历信息。

2）医学影像存储与共享：云计算技术的应用，可以将医学影像数据存储在云平台上，实现大规模的数据存储和管理。同时，通过云平台，医生可以方便地在不同的医疗机构之间共享影像数据。

3）远程医疗平台：基于云计算技术的远程医疗平台通常通过视频会诊、在线问诊、远程手术等形式提供，旨在为不同地区或者患有慢性病的患者提供高质量的医疗服务。

4）电子健康记录：医疗机构可以利用云计算技术将患者的电子健康记录进行存储和管理。

除此之外，云计算技术还被应用于医嘱录入、患者账单管理等。

1.5　大数据

1.5.1　大数据技术的起源与发展

"大数据"概念最早在维克托·迈尔·舍恩伯格和肯尼斯·库克耶编写的《大数据时代》中提出，随着数据采集、处理技术的快速发展，人类可以处理的数据量已大幅增加，不使用随机采样、样本分析这样的捷径，而是使用所有或尽可能多的数据进行分析。大数据没有统一的定义，但一般认为它具有如下特征：规模性（Volume）、多样性（Varity）、高速性（Velocity）和价值性（Value），即所谓的"4V"。

1.5.2 大数据关键技术

1．分布式存储技术

分布式存储技术是一种数据存储技术，它通过网络利用企业中每台机器上的磁盘空间，并将这些分散的存储资源构成一个虚拟的存储设备。数据分散地存储在企业的各个角落，分布式存储系统将数据存储在多台独立的设备上。传统的网络存储系统采用集中的存储服务器存放所有的数据，存储服务器成为系统性能的瓶颈，也是可靠性和安全性的焦点，不能满足大规模存储应用的需要。分布式存储系统采用可扩展的系统结构，利用多台存储服务器分担存储负荷，利用位置服务器定位存储信息，它不但提高了系统的可靠性、可用性和存取效率，还易于扩展。

2．分布式计算框架

分布式计算框架是一种用于分布式计算的软件架构，它可以将计算任务分解成多个子任务，并将这些子任务分配给多个计算节点进行并行计算，从而提高计算效率和处理能力。常见的分布式计算框架包括 MapReduce、Spark、Tez 等。MapReduce 是一种离线计算框架，它将一个算法抽象成 Map 和 Reduce 两个阶段进行处理，非常适合于数据密集型计算。Spark 是 UC Berkeley AMP lab 所开源的类 Hadoop MapReduce 的通用的并行计算框架，Spark 是基于 MapReduce 算法实现的分布式计算，拥有 Hadoop MapReduce 所具有的优点，但不同于 MapReduce 的是，Job 中间输出和结果可以保存在内存中，从而不再需要读写 HDFS，因此 Spark 能更好地适用于数据挖掘与机器学习等需要迭代的 MapReduce 的算法。Tez 是基于 Hadoop Yarn 之上的 DAG（有向无环图，Directed Acyclic Graph）计算框架，它可以让开发者在同一个系统中组合使用多种计算框架，如 MapReduce、Tez 等，从而更加灵活地构建分布式应用程序。

3．分布式数据库

分布式数据库是指将数据分散存储在多个物理节点上，通过网络连接进行协同工作，实现数据的共享和管理。与传统的集中式数据库不同，分布式数据库具有更高的可扩展性、更好的容错性和更高的性能。

分布式数据库通常由多个节点组成，每个节点都可以独立地处理数据请求和存储数据。这些节点之间通过网络连接进行通信和协调，以确保数据的一致性和可靠性。分布式数据库可以通过水平扩展来增加处理能力，从而满足不断增长的数据需求。

分布式数据库的实现方式有很多种，包括基于共享磁盘的集群、基于共享存储的集群、基于共享缓存的集群等。每种实现方式都有其优缺点，需要根据具体的应用场景来选择合适的方案。

4. 数据挖掘技术

数据挖掘技术是一种从大量数据中自动发现模式、关系和规律的技术。它是一种基于统计学、机器学习、人工智能等多种技术的交叉学科，可以帮助人们从海量数据中提取有用的信息和知识，以支持决策和预测。

数据挖掘技术包括数据预处理、数据挖掘算法、模型评估和应用等方面。其中，数据预处理是指对原始数据进行清洗、集成、转换和规约等处理，以便于后续的挖掘分析。数据挖掘算法包括分类、聚类、关联规则挖掘、异常检测等多种方法，可以根据不同的需求选择合适的算法进行分析。模型评估是指对挖掘结果进行评估和验证，以保证结果的可靠性和有效性。在应用方面，数据挖掘技术可以应用于商业、医疗、金融、社交网络等多个领域，帮助人们发现商业机会、预测疾病、风险评估等。

1.5.3　大数据技术应用

大数据发展至今已有非常广泛的应用场景和价值，能够为各类企业和组织提供决策支持、风险管理、效率提升和业务创新等方面的帮助。目前大数据技术已经在金融、交通、智慧城市以及医疗等行业得到了应用，其中在医疗行业中的应用场景如下：

1）电子病历：大数据技术可以用于电子病历的记录、存储、查询和管理，提高医疗效率和准确性。

2）健康管理：大数据技术可以对个人健康数据进行挖掘和分析，预测疾病风险，提供个性化的健康管理方案。

3）医疗影像分析：大数据技术可以辅助医生对医学影像进行分析和诊断，提高诊断准确性和效率。

4）医疗资源管理：大数据技术可以用于医疗资源的管理和优化，提高医疗资源的利用效率。

5）健康实时监测：大数据技术可以实时监测患者的健康状况，及时发现病情变化，为医生提供更加准确的诊断依据。

6）医院数字化运营商管理：通过大数据技术，以可视化方式展示医院整体收入、病人数、用药情况、医疗质量、收益等指标，医院管理层可以随时随地查看相应信息，查看医院经营状况，以数据辅助决策。

1.6　人工智能

1.6.1　人工智能技术的起源与发展

1956 年，美国达特茅斯学院的计算机科学家约翰·麦卡锡、数学家克劳德·香农、神经生理学家沃伦·麦卡洛克和心理学家沃尔特·皮茨等一批科学家，共同提出了"人工智能"的概念，并举行了为期两个月的研讨会，这是人工智能这门新学科正式诞生的标志。

最早的人工智能研究主要集中在推理、学习和语言理解等方面。随着计算机技术的不断发展，人工智能的研究也逐渐深入，涉及机器视觉、自然语言处理、机器学习等多个领域。如今，人工智能已经成为一门涉及多个学科的新兴边缘学科，并在各个领域得到广泛应用和发展。

1.6.2　人工智能关键技术

1. 机器学习

机器学习是一种人工智能的分支，它通过让计算机自动学习数据模式和规律，从而实现对未知数据的预测和决策。机器学习的核心是算法，通过不断地优化算法，让计算机能够更好地理解和处理数据，从而实现更准确的预测和决策。机器学习在很多领域都有广泛的应用，比如自然语言处理、图像识别、智能推荐等。

2. 知识图谱

知识图谱是一种用于描述实体、概念和它们之间关系的图形化知识表示方式。它是一种结构化的知识库，可以用于存储和管理大量的知识和信息。知识图谱通常由三个部分组成：实体、属性和关系。实体是指现实世界中的事物，如人、地点、组织等；属性是指实体的特征或属性，如人的年龄、地点的经纬度等；关系是指实体之间的联系，如人与人之间的亲属关系、地点与地点之间的距离等。知识图谱可以用于各种应用领域，如搜索引擎、智能客服、自然语言处理等。

3. 自然语言处理

自然语言处理（Natural Language Processing，NLP）是一种人工智能技术，旨在使计算机能够理解、处理、生成自然语言。自然语言处理技术包括文本分析、语音识别、语义理解、机器翻译、情感分析等。这些技术可以应用于自然语言对话系统、智能客服、智能翻译、智能写作、信息提取、文本分类等领域。自然语言处理技术的发展，使得计算机能够更好地理解和应用人类语言，为人机交互提供了更加便捷和高效的方式。

4. 机器视觉

机器视觉是一种人工智能技术，它使用计算机视觉算法和模型来模拟人类视觉系统，从而实现对图像和视频的理解和分析。机器视觉可以用于许多领域，如自动驾驶、安防监控、医疗影像分析、工业质检等。它可以识别与分类图像中的对象、检测与跟踪运动物体、测量物体的尺寸与形状、分析图像中的纹理与颜色等。

1.6.3　人工智能技术应用

人工智能可以自动化地处理大量的重复性任务，提高工作效率。在一些需要高精度的领域，人工智能可以辅助人类进行决策，从而提高效率和准确性。例如在医疗诊断领域，人工智能可以识别病因、诊断疾病、制定治疗方案等，避免了医生个人经验和技能的局限性，大大提高了医生的诊断准确性和诊断效率。人工智能技术在医疗行业中主要应用于如下几个方面：

1）辅助诊断：通过人工智能对医学影像、病历等医学数据进行自动分析、处理和解释，辅助医生进行疾病诊断和制定治疗方案，可以提高医生的诊断准确率，同时也可以提高医生的工作效率。

2）精准医疗：人工智能通过分析患者的基因数据和医疗数据，可以实现对不同患者的精准医疗，这种个性化的医疗方式，不仅可以提高治疗的效果，还可以降低治疗的副作用。

3）图像识别：人工智能通过图像识别技术来对超声、CT、MRI 等医学影像进行深度分析，实现病灶识别与标注、靶区自动勾画、影像三维重建、生理信息定量计算等功能，为医生诊断和治疗规划提供辅助和参考的诊断方法，从而辅助医生实现对患者病情的判断和诊断。

4）医学知识库：人工智能通过对这些医学知识的学习和分析，来提供医疗领域的知识服务，帮助医生更好地理解疾病的特征、病因和治疗方案等信息。

5）医疗决策支持系统：通过人工智能来提供医疗决策的支持，医生可以通过输入患者的数据和病情信息，来获取人工智能提供的治疗方案和建议，这种决策支持系统可以提高医生的决策质量和效率，减少因人为因素带来的误诊率和漏诊率。

1.7　区块链

1.7.1　区块链技术的起源与发展

区块链起源于比特币，2008 年 11 月 1 日，一位署名为中本聪的人发表了《比特币：一种点对点的电子现金系统》，阐述了基于 P2P 网络技术、加密技术、时间戳技术、区块链技术等的电子现金系统的构架理念。2009 年，序号为 0 的创世区块诞生，时隔不久，序号为 1 的第二个区块诞生，并与创世区块相连，世界首条区块链面世。

1.7.2　区块链关键技术

区块链并不是一种全新的技术，而是一系列技术的综合，是在现有加密技术的基础上，利用分布式账本和共识机制保障数据在流转中不被篡改。区块链主要包含如下技术：

1. 分布式存储

分布式存储是一种数据存储技术，它可以跨多个物理服务器传播文件、实现块存储或者对象存储，以实现高可用性、数据备份和灾难恢复的目的。分布式存储不再依赖于少数的服务器，可以保证数据存储的效率、可靠性以及安全性，有效防止系统单点崩溃。

2. 加密算法

安全性是实现区块链系统功能的基础，而加密算法是信息安全的基石。在区块链技术中主要应用的加密算法包括哈希算法和数字签名。

（1）哈希算法

哈希算法也称为散列算法、杂凑算法或数字指纹，其能够把任意类型的数据通过一定的计算，生成一个固定长度的字符串，输出的字符串由数字和字母组成，即该数字区块链的哈希值，类似于人的"指纹"。哈希算法具有正向运算快速，而逆向运算困难、抗碰撞性强（即不同数据无法产生相同的哈希值）的特征。

哈希算法是区块链技术体系的重要组成部分，区块链的不可更改性即来自于区块的哈希值。

（2）数字签名

数字签名是通过一定的算法来达到传统物理签名的效果，类似日常生活中的手写签名，具有唯一性。区块链中的数字签名采用非对称加密算法，即每个节点需要一对公钥和私钥，公钥是向所有人公开的，用以校验身份的合法性；而私钥则是保密的，只有本人可以使用，且无法通过公钥推算获得。当节点发送交易信息时，交易方先用公钥对交易内容签名，并附在交易中。网络中其他节点收到交易信息后，先验证交易签名，确认交易发送方的合法性，通过验证后才进行后续流程。

区块链利用数字签名来控制权限，判别交易双方身份的合法性，防止身份冒充、欺诈等行为。

3. 共识机制

共识机制是通过特殊节点的投票，在很短的时间内完成对交易的验证和确认。对于一笔交易，如果利益不相干的若干个节点能够达成共识，就可以认为全网对此也能够达成共识。

共识机制可以解决分布式系统中的信任问题，确保各节点之间的数据的一致性和安全性。

4. 智能合约

智能合约的概念最开始是在 1994 年，由知名密码学家尼克·萨博提出的，他提到智能合约是"以数字形式指定的一系列承诺，包括各方履行这些承诺的协议"。但是由于技术的原因以及陌生人之间的信任难以建立的问题，智能合约的想法一直未取得进展。随着区块链的出现，人们发现区块链的很多特点，比如去中心化、数据的不可篡改等，可以从技术的角度解决陌生人之间的信任问题，这才使智能合约被大规模地应用成为可能。

1.7.3 区块链技术应用

区块链从 2008 年发展至今，已成为围绕数据可信流转的关键技术之一，欧盟和英国已将区块链纳入国家发展战略，美国金融领域将区块链作为出口限制技术。我国从 2021 年将区块链纳入中国"十四五"纲要，由中央网信办、国家发展改革委、工业和信息化部及地方政府依托区块链形成独立的发展策略，通过区块链拉动数据要素的发展，逐步形成以区块链为核心，区块链+人工智能/IoT/云计算/存储/大数据的融合技术架构。

区块链已经在政务、医疗、金融、工业、数字资产这 5 个领域得到广泛应用，其中在医疗场景的应用如下：

1）病历管理：利用区块链技术，可以实现电子病历的共享和匿名访问，使得患者可以自由地获取和共享自己的医疗记录，通过医疗数据的分布式存储，使得电子病历数据可以被多个医疗机构共享，同时也可以避免医疗数据的篡改或删除。区块链技术可以记录电子病历的创建、修改和访问历史，使得医疗记录可以被验证和溯源。

2）隐私保护：区块链的加密和去中心化是用户隐私保护的一道屏障。区块链技术可以加密医疗记录，使得只有授权者才能访问，从而保护患者的隐私。

3）药品溯源：区块链技术可以确保药品从生产开始，在供应链的各个环节，逐步建立符合区块链追溯的标准。区块链技术可以为药品溯源系统提供数据支持，记录每盒药品的流通过程，将药品生产和药品流通过程的数据录入区块链系统，与上下游企业建立节点，保证医疗数据的安全和透明。

2.1 智慧医院建设背景

　　互联网和数字化已在许多行业带来了颠覆性变革，医疗健康领域也不例外。在供给侧，人工智能、机器人、精准医疗、3D 打印、VR、远程医疗等新技术正逐步应用在医疗服务中，以降低运营成本、提升服务效率和优化医治质量。在需求侧，科技不断改变患者对医疗的期望，患者希望在日常生活场景中得到更高效、便捷、舒适的医疗服务。作为医疗服务体系的核心，医院必须主动面对这一挑战，并通过"智慧升级"来实现自我变革。同时，随着人工智能、信息化、大数据、云计算、物联网等技术的涌现，医疗健康领域的新变革已经开始。智慧医院建设正成为一股热潮，这些新技术正在改变医疗领域的生产方式，提升效率、优化质量并提供更便捷的医疗服务。基于人工智能、信息化、物联网和互联网等新技术的智慧医院建设已经成为未来医院发展的必由之路。

2.1.1　政策背景：三维度保障医院智慧化建设

1. "需求"拉动

　　以"患者为中心"的新医改的实施为医院的运营、服务质量、区域互联互通提出了挑战，按病种收费、控制公立医院费用增长、取消药品加成等医保支付方式的改革对医院成本控制提出了"需求"。

　　2011 年 3 月，国家发展改革委联合原卫生部发布《按病种收费方式改革试点有关问题的通知》，以控费为目的按病种收费方式在各地开展试点，对医院管理和医院信息系统的建立提出了"需求"。2017 年 4 月，国务院办公厅发布《关于印发深化医药卫生体制改革 2017 年重点工作任务的通知》，提出所有公立医院全部取消药品加成（中药饮片除外），"控费"和"提高医院运营效率"成了医院当务之急。

一系列政策的发布，对医院的收支平衡能力、生存能力都提出了巨大的挑战，医院不得不开始自身变革，将目光投向医院的智慧化升级，提高医院的服务能力和生存竞争能力。

2."政策"推动

2014 年 8 月，国家发展改革委联合工业和信息化部等八部委发布《关于促进智慧城市健康发展的指导意见》，提出了推进智慧医院建设。这是首次提出智慧医院建设，之后中央和地方发布一系列政策，将智慧医院的建设推入高潮。

2016 年 10 月，中共中央国务院印发《"健康中国 2030"规划纲要》，提出到 2030 年，健康服务质量和健康保障水平不断提高，基本实现健康公平。2018 年 1 月，国家卫生计生委和国家中医药局制订并发布了《进一步改善医疗服务行动计划（2018—2020）》，要求各地以"互联网+"为手段，建设智慧医院。2018 年 4 月，国务院办公厅发布《关于促进"互联网+医疗健康"发展的意见》，要求各地因地制宜，积极发展"互联网+医疗健康"，引入优质医疗资源，提高医疗健康服务的可及性。2018 年 4 月，国家卫生健康委发布了《全国医院信息化建设标准与规范（试行）》，从软硬件建设、安全保障新兴技术应用等方面规范了医院信息化建设的主要内容和要求。2019 年 3 月，国家卫生健康委制定了《医院智慧服务分级评估标准体系（试行）》，要求医院针对患者的医疗服务需要，应用信息技术改善患者就医体验、加强患者信息互联共享，提升医疗服务智慧化水平的新时代服务模式。

2020 年 5 月，国家卫生健康委发布《关于进一步完善预约诊疗制度加强智慧医院建设的通知》，要求建立医疗、服务、管理"三位一体"的智慧医院系统，进一步发挥信息技术在现代医院建设管理中的重要作用，不断提高医院治理现代化水平，形成线上线下一体化的现代医院服务与管理模式。2021 年 6 月，国务院办公厅发布《关于推动公立医院高质量发展的意见》，指出公立医院要强化信息化支撑作用。推动云计算、大数据、物联网、区块链、5G 等新一代信息技术与医疗服务深度融合。推进电子病历、智慧服务、智慧管理"三位一体"的智慧医院建设和医院信息标准化建设。2022 年 11 月，国家卫生健康委、国家中医药局、国家疾控局联合制定了《"十四五"全民健康信息化规划》，指出要健全全民健康信息化标准体系和深化"互联网+医疗健康"服务体系。2023 年 7 月，国家卫生健康委、国家发展改革委、财政部、人力资源社会保障部、国家医保局、国家药监局联合印发《深化医药卫生体制改革 2023 年下半年重点工作任务》，要求开展全国医疗卫生机构信息互通共享三年攻坚行动，推进智慧医院建设与分级评价工作，推进"5G+医疗健康"、医学人工智能、"区块链+卫生健康"试点。

我国政府通过发布一系列相关指导文件和政策文件，明确了智慧医院建设的目标、任务和实施路径，为智慧医院建设提供了政策基础，也为提升医疗服务质量、优化医疗资源配置、改善患者体验和促进医疗健康产业发展做出了积极贡献。

3."标准"加持

随着"互联网+"网络信息技术的迅猛发展，以及人们日益增长的医疗需求，智慧医院的建设成为不可阻挡的趋势。近年来，国家也相继出台一系列政策文件指导智慧医院建设。

2015 年原国家卫计委制定《智慧医院综合评价指标（2015 版）》，首次提出了智慧医院评价指标体系，虽然这个版本的评价指标体系并未实施，但是毫无疑问为智慧医院的建设指明了方向。2016—2018 年均是引导型政策，引导开展信息化建设，此时医院不具备评级基础。2016 年原国家卫计委出台《医院信息平台应用功能指引》，明确了在二级以上医院推广和规范信息化建设。之后国家又陆续发布《医院信息化建设应用技术指引（2017 年版）》《全国医院信息化建设标准与规范（试行）》（2018），均属于引导二级及以上医院开展信息化建设政策，无硬性考核措施。2017 年《医院信息互联互通标准化成熟度测评》在二级及以上公立医院开展测评，这是医院参加绩效考核的平台，也是医院接入全民健康信息平台的基础。

2018 年底—2019 年开始对医院开展评级，并对绩效考核产生影响。2018 年《电子病历系统应用水平分级评价标准（试行）》的发布，要求"到 2019 年，所有三级医院要达到分级评级 3 级以上，到 2020 年，所有三级医院要达到分级评价 4 级以上，二级医院要达到分级评价 3 级以上"，并强调分级评价工作周期为 1 年，间隔超过 2 年未参加评价的医疗机构，需再次通过原级别评价后再申请更高级别评价。国家卫生健康委还将对每年度电子病历应用水平分级评价情况进行通报，公立医院绩效考核对电子病历评价成果也有考核。2019 年国家卫生健康委连续发布《医院智慧服务分级评估标准体系（试行）》和《关于开展2019 年医院智慧服务分级评估工作的函》，决定在应用信息系统提供智慧服务的二级及以上医院开展医院智慧服务分级评估工作，《医院智慧服务分级评估标准体系（试行）》中提到"引导医院沿着功能实用、信息共享、服务智能的方向，建设完善智慧服务信息系统，使之成为改善患者就医体验、开展全生命周期健康管理的有效工具"，释放了政府鼓励智慧医院建设的信息，在公立医院绩效考核中也有相应的考核措施。

这些标准在我国智慧医院建设中发挥着引导和规范的作用，帮助医疗机构确保智慧医院的信息化建设符合规范，确保其能提供高效、安全和质量可控的医疗服务。同时也推动了医疗信息化的发展，提升了医疗服务的质量和效率，保障了医疗数据的安全与隐私，促进了医疗行业的可持续发展。

2.1.2　经济背景：满足人民群众高质量医疗服务需求

随着我国经济持续增长，社会保障不断提高，我国卫生总费用呈现不断上升的趋势。2011 年我国卫生总费用为 24346 亿元，2021 年增长至 75594 亿元，期间增长了 2.1 倍，年均复合增长率达到 12.00%，远高于同期 GDP 的增长速度。同时随着居民收入水平的增长以及人民生活水平的提高，人们的健康意识不断增强，对优质高效的医疗服务有了更多的需求。2021 年 6 月《国务院办公厅关于推动公立医院高质量发展的意见》指出，要推动公立医院高质量发展及更好满足人民日益增长的医疗卫生服务需求。人民群众对智慧医疗服务的呼吁推动了智慧医院建设发展。

日益增加的医疗服务需求使面向医院的"智慧管理"重要性逐渐凸显。医院运用信息系统进行内部管理，相当于为医院配备了"智慧管家"，有助于医院开展精细化管理，提高综合管理水平。目前，很多医院配有一体机、自助机，推行手机结算、预约挂号、预约诊疗、信息提醒以及其他服务，比如停车信息的推送、提示，让患者就医感受更方便和快捷。又比如，智慧医院可以让患者在任何地点实现网上预约挂号，在预订的时间到医院后不需要取号，可直接在手机端签到；可通过医院导航系统，到达目的地科室进行问诊；医生在临床决策支持系统（Clinical Decision Support System，CDSS）的辅助下，开具检查单；分诊系统给患者制定合理的检查顺序；自动化物流系统将患者的检验标本运输到实验室；检验结果出来后，患者可以通过自助终端机打印报告，可以通过手机端预约医生看报告；医生在合理用药监测系统的辅助下给患者开药，患者可以通过 APP 或者自助终端机缴费，然后生成取药号，智慧药房根据系统提交的药品申请自动发药，患者凭取药号就可以在药房取药。在离开医院后，患者还能通过 APP 的随访系统，随时更新用药后的身体状况，医生也可以随时通过 APP 了解病人情况。如果有需要，医患双方还可以实现沟通。总之，"智慧医院"能够使患者求医问诊更方便快捷，让医疗服务更优质高效。

2.1.3 社会背景：医疗服务机构面临的巨大挑战

目前，全国基层医疗卫生服务体系建设取得了明显的成效，基本形成了较为完善的城乡基层医疗卫生服务网络。但受地区差异、城乡差异等客观因素的制约，基层医疗卫生服务体系建设离群众的期待仍然有一定的距离，卫生资源结构失衡。一些偏远落后地区的医疗机构服务水平还不高，而一些大医院却存在挂号难、候诊时间长、停车难等现象。近年来，互联网医疗的出现虽然极大方便了群众就医，但服务内容还不够丰富。虽然我国大部分医疗机构开展了网络预约诊疗等服务，但网络卡顿、设备陈旧、维护不及时等问题时常给就诊者造成困扰，网络服务质量有待提高。

"智慧医疗"可以针对基层医疗机构服务能力不足的问题提供远程解决方案。通过医院信息化建设和升级改造，优化医疗服务流程，进一步推动医疗资源从院内向院外延伸、从大医院向基层医疗服务机构延伸，实现优质医疗资源的下沉。智慧医院建设实现了"数据多跑路，患者少跑腿"，互联网、大数据、人工智能等新技术也让医疗服务更优质高效。

同时，我国人口年龄结构呈现中度老龄化的特征，使得医疗服务机构承担的患者压力增大。2023 年 12 月，民政部、全国老龄工作委员会办公室发布了《2022 年度国家老龄事业发展公报》。公报显示，截至 2022 年末，我国 60 周岁及以上老年人口为 28004 万人，占总人口的 19.8%；我国 65 周岁及以上老年人口为 20978 万人，占总人口的 14.9%。我国 65 周岁及以上老年人口抚养比为 21.8%。据世界银行统计数据显示，我国的老年人口数量是英国、美国、法国、日本、德国、澳大利亚 6 国之和。人口老龄化将给未来医疗服务机构带来巨大的压力。智慧医院建设也给老年人就医带来了很多的方便。比如，解决老年人看病难，子女可以用手机给父母预约挂号，查询结果；老年人在家里可以用智能化穿戴设备监测血压、血糖、心率等，这些信息通过互联网技术传输给家庭医生，传输到基层医疗卫生机构进行日常的健康管理；对于失能老人，"互联网+"的手段可以将用药指导延伸到家里；"互联网+"护理服务可以以家庭病床、上门护理等方式提供基本的医疗护理服务，为老年人的生活和医疗带来了极大的便利。

2.2　智慧医院建设内容

最初的智慧医院 1.0 版本包括智慧患者、智慧临床、智慧护理、智慧医技、智慧管理、智慧后勤、智慧教学科研和区域互联互通 8 个方面，这 8 个方面为智慧医院的建设打下了较好的软硬件基础，满足了提高医疗水平和控制医院运营成本的需要，但智能化程度较低，医疗数据利用率低。智慧医院 2.0 版本主要集中在医院综合能力建设，增加了智慧医院云平台建设、医院大数据解决方案和人工智能在医院的应用。

1. 智慧患者

智慧患者是智慧医院建设的首要阶段，是面向患者的智慧服务。智慧患者功能模块覆盖患者诊前、诊中、诊后各环节。如微信平台、自助终端机、院内导航系统、医院 APP、床旁结算系统、预约分诊、门诊叫号系统、床边呼叫系统、医院点餐系统、医院随访系统、智能陪护床、远程探视、远程会诊系统等均属于智慧患者这一范畴。

2. 智慧临床

智慧临床是医院通过数字化升级，建立一系列的数字化系统，从而提高医疗质量、降低医疗成本，实现医疗智慧化。如电子病历（Electronic Medical Record，EMR）、多学科会诊（Multi-Disciplinary Treatment，MDT）系统、急诊管理解决方案、住院临床管理系统解决方案、合理用药管理系统、实验室信息系统（Laboratory Information System，LIS）、手术麻醉管理系统、临床路径管理系统、输血管理系统、重症监护系统、心电管理系统、智慧体检解决方案，构建临床数据中心（Clinical Data Repository，CDR）和 CDSS。

3. 智慧护理

智慧护理旨在利用信息技术强化护理应用信息体系，减轻护士负荷、改善护士执业环境、提升护士工作效率，包括输液解决方案、婴儿安全解决方案、医疗护理手持终端 PDA、陪检信息系统等。

以输液解决方案为例，智能输液监测系统通过移动护理终端对患者和药物、医嘱信息进行匹配核对，巡视时扫描即可生成记录，可对输液情况进行实时监测，当超出预警范围时，将在中央监测系统和巡查护士移动终端通过振动、光感、语音等方式进行提醒。减轻了医护人员的工作负担，提高了工作效率。

4. 智慧医技

智慧医技包括医院的影像归档和通信系统（PACS）、放射科信息系统（RIS）、实验室信息系统（LIS）、病理信息管理系统解决方案、数字化血液透析信息管理解决方案、检验检查临床应用及智能提示系统。

5. 智慧管理

随着大数据处理技术的出现，许多曾经人力的医院管理流程正逐渐被智慧管理所替代。智慧管理包括手术器械管理、医院企业资源计划（Enterprise Resource Planning，ERP）系统、智慧药房、数字化手术室、医疗废弃物管理、医用智能物流系统等。

以手术器械管理为例，理论上手术结束后应有专人负责回收手术室使用过的器械包，然后送到指定回收位置。但现实中手术结束后，器械包回收到消毒供应中心前已经被打乱，肉眼无法区分哪把器械出自哪个手术室，容易造成手术器械在院内流转过程中缺失。智能化的手术器械管理在每把手术器械上加装小型的 RFID 电子标签，在需要识别的环节安装 RFID 读写器或使用手持终端，对每个需要清点识别手术器械的场合进行精准识别，以减少错误的发生，提高了管理效率，让手术器械管理更智能，让手术室的管理由混乱变为有序。

6. 智慧后勤

智慧后勤是在后勤信息化覆盖后勤全流程业务的基础上，运用物联网、互联网、云计算、人工智能等信息技术手段，实现后勤信息自动感知、智能管控、智慧处理，实现后勤管理的无纸化、移动化、智能化、无错化和个性化。如一站式调度服务、设备巡检维修管理、智慧后勤能效与机电管控、智慧医疗废弃管理、智慧订餐管理、智慧安全管理等。

7. 智慧教学科研

智慧教学科研是医院通过数字化升级，构建临床科研一体化平台，使医疗产生的临床数据运用于科研、教学，促进临床科研成果转化。医院智慧教学科研的建立，包括医院手术示教系统、智慧医疗研究中心。

手术示教系统是数字医学图像技术和最新计算机通信技术的合成，通过高清级别医疗摄像机，进行手术现场的录制和直播。手术示教系统可进行实时教学，在减少手术室内交叉感染、保障手术室内无菌要求的基础上，摆脱了传统示教模式在时间、空间和人数上的限制，扩大了手术示教的范围。

智慧医疗研究中心是通过整合大数据、人工智能、云计算等技术，将医疗产生的临床数据进行结构化的储存、利用，将海量医疗数据应用于疾病诊疗研究和新药的研发。

8. 区域互联互通

医院的区域互联互通是通过数据资源标准化建设、互联互通基础设施建设，实现医疗信息共享、资源共享，优化医疗资源配置。主要包括：医院信息等级保护解决方案、全面健康信息平台接口软件解决方案、互联智慧分级诊疗平台、远程诊疗系统。

如远程诊疗系统，是指通过计算机技术、通信技术与多媒体技术，同医疗技术相结合，提高诊断与医疗水平、降低医疗开支、满足广大人民群众保健需求。它包括远程诊断、远程会诊及护理、远程教育、远程医疗信息服务等医学活动。

9. 智慧医院云平台建设

智慧医院云平台建设是一种基于云计算、大数据、人工智能等技术的医疗卫生信息化解决方案，旨在提高医疗卫生服务效率和质量，优化医疗资源配置，改善患者就医体验。利用人工智能技术，融合医疗大数据以及医疗知识图谱搭建，包含云计算平台搭建、医院信息化桌面云终端解决方案、数据容灾备份等建设。

智慧医院云平台建设可以实现海量医疗数据的存储、查询和利用，集成智慧导诊、智慧诊断、智慧随访功能。医疗信息化云终端解决方案在不改变医护工作者使用习惯的前提下，通过 VDI（桌面虚拟基础架构）和 IDV（智能桌面虚拟化）融合的技术架构，为医院搭建基于云服务的虚拟化办公平台，帮助信息科缩短医院工作站故障维护时间，降低医疗终端整体拥有成本。医院数据容灾备份解决方案是通过整体规划建立云容灾中心，保障医院数据中心的数据安全。在数据中心数据出现无法访问的情况时可以快速恢复，并在必要时可以直接远程访问数据，保证业务连续性。

10. 医院大数据解决方案

医院大数据解决方案是通过收集、处理和分析大量医疗数据来为医生、研究人员和决策者提供有价值的信息和洞察力，实现个性化医疗、预测和监测疾病、提供临床决策支持、优化医疗资源管理以及加快药物研发和临床试验的进程，从而提高医疗服务质量和效率。

医院大数据解决方案可以使医院实现数据采集、存储、管理和价值变现。

通过对医院产生的大量临床数据进行标准化、规范化的数据处理，采集内部和外部数据、结构化和非结构化数据，清洗脏数据和无效数据，打通不同来源的数据，对非结构化的数据进行结构化加工，对数据资产进行统一管理、可靠存储、安全访问、快速访问，最终实现数据价值变现。

11．人工智能在医院的应用

人工智能在医院智能诊疗、智能影像诊断、药物研发、智能手术机器人、智慧导诊、医院物流机器人和病历结构化与质控等多维度的广泛应用，正在为医疗行业带来革命性的变革。

1）智能诊疗：采用人工智能技术协助医生诊疗，通过模型训练掌握医疗诊断知识，以医生的思维和诊断进行推理，从而给出可靠的诊断和治疗方案。

2）智能影像诊断：人工智能在影像领域的应用主要为图像识别和深度学习，两者的结合给医学影像领域带来了巨大的改革。如谷歌 DeepMind Health 团队利用深度学习将视网膜眼底图像用于糖尿病黄斑水肿程度监测，灵敏度为97.5%。

3）药物研发：人工智能技术可以通过分析大量的药物化合物数据，帮助科学家快速筛选出具有潜在疗效的药物分子。同时，人工智能还可以通过模拟药物与靶点的相互作用，预测药物的疗效和副作用，加速药物研发进程。

4）智能手术机器人：智能手术机器人是医疗机器人技术领域中的研究热点，其主要的功能模块包括人机交互与显示、医学图像、系统软件、机器人装置、定位装置。智能手术机器人增加了视野角度，减少了手部颤动，机器人"内腕"较腹腔镜更为灵活，能以不同的角度在靶器官周围操作，并能够在有限狭窄的空间工作。如达芬奇手术机器人在心胸外科、普外科、妇科、泌尿外科、骨科等学科的应用，显著提高了手术精度，实现了外科手术微创化、智能化和数字化。

5）智慧导诊：智能导医机器人可以通过人工智能交互式对话平台，实现院内指路、智能咨询、疾病导诊、指标解读等功能，可广泛用于门诊、体检中心、科室等，有效替代人工导医服务，为患者提供更细致、专业的服务，解放导医医生，提升医院日常运营效率。

6）医院物流机器人：运用激光导航、超声避障、智能传感、物联网等技术，实现无人驾驶的全自动运输配送功能，提供安全、高效、协调、智能、精准、灵活的自动化运输方案，可取代标本、药品、医疗器械、污物被服等物料的人工运送工作。

7）病历结构化与质控：利用自然语言处理技术，深度挖掘和分析医疗文本的信息，可以快速批量抓取病历中的信息生成一个结构化数据库，用于临床试验、真实世界研究、不良事件追踪、患者管理等方面，提高了临床管理数据的效率，降低了临床研究的实施成本。

2.3　智慧医院建设标准

智慧医疗、智慧服务、智慧管理是"三位一体"智慧医院建设的三大重要组成部分。"三位一体"是智慧医院建设的顶层设计，是提升医院现代化管理水平的有效工具。2021 年 3 月 15 日，国家卫生健康委正式发布了《关于印发医院智慧管理分级评估标准体系（试行）的通知》。之后，医院智慧管理分级评估将与电子病历系统应用水平分级评价、医院智慧服务分级评估一起，共同指导医疗机构科学、规范地开展智慧医院建设工作。

2.3.1　智慧医疗的评估体系

智慧医疗评估体系以国家卫生健康委发布的《电子病历系统应用水平分级评价标准（试行）》为主要依据，以电子病历为核心的医院信息化建设是医疗改革的重要内容之一，本节将从电子病历系统评估对象、评估目标、评估分级、评估标准、评估方法等方面进行介绍。

1．评估对象和评估目标

电子病历系统评估对象为已实施以电子病历为核心医院信息化建设的各级各类医疗机构，主要目标有：

1）全面评估各医疗机构现阶段电子病历系统应用所达到的水平，建立适合我国国情的电子病历系统应用水平评估和持续改进体系。

2）使医疗机构明确电子病历系统各发展阶段应当实现的功能。为各医疗机构提供电子病历系统建设的发展指南，指导医疗机构科学、合理、有序地发展电子病历系统。

3）引导电子病历系统开发厂商的系统开发朝着功能实用、信息共享、更趋智能化方向发展，使之成为医院提升医疗质量与安全的有力工具。

2．评估分级

电子病历系统应用水平划分为 9 个等级，电子病历系统整体应用水平分级评价基本要求见表 2-1。每一等级的标准包括电子病历各个局部系统的要求和对医疗机构整体电子病历系统的要求，具体如下：

1）0 级：未形成电子病历系统。

2）1 级：独立医疗信息系统建立。

3）2 级：医疗信息部门内部交换。

4）3 级：部门间数据交换。

5）4 级：全院信息共享，初级医疗决策支持。

6）5 级：统一数据管理，中级医疗决策支持。

7）6 级：全流程医疗数据闭环管理，高级医疗决策支持。

8）7 级：医疗安全质量管控，区域医疗信息共享。

9）8 级：健康信息整合，医疗安全质量持续提升。

表 2-1　电子病历系统整体应用水平分级评价基本要求

等　级	内　　　容	基本项目数（项）	选择项目数（项）	最低总评分（分）
0 级	未形成电子病历系统	—	—	—
1 级	独立医疗信息系统建立	5	20/32	28
2 级	医疗信息部门内部交换	10	15/27	55
3 级	部门间数据交换	14	12/25	85
4 级	全院信息共享，初级医疗决策支持	16	10/23	110
5 级	统一数据管理，中级医疗决策支持	20	6/19	140
6 级	全流程医疗数据闭环管理，高级医疗决策支持	21	5/18	170
7 级	医疗安全质量管控，区域医疗信息共享	22	4/17	190
8 级	健康信息整合，医疗安全质量持续提升	22	4/17	220

3. 评估标准

评估标准具体内容可参考《电子病历系统应用水平分级评价标准（试行）》，主要包括病房医师、病房护士、门诊医师、检查科室、检验处理、治疗信息处理、医疗保障、病历管理、电子病历基础、信息利用 10 个工作角色，病房医嘱处理、病房检验申请、病房检验报告、病房检查申请、病房检查报告、病房病历记录、病人管理与评估、医嘱执行、护理记录、处方书写、门诊检验申请、门诊检验报告、门诊检查申请、门诊检查报告、门诊病历记录、申请与预约、检查记录、检查报告、检查图像、标本处理、检验结果记录、报告生成、一般治疗记录、手术预约与登记、麻醉信息、监护数据、血液准备、配血与用血、门诊药品调剂、病房药品配置、病历质量控制、电子病历文档应用、病历数据存储、电子认证与签名、基础设施与安全管控、系统灾难恢复体系、临床数据整合、医疗质量控制、知识获取及管理 39 个评价项目。

4．评估方法

电子病历系统评估采用定量评分、整体分级的方法，综合评价医疗机构电子病历系统局部功能情况与整体应用水平。对电子病历系统应用水平分级主要评价以下 4 个方面：

1）电子病历系统所具备的功能。

2）系统有效应用的范围。

3）电子病历应用的技术基础环境。

4）电子病历系统的数据质量。

2.3.2　智慧服务的评估体系

智慧服务的评估体系以《医院智慧服务分级评估标准体系（试行）》为主要依据，医院智慧服务是智慧医院建设的重要内容，指医院针对患者的医疗服务需要，应用信息技术改善患者就医体验，加强患者信息互联共享，提升医疗服务智慧化水平的新时代服务模式。建立医院智慧服务分级评估标准体系（Smart Service Scoring System，4S），旨在指导医院以问题和需求为导向持续加强信息化建设、提供智慧服务，为进一步建立智慧医院奠定基础。本节将从医院智慧服务评估对象、评估目标、评估分级、评估方法、评估标准等方面进行介绍。

1．评估对象和评估目标

智慧服务评估对象为应用信息系统提供智慧服务的二级及以上医院。评估目标主要有：

1）建立完善医院智慧服务现状评估和持续改进体系，评估医院开展的智慧服务水平。

2）明确医院各级别智慧服务应当实现的功能，为医院建设智慧服务信息系统提供指南，指导医院科学、合理、有序地开发、应用智慧服务信息系统。

3）引导医院沿着功能实用、信息共享、服务智能的方向，建设完善智慧服务信息系统，使之成为改善患者就医体验、开展全生命周期健康管理的有效工具。

2．评估分级

对医院应用信息化为患者提供智慧服务的功能和患者感受到的效果两个

方面进行评估，医院智慧服务分级评估基本要求见表 2-2，分为 0～5 级，具体如下：

1）0 级：医院没有或极少应用信息化手段为患者提供服务。

2）1 级：医院应用信息化手段为门急诊或住院患者提供部分服务。

3）2 级：医院内部的智慧服务初步建立。

4）3 级：联通医院内外的智慧服务初步建立。

5）4 级：医院智慧服务基本建立。

6）5 级：基于医院的智慧医疗健康服务基本建立。

表 2-2　医院智慧服务分级评估基本要求

等　级	内　　容	基本项目数（项）	选择项目数（项）	最低总分（分）
0 级	医院没有或极少应用信息化手段为患者提供服务	—	—	—
1 级	医院应用信息化手段为门急诊或住院患者提供部分服务	4	8/13	10
2 级	医院内部的智慧服务初步建立	6	6/11	20
3 级	联通医院内外的智慧服务初步建立	8	4/9	30
4 级	医院智慧服务基本建立	9	3/8	41
5 级	基于医院的智慧医疗健康服务基本建立	9	3/8	51

3. 评估方法

智慧服务评估采用定量评分、整体分级的方法，综合评估医院智慧服务信息系统具备的功能、有效应用范围、技术基础环境与信息安全状况。

4. 评估标准

医院智慧服务评估标准以医院智慧服务分级评估项目、医院智慧服务分级评估基本要求、医院智慧服务分级评估具体要求等表格附件为依据，评估项目类别主要包括诊前服务、诊中服务、诊后服务、全程服务、基础与安全 5 个类别，以及包括诊疗预约、急救衔接、转诊服务等 17 个业务项目。

2.3.3　智慧管理的评估体系

智慧管理的评估体系以《医院智慧管理分级评估标准体系（试行）》为主要依据，医院智慧管理是"三位一体"智慧医院建设的重要组成部分，本节将从医院智慧管理评估对象、评估目的、评估分级、评估标准等方面进行介绍。

1．评估对象和评估目的

智慧管理评估对象为应用信息化、智能化手段开展管理的医院。评估目的主要有：

1）明确医院智慧管理各层级实现的功能，为医院加强智慧管理相关工作提供参照。

2）指导各地、各医院评估医院智慧管理建设发展现状，建立医院智慧管理持续改进体系。

3）完善"三位一体"智慧医院建设的顶层设计，使之成为提升医院现代化管理水平的有效工具。

2．评估分级

由于医院管理涉及面广、内容较多，本标准仅针对医院管理的核心内容，从智慧管理的功能和效果两个方面进行评估，评估结果分为 0 级至 5 级。分级原则如下：

1）0 级：无医院管理信息系统。

2）1 级：开始运用信息化手段开展医院管理。

3）2 级：初步建立具备数据共享功能的医院管理信息系统。

4）3 级：依托医院管理信息系统实现初级业务联动。

5）4 级：依托医院管理信息系统实现中级业务联动。

6）5 级：初步建立医院智慧管理信息系统，实现高级业务联动与管理决策支持功能。

3．评估标准

智慧医院管理评估项目主要包括医疗护理管理、人力资源管理、财务资产管理、设备设施管理、药品耗材管理、运营管理、运行保障管理、教学科研管理、办公管理、基础与安全 10 个方面，可细分为 33 个业务项目。智慧医院管理评估信息见表 2-3。

表 2-3　智慧医院管理评估信息表

序　号	工作角色	业务项目	项目说明
1	医疗护理管理	医疗、护理质控管理	院级、科室级医疗质量控制，各类医疗护理的数量与质量控制指标设定、统计报表、数据查询与展现处理
2		医疗准入管理	各种医疗准入内容管理，以及医务人员岗位职责和业务权限的管理
3		医院感染管理与控制	医院感染管理的相关工作

（续）

序 号	工 作 角 色	业 务 项 目	项 目 说 明
4	医疗护理管理	不良事件管理	各类不良事件报告管理，不良事件处理追踪与反馈
5		和谐医患关系	患者投诉、纠纷预警与处置等记录，职工、患者满意度调查
6	人力资源管理	人力资源规划	部门、人力规划，招聘管理
7		人事管理	人事档案、职务与职称管理
8		人员考核与薪酬管理	薪酬、绩效、福利管理
9	财务资产管理	医疗收入管理	医疗收费账务管理
10		财务会计	会计账务管理
11		预算管理	收入预算管理、支出预算管理、预算项目管理、预算审批和调剂、预算执行和分析等管理及应用
12		资产账务管理	医院固定资产、流动资产管理
13	设备设施管理	购置管理	设备论证、采购、合同、验收过程记录与管理
14		使用运维管理	设备保障与运行维护记录
15		质量管理	设备计量、质控管理
16		效益分析	设备投入产出与使用效益分析
17	药品耗材管理	药品耗材遴选与购置	药品耗材遴选与购置过程管理
18		库存管理	物资验收、库存管理
19		消毒与循环物品管理	消毒供应物品、重复清洗物品的发放、回收、清洗、打包、消毒过程信息记录与处理
20		监测与使用评价	物品使用情况监测与管理
21	运营管理	成本控制	各部门成本记录与管控措施及成效
22		绩效核算管理	结合医院预算管理和成本管理的情况，比对收入、成本进行运营分析管理
23		医疗服务分析评价	医疗服务数量、质量、类别的记录、分析、评价
24	运行保障管理	后勤服务管理	餐饮、工程维修、物流运送、电梯服务、保洁管理
25		安全保卫管理	视频监控、停车、保安、门禁、消防、外协人员、应急预案与演练等管理
26		医疗废弃物管理	医院医疗废弃物收集、转运、消纳转出处理、监督与追踪、统计分析等
27		楼宇管控	建设项目管理、房屋使用分配与记录、设备设施监控、能耗与资源管理、成本计量与分配等
28		信息系统保障管理	建立信息系统运行、维护、巡检的管理体系，有医院信息规划能力和信息系统建设与升级项目的管理机制
29	教学科研管理	教学管理	院校、在职教育与训练、专业技能培训和考核等管理
30		科研管理	科研项目、科研经费、知识产权、伦理审查、学术会议等管理

（续）

序　号	工作角色	业务项目	项目说明
31	办公管理	协同办公管理	公文流转、行政审批流程、院内信息发布与公告、会议信息等管理
32		档案管理	决策记录（含三重一大）、审计记录及意见
33	基础与安全	基础设施与网络安全管理	基础设施、安全管理、安全技术、安全监测

2.4 国内外智慧医院建设现状

当前，智慧医院建设在全球范围内都受到了广泛关注，各国政府、医院和科技企业之间的合作也将对智慧医院建设起到重要推动作用。

2.4.1 国内智慧医院建设现状

在我国，智慧医院建设正在逐步推进，并已经取得了显著成效。许多医院已经引入信息化技术对软件系统、硬件终端进行升级，包括电子病历、远程医疗、智能诊断、医疗物联网等，建立智慧医院管理平台，实现信息共享和数据分析，通过智慧医院的评级，在信息化、智能化、医疗技术等方面达到了一定的水平。适应医疗信息化建设趋势，实现电子病历五级、互联互通四甲和智慧服务三级目标，已经成为三级医院普遍确定的建设目标。目前，我国有 71 家医院通过了电子病历五级、互联互通四级以及智慧服务三级（即"543"）。其便捷智能的信息化技术让患者就医更加便利，提高了医疗质量效率及患者满意度，提高了医院管理水平和信息化水平，降低了医疗成本，增强了医院的竞争力。

同时，我国的智慧医院建设的进程不均衡，一线城市和发达地区的智慧医院建设普遍较为先进，而一些偏远地区的医院仍然面临技术和资金的限制，这些医疗机构在智慧化转型中存在一定的困难，需要更多的支持和帮助。如通过"543"及以上的区域主要还是集中在沿海经济水平和信息化基础都较好的地区，而新疆维吾尔自治区、西藏自治区等地区缺失"543"。其次，数据安全和隐私保护是智慧医院建设中的重要问题。医院需要进一步加强信息安全的措施，保护患者的个人信息不被泄露，才能确保智慧医院建设的可持续性和安全性。同时，智慧医院的建设也需要不断推进医疗信息化技术的创新和应用，如人工智能、大数据、物联网等技术的应用，可以更进一步提升医疗服务的精准度和效率，推动智慧医院建设发展。在数据共享上，不同系统之间的数据互通存在困难，导致信息共享不畅。此外，智慧医院的推广和应用还需要解决一些法律、政策和标准化等问题。

总的来说，我国智慧医院的建设正在逐步推进，并在一些地区取得了明显的成果，但仍存在一些问题和挑战需要面对和解决，未来仍需要不断加强智慧医院的建设，提升医疗服务水平，为广大患者提供更好的医疗保障。

2.4.2 国内智慧医院建设优秀实践

1. 北京协和医院

自 2014 年开始，北京协和医院逐步引入智慧医疗系统，从 2015 年开始建设，逐步完善各项智能化设备和系统，并进行了多项科研项目。

北京协和医院通过引入信息技术，建立了电子病历系统、医疗影像平台、远程会诊平台、智能导诊系统等，并搭建了智能化的医疗设备和远程监护系统，实现了医疗信息的共享和管理，减少了病历纸质化的使用，提高了医疗服务的效率和质量，减少了医疗差错，加强了医患沟通，提升了患者满意度。北京协和医院制度先行，并在 2021 年就发布了《互联网医院管理技术规范汇编》和《互联网医院高质量建设发展之路》。北京协和医院"云上协和"项目获评2022 年度中国现代医院管理典型案例。利用以消息驱动的患者智慧服务模式，使得北京协和医院实现了医院预约诊疗率超过 80%，电子转诊率超过 80%，电子调查率达到 100%，短信通知成本降低 50% 以上。通过建设基于物联网数字孪生技术的医用设备智慧管理平台，实现了跨品类、跨品牌医用设备运行使用情况的动态分析，影像设备运营效率整体提升。此外，"云上协和"更侧重于疑难重症、罕见病的远程服务方面，以发挥该院的医疗资源优势。

2. 上海交通大学医学院附属瑞金医院

瑞金医院的智慧医院建设是一个模块化、循序渐进的过程，从 2017 年信息化基础设施建设开始，逐步引入各种智能化设备和系统，在建设过程中，医院注重与科研机构、高校和企业的合作，充分利用外部资源和技术支持，开展相关研究项目不断完善和优化。瑞金医院一方面通过建设高速网络、数据中心和云计算平台，实现医疗信息的集中管理和共享、智能诊疗辅助等功能；另一方面引入人工智能和大数据技术，建立智慧诊室、智慧手术室等，实现了患者健康监测、智能导诊等功能。同时引入电子病历系统，实现病历的电子化记录、存储和查询，提高医疗数据的准确性和可靠性。除此之外，医院还引进智能手术机器人、远程医疗设备等，以提升医疗技术水平和手术效果。瑞金医院智慧医院的建设提高了医疗服务的质量和效率，降低了医疗事故的发生率，提升了医生的诊疗水平。

1）智慧服务。瑞金医院积极响应医疗数字化转型，成为上海市"便捷就医服务"数字化转型先行先试医院。2021 年 4 月，瑞金医院率先全面推行"便捷就医数字化转型"7 大应用场景，即精准预约、智慧急救、智能预问诊、电子病历卡与电子出院小结、互联互通互认、医疗付费"一件事"、线上申请核酸检测及疫苗接种。在此基础上，瑞金医院快速迭代出了 7 个新的应用场景，即智能分诊、停车预约与周边分流、智能规划与全程陪诊、智能优先就诊、智能预诊及检查预约、床边一体化服务、诊后智能健康随访。同时，瑞金医院上线互联网医院服务，目前，日均接诊 1000 人次左右。2021 年，瑞金医院开出上海首张医疗电子票据，获得首张商业互联网医院牌照，首批上线医保电子凭证和医保患者脱卡支付，并通过了智慧服务分级评估 3 级评审。

2）智慧医疗。临床医疗工作需要一体化应用，需要融合医疗、护理、检验检查等数据。瑞金医院从 2013 年起打造临床数据中心，重点实现数据一体化融合，并进行核心业务闭环管理。以手术闭环管理为例，闭环联动了医嘱系统、移动护理系统、手术麻醉系统、工勤运送系统等，并整合检验、放射影像等系统，让医生可以快速查阅患者手术过程和术中需要的临床数据。基于临床数据中心，瑞金医院建立了 CDSS，对患者完整病历数据进行智能识别与分析。通过与医学知识库映射，CDSS 可智能判断患者可能患有的疾病，并为其推荐相应检查、治疗、评估表等，并动态监控在院患者病情，及时预警，并给出治疗方案。当医生开具医嘱时，系统会根据病历数据自动审核医嘱合理性。在此基础上，CDSS 还可应用于静脉血栓栓塞症（VTE）智能防治场景。CDSS 根据病历数据，对全院患者进行自动风险分层，向中高危患者推荐预防措施；动态监测每位在院患者，预测患者病情发展趋势和 VTE、脓毒症发生风险，及时预警，提出合理处置措施。此前，VTE 评估量表由医生手工填写，需要其花费大量的时间。现在，CDSS 可对量表 30 多项指标自动打分，自动为高危患者推荐处置方案，自动生成医嘱。在影像辅助诊断领域，医院开展了人工智能应用实践。如胸部 CT 辅助诊断应用已覆盖 80%以上的病例，诊断所需时间从 7min 降低到 2min。冠状动脉 CT 辅助诊断的应用，使诊断时间从 25min 降低到 3min。此外，在甲状腺超声诊断、数字病理诊断等领域，医院也开展了人工智能辅助诊断试点。

3）智慧管理。近年来，医院逐步推进医院资源规划（HRP）系统建设，统一管理人、财、物。已经上线的预算申报审批、合同审批、报销审批、成本和绩效管理等系统，实现了全流程精细化控制和评价。医院进一步丰富协同办公平台应用。目前，平台已涵盖 300 多个模块，提供会议室预定、车辆预定等通用应用，以及各职能部门的专项办公应用，如医疗、科研、人事、资产、后勤等。医院打造统一运营管理平台，通过指挥大屏实现"一屏观全院，一网管全院"的目标。指挥大屏既可展示全院各院区业务量和收入情况、医院大型医疗设备运行情况、医务人员出诊情况，也可展示患者就医等候情况，如患者就诊平均等待时间、患者检查预约等候时间等。运营管理平台联动各类设备数据，如车辆道闸数据、消防设备报警数据等，并引入智能算法，实现院区人流热力图、不规范佩戴口罩监控等应用。平台通过高精度三维建模，基于数据，打造了"数字孪生医院"。

3. 广州中山大学附属第一医院

广州中山大学附属第一医院的智慧医院建设从 2016 年开始，逐步完善智能化设备和系统，并与其他医院进行经验交流和合作。医院积极响应党中央、国务院发展"互联网+医疗健康"的决策部署，按照国家卫生健康委提出的关于"进一步完善预约诊疗制度，加强智慧医院建设"的要求，信息建设与管理团队以"零距离"建设理念，打造患者与医院、医护药技、优质医疗服务之间，跨越时间、空间、身份，深入关怀体验的智慧医疗服务体系，实现"无院墙、无接触、无纸化、无障碍、无信息差"五个"无"的以患者为核心的高质量、高效率医疗服务。通过根因分析，以三类患者需求为指引，开展患者诊疗服务零距离、医护药技移动工作平台零距离、区域医疗服务零距离三大改善举措。

1）患者诊疗服务零距离。针对慢病患者无院墙、无信息差的慢病管理诉求和目标，通过构建高医师出诊率的互联网医院，实现线上图文问诊、一键续方、药物配送、用药指导，提供护理咨询与护理上门服务，为患者提供复诊预约渠道与复诊专属号源，打造专病智能随访平台；针对普通患者无接触、无纸化、无障碍的就诊目标，通过实现电子健康码全流程就诊、建立统一预约平台智能汇集多项检查时间等举措，减少患者多次来院的奔波以及获取使用纸质单据的繁琐流程。

2）医护药技移动工作平台零距离。打造一体化的诊疗工作平台，将诊疗服务及资源整合到线上，以为患者提供优质医疗服务理念为核心、为提升医疗服务效率制定多项创新措施，让医疗、医技、护理之间的合作效率大幅上升，也让患者享受到了无接触、少等候、无纸化、无障碍的医疗服务。

3）区域医疗服务零距离。针对急危重症患者群体，建设院前急救平台以及 CCRRS、AKI、VTE 等重症识别评估与快速反应系统，在院内院外均可智能采集患者信息、提前诊治、识别黄金时间；针对疑难病症患者群体，向患者开放 MDT 号，并实现互联互通，无缝连接区域转诊，构建重症联盟数据平台等专科联盟生态，充分融合区域医疗优势，同时在院内、院外为疑难病症患者提供高质量诊疗服务。

4. 郑州大学第一附属医院

自 2018 年起，郑州大学第一附属医院强力推进 5G+医疗建设，打造出领跑全国的智慧医疗"河南样板"。在数字化转型的过程中，郑州大学第一附属医院深度应用大数据、5G、人工智能等新技术，承载日常超大业务量的并发运行，建设智慧医院。郑州大学第一附属医院建立并整合 4 个院区的环状网络，包括 129 个信息系统，即 58 个智慧医疗、9 个智慧服务、18 个智慧管理、28 个教学与科研，以及 16 个信息系统运维及安全管理系统，实现了"四个院区"信息化建设的统一规划、统一设计、统一标准、统一投资、统一建设、统一管理。

郑州大学第一附属医院通过建设 Hadoop 大数据处理平台，全面采集院内数据、远程医疗数据、基因组学等医疗数据，通过对多模态医疗大数据的清洗、融合、共享交互等数据处理，实现专病数据的结构化和标准化，不仅能对院内提供服务，还能对其他医疗机构、社区及区卫平台提供帮助，实现医疗资源的有效下沉。经过多年的研究，郑州大学第一附属医院积累了 20 多个研究方向、160 余个算法以及超过 1300 个人工智能预训练模型，在计算机视觉、自然语言处理与知识图谱、语音识别、机器学习等核心技术方面有着深厚的积累。

在 5G 专网建设方面，郑州大学第一附属医院国家远程医疗中心在全国率先开展 5G 医疗试验网建设，搭建具备临床应用条件的 5G-SA 智慧医疗专网，依托前期建设的远程医疗专网体系和 5G 医疗专网，实现全省乡级以上区域的全面覆盖，赋能省、市、县、乡、村的全场景医疗业务，从院内、院间、院外三级联动让医疗业务不受地域、时间、空间的限制，有效实现了医疗业务的协同和优质医疗资源的下沉。

郑州大学第一附属医院搭建出 5G 固移融合医疗专网、远程医疗综合服务平台、河南省互联网医院监管平台、河南省电子处方审核及流转平台以及医疗大数据分析平台。其中，5G 固移融合医疗专网有效地解决了省、市、县和基层等不同级别医疗机构的接入问题，实现了跨省互联、国际互联和移动设备互联等场景；通过构建河南省互联网医院监管平台，实现对省内互联网医院的入网审批、在线业务监管和绩效考核等功能，促进河南省"互联网+医疗"健康有序地发展；河南省电子处方审核及流转平台开创医药服务新模式，实现了卫生健康行政部门对处方流转工作的线上监管，改善了居民就医购药体验，从而提升了河南省医疗健康便民服务水平。远程医疗综合服务平台能有效地推动医院分级诊疗、患者家中健康监测等。目前远程会诊系统已经与河南省 100 多家医疗机构的信息系统实现互联互通及医疗资源的共享，能查询到病人在其他医院的就诊信息。在数字化软硬件的结合与可移动终端的应用下，医生可以采集、掌握患者的基础指标数据，实现远程诊断。

总之，这些国内智慧医院的建设不仅是一项技术革新，更是医疗服务模式的改变。它们通过引入信息技术、人工智能等先进技术，优化了医疗资源的分配和利用，提高了医疗服务的质量和效率。这些智慧医院的成功经验对其他医院的影响主要体现在以下几个方面：

1）技术引领：智慧医院的建设使得其他医院意识到信息技术在医疗领域的重要性，激发了其他医院引入智慧医院建设的积极性。

2）服务改善：智慧医院的建设优化了医患沟通和医疗流程，提高了患者就诊体验，促进了其他医院对患者需求和医疗服务品质的关注。

3）数据驱动：智慧医院的建设通过数据的收集和分析，为医院决策提供了科学依据，推动了其他医院加强数据管理和应用。

4）合作共享：智慧医院的建设鼓励了医院之间的合作与交流，促进了医疗资源的共享与互通，推动了整个医疗行业的协同发展。

2.4.3　国外智慧医院建设现状

国外智慧医院建设整体上较为成熟，许多国家已经形成了相对完善的信息化医疗体系。例如，美国、英国、德国等发达国家在智慧医院建设方面处于领先地位，这些国家的智慧医院已经建立了智慧医院网络，实现了医疗资源的共享和协同工作，也实现了电子病历、远程诊疗、智能医疗设备等多个方面的应用。美国在智慧医院技术应用方面全球领先，超过 30% 的美国医院已通过 HIMSS EMRAM 六级及以上评审，表明它们已能熟练使用 EHR（电子健康记录）系统，而在多数其他国家，只有不到 5% 的医院通过此评审。在智慧医院技术投资方面，亚太地区正迅速赶上，如新加坡投入大量的资金用于数字化整合医疗系统，新加坡卫生部还推出一系列数字化目标、平台和应用程序，以扩大医疗服务范围、提升质量和价值。日本最近宣布将在未来 5 年建立 10 所人工智能医院，旨在解决医生资源短缺问题。

然而，国外智慧医院建设也存在一些问题。首先，不同国家智慧医院建设的进程和状态存在差异。一些国家已经完全实现了智慧医院的网络化和数字化，而另一些国家仍处于初级阶段。其次，智慧医院建设需要面对的问题包括技术标准的统一、数据隐私保护、医疗资源的分配等。不同国家的法律、政策和文化背景也会对智慧医院建设产生影响。

2.4.4　国外智慧医院建设优秀实践

1. Mayo Clinic（梅奥医学中心）

美国明尼苏达州罗切斯特市的梅奥医学中心在美国《新闻周刊》发布"全球最佳智慧医院（2023）"排行榜中多年蝉联冠军。梅奥医学中心的智慧化建设从 2014 年开始，逐步引入各项智能设备和系统，并与其他医院、科研机构合作，积极探索新的医疗技术和应用。通过引入大数据分析、人工智能和物联网技术，建立了智慧诊断系统、智能手术室等，实现了患者个性化诊疗和智能化护理。

梅奥医学中心积极拥抱新技术，根据《华尔街日报》报道，从 2023 年 4 月起，谷歌的医疗大模型 Med-PaLM2 已在美国梅奥医学中心医疗机构进行实测。梅奥医学中心智慧医院的建设提高了医疗服务的质量和效率，减少了医疗差错和病患并发症，提升了患者满意度。

2023 年，梅奥医学中心宣布了一个 6 年 50 亿美元的计划，通过改造其位于明尼苏达州罗切斯特市中心的旗舰园区以适应未来几十年患者需求的变化。这不仅是对其物理空间的重塑，更是其在以人工智能为代表的数字化医疗保健领域里程碑式的进步。梅奥医学中心希望通过这一项目，引领美国乃至全球的人工智能驱动医疗服务和数字化管理模式。目前已经与谷歌合作开展人工智能医学工具/LLM（大型语言模型）等人工智能项目，以及人工智能数字健康辅助工具等。新的物流大楼将提供必要的智能化基础设施，特别是超级智能机器人系统和预测技术服务。梅奥医学中心的这一跨步，不仅是对其物理空间的革新，更是对未来医疗模式的深思熟虑和积极探索。它所采用的数字化和人工智能技术，为全球医疗保健领域提供了一个范例，展示了如何通过创新和技术来增强医疗保健和提高医疗服务效率。梅奥医学中心的未来之路，无疑将为全球医疗保健行业带来深远影响。

2. Massachusetts General Hospital（麻省总医院）

始建于 1811 年的麻省总医院是美国哈佛大学医学院开办最早、规模最大的教学附属医院。利用大数据和机器学习技术对患者数据进行分析和预测，以制定更准确和个性化的诊断和治疗方案。此外，该医院还广泛应用自然语言处理和图像识别技术，提高医生对患者的诊断准确性和效率。在《新闻周刊》和 Statista 对来自 28 个国家的 300 家领先使用人工智能、数字成像、远程医疗、机器人和电子功能的医疗机构排名中，美国麻省总医院位居第二，是全球人工智能领域中表现最为卓越的医疗机构之一。其在智慧医院建设方面拥有丰富的经验和强项。

1）技术领先。该医院在医疗信息技术方面投资巨大，采用先进的电子健康记录系统和医疗设备，以提高临床决策的准确性和效率。该医院积极探索利用人工智能、机器学习和数据分析等技术来优化医疗流程和提高患者护理质量。

2）数据驱动的决策。美国麻省总医院非常重视利用大数据和分析技术来支持医疗决策。该医院拥有庞大的医疗数据集，包括临床数据、病人历史记录、实验室结果等。通过分析这些数据，医院可以发现潜在的治疗模式和趋势，为医生提供更准确的诊断和治疗建议。此外，医院还利用数据来监测和改进医疗质量，提高病人的治疗效果和满意度。

3）远程医疗和电子病人监测。早在 20 世纪 60 年代末，美国麻省总医院就与波士顿洛根国际机场医疗救护站合作，通过双向试听系统为机场的工作人员以及乘客提供远程医疗服务。近年来，美国麻省总医院积极推动远程医疗和电子病人监测技术的应用。他们开发了创新的远程医疗平台，利用视频会议、远程监测设备和移动应用程序等，为患者提供远程诊断、治疗和监测服务。通过这些技术，患者可以在家中或其他地点接受医疗服务，减少住院时间和不必要的医院访问。同时，医生可以实时监测患者的生理数据，提供个性化的护理和及时的干预。

4）患者体验和参与度。美国麻省总医院注重提高患者的体验和参与度。他们利用智能设备、移动应用程序和在线平台，使患者能够方便地访问医疗信息、预约、交流和管理他们的健康状况。患者可以通过在线门诊系统与医生进行远程咨询，预约和管理医疗服务。此外，医院还提供在线教育资源和健康管理工具，帮助患者更好地理解和管理自己的健康。

5）跨部门合作和整合。美国麻省总医院鼓励不同部门之间的合作和信息共享，以实现更好的医疗结果。他们建立了跨学科的团队，包括临床医生、科研人员、信息技术专家和管理人员。这些团队共同合作，整合临床、科研和信息技术等资源，以提供全面的医疗服务。通过跨部门合作，医院可以更好地利用技术和数据来改进病人护理和诊疗流程，提高医疗效率和质量。

总体来说，美国麻省总医院在智慧医院建设方面的经验和强项使它能够提供更高效、安全和个性化的医疗服务，为患者和医疗团队带来更多的益处。美国麻省总医院的智慧医院建设经验可以为其他医疗机构提供借鉴和参考，推动整个医疗行业的智能化发展。

3．Herlev Hospital（赫勒夫医院）

丹麦赫勒夫医院从 2016 年开始智慧化建设，逐步引入智能设备和系统，并与其他医院、科研机构进行合作，探索智慧医院的最佳实践。该医院引入了人工智能和远程医疗技术，建立了智能导诊系统、远程会诊平台等，实现了医疗信息的共享和远程医疗服务，提高了医院的响应速度和医疗质量，减少了患者等待时间，改善了医生和患者的沟通与协作。

此外，加拿大的享伯河医院（Humber River Hospital）是北美首个数字化医院，可以实现在线预约、电子签到等功能，还有机器人自动混合和管理化疗药物以及自动药房系统（3/4 医院供应链自动化）和患者流量指挥中心。英国布里斯托尔的纳菲尔德医院（Nuffield Health Bristol Hospital），机器人可以将为病人准备的食物从厨房运至病人手中，还可以将病人的食物送去厨房加热。此外，机器人还可以运送各类医疗用品及垃圾等。同样，在新加坡的斐瑞医院（Farrer Park Hospital），医生将平板电脑、手机连接到医院系统，患者可以使用远程医疗咨询服务。韩国盆唐首尔大学医院（Seoul National University Bundang Hospital）是亚洲唯一的数字化七级医院，其自主开发的医疗信息系统享誉全球。还有澳大利亚的皇家阿德莱德医院（Royal Adelaide Hospital），有各种一流的数字设备，如急诊部就配备了先进的医疗影像设备，避免到医院其他部门排队。

这些国外具有代表性的智慧医院在建设过程中注重引入先进的技术和管理模式，通过提高医疗服务的质量和效率，改善患者就医体验，减少医疗事故和医疗资源的浪费，产生了积极的效果。对其他医院的影响主要体现在以下几个方面：

1）技术引领：这些智慧医院在技术上的领先地位鼓励了其他医院引入智慧医院建设，提高了医院的技术水平和服务质量。

2）跨国合作：国外智慧医院的建设经验和成果促进了国际间的医疗合作与交流，推动了医疗资源的共享和互通。

3）数据驱动：这些智慧医院充分利用大数据分析技术，为医院决策和医疗研究提供了重要依据，推动了医院加强数据管理和应用。

4）政策推动：一些国外智慧医院建设得到了政府的积极支持和推动，为其他医院提供了政策倡导和经验分享。

2.5 智慧医院应用发展趋势与面临的挑战

2.5.1 智慧医院应用发展趋势

智慧医院应用主要分为智慧医疗、智慧服务以及智慧管理三个部分，如图 2-1 所示。

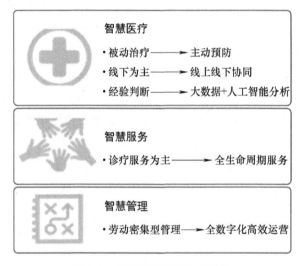

图 2-1　智慧医院应用发展趋势

1. 智慧医疗发展趋势

（1）被动治疗→主动预防

现实生活中，人们往往是生病了才去看病，在医疗实践中，医院也往往是"重治疗、轻预防"。这样不仅导致慢病及其并发症发生率居高不下，也加重了群众的医疗负担。随着医疗科技的进步和人们健康意识的提高，人们正在更为主动地关注自身的健康风险和疾病预防，医疗健康服务的工作重心也正在从"以治疗为中心"逐渐转向"以预防为中心"，逐步实现从治疗到预防的转变。

以乳腺癌为例，传统的治疗方法是手术和化疗等被动治疗方式，但是这种治疗方式不仅给患者带来了很大的痛苦，而且治疗周期长，效果并不一定理想。然而，通过定期的乳腺筛查，可以及时发现乳腺肿块，提前进行干预和治疗，有效预防乳腺癌的发生。在荷兰，一项随机对照试验评估了乳腺筛查的效果，结果显示，与未筛查的女性相比，接受乳腺筛查的女性患乳腺癌的概率降低了近三分之二。这一结果证明了主动预防的重要性。

因此，从被动治疗到主动预防的变化是医疗实践中的一种趋势。通过智能化的健康管理系统，对患者的健康数据进行实时监测和分析，从早期发现健康问题，引导患者进行主动预防。其次，建立全面的健康档案和电子病历系统，促进医患信息的共享和医疗资源的优化配置，实现从以疾病为中心的治疗模式向以人为中心的健康管理模式的转变。此外，加强健康教育和宣传，提升患者对预防保健的认知和重视程度，培养健康生活方式，减少疾病的发生和发展，从而有效应对"重治疗、轻预防"的现状，实现医疗资源的合理分配和患者健康的全面管理。

（2）线下为主→线上线下协同

我国医疗需求庞大且复杂，基层医疗机构难以满足居民多层次的就医需求，线下就诊压力极大，门诊就医从线下转到线上的趋势也越发明显。为顺应市场需求，医疗机构联合医疗企业，依托于 5G 网络、医疗物联网、云计算、人工智能等数字化技术，通过数字化和互联网化，无缝集成患者、公众和医护人员的信息和业务，以患者为中心，围绕用户健康全生命周期，打造线下医疗机构和线上诊疗平台一体化，线上线下医疗服务高度融合的智慧服务场景。

线上线下协同的一体化医疗体系，连接线上线下医疗资源，可以实现医疗服务在线化，提高优质医疗资源的利用率，根据区域需要对医疗资源进行有效分配，线上医疗服务可以覆盖诊前、诊中、诊后全流程，包括预约挂号、会诊、购药、检验检查等。便捷高效的线上线下一体化诊疗服务模式，丰富了患者就诊的渠道，提高了医生的诊疗效率和患者的就诊满意度。

（3）经验判断→大数据+人工智能分析

在传统的医疗模式下，丰富的临床经验是医生的重要能力，也是医院的重要资产，但是过度依赖医生的经验也会带来很多不利因素。一方面，传统医疗行业中医生培养周期长、成本高，且有经验的医生多集中在大型三甲医院，造成医生资源分配的严重不均，基层及偏远地区难以获得；另一方面，单纯依靠医生经验，容易导致诊断效率低下，诊断效果存在不确定性，误诊率高，且难以解释等问题。

随着人工智能的发展，利用大数据技术，基于数据分析和模拟来提供决策建议，减少人为的不确定性，可以提高诊断治疗的准确率和效率。通过深度学习模型，人工智能可以分析大量的医学数据，包括病例记录、医学影像、生理参数等，以辅助医生进行疾病的早期诊断和预测。例如在肿瘤诊断领域，人工智能可以根据肿瘤影像数据，准确地检测和识别潜在的恶性病变，提供更早期的治疗干预机会，从而提高治疗效果和生存率。人工智能正在以惊人的速度重新塑造医疗行业，使得医疗服务更加准确、高效和个性化，为医生提供了强大的工具和支持，改善了患者的治疗结果和就医体验。

2. 智慧服务发展趋势

诊疗服务为主→全生命周期服务

不断提升的健康理念及对生活品质的追求，使得消费者需求从"医疗"向"健康"延伸，包括健康管理、健康生活、疾病预防和康复护理等全周期服务。医疗服务模式由疾病治疗向全生命周期健康管理转变延伸。基于全生命周期的智慧医疗服务是指利用先进的技术和数据分析方法，为患者提供从健康监测到疾病诊断、治疗和康复的全方位智能化支持。

2022 年 2 月 25 日，复旦大学附属中山医院佘山院区"智慧全生命周期"健康管理项目正式启动，通过体系创新、技术创新、模式创新和管理创新，"智慧全生命周期"健康管理项目将推出"高质量健康管理服务"，打造出一个以健康为中心，面向全人群，提供覆盖全生命周期的预防、筛查、疾病预测、诊断、治疗、康复等智慧化的健康管理服务体系，真正实践"以疾病为中心向以人民健康为中心转变，关口前移，健康服务预防为主，防治结合"的理念，为贯彻落实健康中国战略持续助力。

智慧服务通过整合医疗设备、传感器、医疗记录和智能算法，实现对患者健康状态的实时监测和分析，为医生提供辅助决策，同时为患者提供个性化的医疗方案和持续的健康管理。从预防、早期诊断到康复和长期监护，全生命周期的智慧医疗服务旨在提高医疗效率、降低医疗成本，同时改善患者的治疗体验和健康结果。

3. 智慧管理发展趋势

劳动密集型管理→全数字化高效运营

在传统的医院管理模式下，管理方式效率低，服务质量难以得到保证，医院的信息化发展受到限制。随着医疗技术的不断发展和进步，传统的劳动密集型管理方式已经难以满足现代医疗的需求，数字化和信息化已经成为医院管理的重要发展方向。

2020 年 12 月 25 日，国家卫生健康委发布《关于加强公立医院运营管理的指导意见》，明确公立医院运营管理的重点任务，并表示公立医院亟需加快补齐内部运营管理短板和弱项，向精细化管理要效益。

2020 年，国家卫生健康委、国家中医药管理局联合发布的《关于开展"公立医疗机构经济管理年"活动的通知》中提出："推进信息化建设，推进实现医院内部运营管理平台系统与业务系统互联互通，数据共享共用。加强数据管理、分析应用，强化数据资源整合，定期开展数据综合分析研究，为决策提供科学参考。"

多项政策文件的出台，推动了医院运营管理模式向数字化方向发展。基于运营数据中心（ODR）建立起来的医院数字化运营平台，能够实现业务数据与财务数据整合，业务管理和运营管理的融合，实现医院人、财、物、技术等核心资源的科学配置和精益管理要求，帮助公立医院在高质量发展时代实现价值和效率的双提升。

2.5.2 智慧医院应用面临的挑战

智慧医院正经历着一场变革，从传统的"以治疗为中心"向更注重"以预防为中心"迈进，同时从"线下为主"逐渐演变为"线上线下协同"，并在决策过程中从"经验判断"逐渐过渡到"人工智能辅助"。智慧医院应用在追求医疗服务的现代化和优化方面具有巨大的潜力，但同时也面临着一系列复杂的挑战。这些挑战涵盖了技术、管理、法律、伦理等多个方面，需要系统性地加以分析和解决。

实现全数字化高效运营需要引入先进的信息技术，包括电子健康记录系统、医疗物联网、智能医疗设备等。然而，将这些技术平稳地整合到医院的现有系统中可能面临巨大的技术难题。智慧医院应用通常由多个系统和设备组成，这些系统可能采用不同的技术标准和数据格式，导致数据在不同系统之间的互操作性问题。例如，医疗设备可能使用不同的通信协议，导致数据无法有效地交换和共享。为了解决这一挑战，智慧医院应用需要制定统一的技术标准和协议，促进不同系统之间的数据集成和交互。此外，还可以采用中间件和数据转换工具来实现不同系统之间的数据转换和集成。智慧医院应用涉及处理大量的患者医疗数据，其中包括个人健康信息、病历记录、诊断结果等敏感数据。由于这些数据的特殊性，必须确保其安全性和隐私保护。数据泄露或未经授权的访问可能导致严重的后果，如患者隐私被侵犯、医疗信息被滥用等。因此，智慧医院应用必须采取一系列措施来保障数据的安全，包括加密传输、访问控制、安全审计等技术手段，并建立严格的数据隐私政策和规范，确保数据仅在授权的情况下被访问和使用。智慧医院应用涉及患者的健康和生命安全，因此必须保证系统的可靠性和稳定性。系统故障或数据丢失可能会对患者造成严重的影响，甚至危及患者的生命。为了确保系统的可靠性和稳定性，智慧医院应用需要采取一系列措施，包括定期的系统维护和更新、备份和容灾方案、实时监控和报警等，以及建立应急响应机制，及时处理系统故障和问题。过去，医院管理可能更偏向于传统的劳动密集型模式，转变到全数字化高效运营需要组织文化的深刻变革。医务人员需要接受并适应新的数字化工作流程，管理层需要制定清晰的战略，促进员工的积极参与和协同合作。这也涉及对组织结构的调整，以适应数字化运营的需要，可能导致工作职责的重新定义和人员配置的优化。引入智慧医院应用需要医护人员接受相关的培训和教育，以便熟练使用新的技术和工具。然而，医护人员可能对新技术产生抵触情绪，担心技术的复杂性和不确定性。因此，智慧医院应用的成功实施还需要采取有效的培训和沟通策略，包括定期的培训课程、用户手册、现场支持等，以提高医护人员对新技术的接受度和使用效果。

除了引进技术外，建设智慧医院所需的资金对中小型医院也是一个现实的问题。智慧医院应用的部署和维护通常需要大量的资金投入，包括硬件设备、软件开发、人员培训等方面的成本。对于一些资源有限的医院来说，如何在财务上承受得起这一转型，实现长期可持续发展，是需要认真考虑的问题。此外，还需要评估投资回报率，确保这些投入能够带来医疗服务质量的提升和成本效益。在制定投资计划时，需要全面考虑成本和收益，并优化资源配置，以确保投资能够取得良好的回报。此外，确保数字化系统的稳定运行和后续的维护也需要不断地投入，以防止技术落后和系统崩溃。

在法律层面，智慧医院应用需要遵守相关的法律法规和医疗行业的合规性要求，包括数据隐私法、医疗信息安全法等。例如，根据《中华人民共和国个人信息保护法》，医疗机构需要确保患者个人健康信息的合法、正当和必要的收集和使用，并采取必要的技术和组织措施保护患者个人信息的安全。随着服务覆盖的生命周期的增加，涉及更多患者数据和个人信息，法规和标准对于保护患者隐私的要求更加严格。同时，全生命周期服务必须符合不同地区和国家的医疗法规，确保服务的合规性，防范法律风险。因此，智慧医院应用必须建立健全的合规性制度和流程，确保系统的设计和运行符合法律法规的要求。

综上所述，传统医院正在向着"数字化、智能化"的方向发展，由原来的"劳动密集型"医院向"全数字化高效运营"的智慧医院进行转变。在此过程中，虽然带来了极大的机遇，但也伴随着多方面的挑战。解决这些挑战需要医疗机构在技术、文化、人员培训、财务投入等方面做出全面而深入的考虑，形成合理的转型策略和实施计划。只有通过整体的系统性思考和跨职能部门的合作，医院才能成功实现智慧医院的全面升级，提升服务效率和质量。

第 3 章
智慧医院建设策略

3.1 智慧医院数字化设计——医院智能体

智慧医院数字化建设的目标是通过把感知、联接、云、人工智能和医疗行业应用等协同一体化，构建一个立体感知、多域协同、精确判断和持续进化的智能系统，实现医院人、财、物全要素协同，医疗、服务、管理全场景智慧，医院的全周期运营和持续创新。

为此，其理念是突出医院智能有机体的角色，通过医院层面的感知、决策和控制，实现院内各场景的万物感知、万物互联和万物智能。"医院智能体"注重全局设计与基础体系搭建，以"不变"的架构，助力全方位感知与数据融合，充分运用物联网、5G、大数据、人工智能等典型技术，应"万变"的医院业务与需求，以系统思维支撑医院智能升级。除了重视数据汇聚、处理、指挥的"大脑"外，医院智能体也强调设备、系统整体联动和协同。如同人体一样，通过"躯干"的云网把"大脑"的智能中枢和"五官及手脚"物联感知的端侧设备或设施联接起来，协同支撑医疗业务应用。作为智慧医院数字化建设的参考模型，医院智能体用以实现医院的全场景智能。即站在医、护、患、管的视角，以用户体验为中心，将云计算、5G、人工智能、物联网等新技术应用于医、教、研、管等各个领域及流程节点，实现医院人、财、物全要素协同，持续提高就医体验、诊疗效率、服务质量、运营管理水平及创新能力。

3.1.1 医院智能体总体架构

医院智能体总体架构包括四层：智能交互、智能联接、智能中枢和智慧应用。

1. 智能交互

智能交互是构建医院智能体的基础。图 3-1 所示为医院智能化总体设计参考模型，通过智能交互，完成通用智能设备、医疗健康设备的感知，打造边缘生态，联通医院物理世界和数字世界。医院终端种类繁多，协议、数据类型复杂，部署环境、生命周期千差万别。医院智能体需要把这些复杂且孤立的终端有机协同起来，并实现终端软件和算法的持续升级迭代。具备边云协同操作系统的智能边缘是关键，它既要适配不同终端的差异性，又要和位于中心的智能中枢进行训练推理配合，让资源、数据、云服务、生态和人工智能协同起来，就近提供丰富及时的应用。智能边缘可以位于数据源与云端数据中心之间的任何地点，以节点、网关甚至是边缘云的形式存在，针对物、事、人提供交互能力。

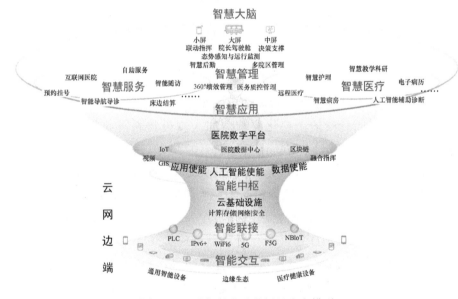

图 3-1   医院智能化总体设计参考模型

通过边云协同架构，将分布在院内外的各种感知设备与设备对应的适配器、网关连接起来，实现万物互联。例如放在诊室、病床旁的健康一体机、生命体征监测设备，可通过 5G+适配网关技术改造，将各个独立的医疗器械连接起来，实时掌握各设备的运行状态；远程会诊、手术示教的摄像头，可升级为软件定义摄像机（Software-Defined Camera，SDC）智能化摄像头，实现异常场景判别、多摄像头联动的能力；院内大批量的可穿戴智能终端则可通过网络与后台系统连接，实时监测患者的心率、心电等数据，在指征数据异常时可及时处理。

除实现万物互联外，医院智能体的边云协同架构可解决医院数据不出院区，以及医院多中心协作诉求，其核心技术为边云协同操作系统智能边缘平台（Intelligent Edge Fabric，IEF）。边缘可以位于分院、医联体单位或边远地区医院，以节点或边缘云的形式存在，节点主要实现边云协同技术与硬件的结合，通过边云协同操作系统 IEF，可兼容结合多厂家设备，让设备成为云的智能边缘，实现边缘终端智能化。

2. 智能联接

智能联接是医院智能体的"躯干"，联接智能中枢和智能交互。智能联接的主要作用包括以下三个方面：

1）支撑智能中枢到智能交互设备的联接，即云边端之间的联接。

2）支撑智能中枢内部联接，如人工智能集群服务器互联、数据中心之间的互联。

3）支撑智能交互设备之间的联接，如人工智能摄像头、智能监护设备等。

图 3-2 所示为医院智能体智能交互系统架构，要实现上述智能联接的效果，需要考虑不同场景的个性化需求。如大规模物联网业务，需支持心电图、B 超、CT（Computed Tomography，计算机断层扫描）、MR（Magnetic Resonance，磁共振）、PET（Position Emission Computed Tomography，正电子发射型计算机断层显像）、医学检验、药物流通、可穿戴设备、医护移动工作终端等不同类别、不同网络要求的设备接入；大流量移动宽带业务支持患者医学影像、音视频、3D/超高清视频、混合现实（Mixed Reality）、三维建模等大容量数据传输，支撑远程医疗、互联网诊疗和智慧医疗的发展；高可靠、低时延连接的业务，通过将响应速度降至毫秒级，支撑远程 B 超、远程手术和移动机器人进行自动查房、智能输液监测、异常危急值预警等前沿技术医疗应用。

网络是智能联接的基础。利用 5G、物联网、无线技术实现医院各场景的无缝覆盖，在任何位置，医护、患者、业务都能接入网络，实时在线。实现从院内、院间、院外、居家的无缝连接，从而实现应用协同、数据协同、组织协同。为了满足这些需求，智能联接首先通过 5G、光纤等物理连接提供泛在千兆、确定性体验和超自动化的网络，实现无缝覆盖、万物互联。

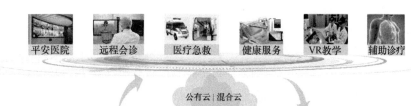

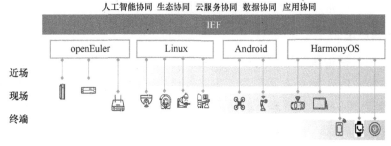

图 3-2　医院智能体智能交互系统架构

3．智能中枢

智能中枢是医院智能体的"大脑"和决策系统，是医院全量数据的汇聚点。图 3-3 所示为智能中枢架构，智能中枢对各类数据进行筛选、梳理、分析并加入基于常识、知识经验的判断，形成智能分析、决策和辅助行动，回答和解释复杂问题，助力医院实现全场景智慧使能。医院智能化转型面临的主要困难是数据信息分散，新老应用无法有效衔接。智能中枢则搭建起新应用、老应用之间的桥梁，它的核心是打造中央"蓄水池"，通过

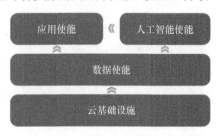

图 3-3　智能中枢架构

云基础设施、数据使能、人工智能使能和应用使能等功能模块，让数据和人工智能能力持续积累，实现医院智能体智慧能力的不断学习和改进。

云基础设施是智能中枢的底座，它对智能体所依赖的数据、算力、算法和智慧应用都能提供足够的能力支撑。数据使能让分布在不同部门、不同系统、不同设备的数据，在逻辑上可集中管理和分析，实现数据在院内的全域共享。人工智能使能通过开发平台对数据进行处理、开发、训练、部署，让行业知识与人工智能算法结合，将行业经验通过数字化方式最大化地显现。应用使能支持医院系统全云化在线开发和云上云下一键部署，低代码、零代码的开发转化降低了院内智能化的改造成本，同时实现新老系统应用的生命周期管理，加速医院数字化应用的升级迭代。

通过建设智能中枢，让数据能够汇聚进"数据湖"，形成规模化和持续化效应，并通过实施数据标准化、归一化治理，开展数据管理、共享和应用。依靠人工智能算法和模型研究，将医院专家的经验模板化，沉淀在医疗套件和行业工作流中，提升医疗效率，降低医疗成本。最后，通过应用的迭代升级开发，持续创新，呈现智能体的作用，打造出更有价值的智慧应用。

4. 智慧应用

智慧应用包括传统应用的迁移和新业务的快速上线，它是医院智能体的价值呈现。医院、ICT 解决方案厂商、生态伙伴协同创新，通过智慧应用赋能智慧医疗、智慧服务和智慧管理，打造全场景智慧，让就医更便捷、诊治更精准和安全、科研更高效、运营更智慧。

图 3-4 所示为医院智能体智慧应用架构，智慧应用生态发展需要一个一体化的平台，功能可以划分为全流程智能就医、精细化运营中心、科研教学、智能工作站和互联网医院五个模块，覆盖诊疗、管理、科研、运营等多类型场景。将覆盖全场景的各类应用融入一体化平台，统一向医生、患者、科研人员、开发人员开放，打通各个环节，降低新技术的使用门槛，实现前端需求与后端开发的良性循环。

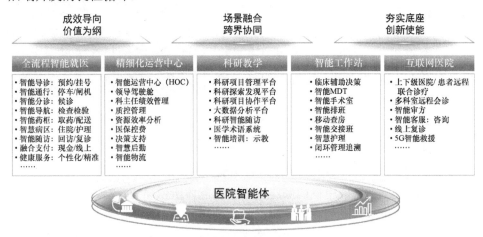

图 3-4　医院智能体智慧应用架构

3.1.2　医院智能体的特征

医院智能体参考模型通过联接云计算、人工智能与医院应用深度融合，实现智慧医院能感知、会思考、可执行、能进化等功能。医院智能体参考模型具备应用使能、全域协同、持续进化和开放共享四大特征。

1. 应用使能

医院智能体参考模型通过整合技术，融合院内外数据，沉淀医院数字资产，加速实现以数据为核心、人工智能为技术支撑的应用发展和创新。比如在智慧医疗方面，临床决策支持系统除了在临床检验数据分析、医学影像或图像识别、慢病诊疗计划制定、治疗效果评估预测等不同决策模型继续深入发展外，还发展了多决策模型的相互协作，使其拥有显著智能化的功能，包括自主分析、预警、决策、干预及协调等；在智慧服务方面，更多不同服务类型的人工智能机器人将在医院真实物理世界场景内提供智能化的服务，协助医务人员、患者开展协同服务，提升患者就医感受；在智慧管理方面，医院智能运营中心能够通过数字化技术，全方位立体化模拟医院真实物理世界场景，构建一个虚拟的数字孪生世界，结合对物理世界的感知、洞察和理解，在虚拟世界中实时、动态反馈真实世界的细节，实现对真实世界的精细化管理。

2. 全域协同

在医院智能体参考模型下，云、网、边、端各层业务能够实现高效协同，数据、网络、安全系统相互联动，从而做到对智慧医院全域的立体感知、全院安全态势的整体把控、全院业务的智能决策，以及对全院任务的高效执行。医院通过物联网接入的终端类型将越来越宽泛，人、机、物之间的沟通与交流维度也将进一步扩展。医院智能体的感知能力随着物联能力的提升不断演进升级，从而逐步构建起医院全场景、全类型的物联感知能力，最终达到智慧医院全域的立体感知效果。在全域感知的基础上，医院智能体能够在不同的业务场景内协同工作，通过智能中枢，实现临床、科研、教学等数据的互通及应用，进而提高医院专科科研实力，反哺临床的诊疗能力和教学水平，形成业务的良性循环。

除此之外，医院智能体还能提供完整、开放、安全生态，保障通信网络、区域边界、计算环境、安全管理等多维度安全，支撑用户业务安全上云及持续经营发展。同时医院智能体还支撑用户通过等保四级、CSA STAR（Cloud Security Alliance Security, Trust, Assurance and Risk，云安全联盟安全、信任、保障和风险）安全标准、PCI DSS（Payment Card Industry Data Security Standard，第三方支付行业数据安全标准）等各类高安全等级合规认证。

3．持续进化

医院智能体参考模型帮助医院实现"业务驱动、架构稳定、技术领先"的目标，做到定期迭代、持续演进。基于医、教、研、管全场景业务发展和需求，医院智能体在保持整体架构不变的情况下，提供模块化、服务化的功能或技术组件，支撑开放、丰富的技术和应用生态，满足技术的迭代演进和业务持续创新。

4．开放共享

由于医院智能体的参考模型是由医疗机构、ICT 解决方案和服务提供商，以及医疗行业伙伴联合提出的，因此其天然具备架构开放、能力共享的特点。医院智能体的开放共享需要从技术架构、数据标准、数据安全、行业合作和持续更新等多个方面进行实现。首先是建立开放的技术架构。医院智能体的技术架构具有开放性，能够容纳各种不同的技术和系统，包括人工智能、云计算、5G、物联网等新 ICT。这使得医院智能体可以与各种外部系统进行无缝集成，实现数据的共享和交换。其次是建立统一的数据标准。为了实现数据的共享和交换，医院智能体建立了统一的数据标准，例如数据格式、数据接口等。这使得不同的系统和技术可以以统一的方式进行数据交互，从而提高了数据共享的效率和准确性。

在数据安全日益得到广泛关注的大环境下，建立安全的数据共享机制尤为重要。在开放共享的同时，医院智能体建立了完善的数据安全机制来保护患者的隐私和医院的商业秘密。这包括对数据进行加密、权限控制、审计等措施，确保数据的安全性和完整性。医院智能体的开放共享需要整个医疗行业的合作和生态建设。医院智能体可以作为一个平台，吸引医疗行业的各类合作伙伴，共同开发和推广医疗智能应用。通过合作和生态建设，医院智能体可以实现更广泛的数据共享和业务协同，更好地服务于医疗行业，提高医疗服务的效率和质量，推动医疗行业的数字化和智能化发展。

3.2 智慧医院数字化整体方案架构

基于医院智能体的智慧医院数字化解决方案整体架构如图 3-5 所示，智慧医院数字化解决方案整体架构可归纳为"1+1+3+1"框架，即一张融合网络、一个数字化平台、三个应用中心和一个大脑。

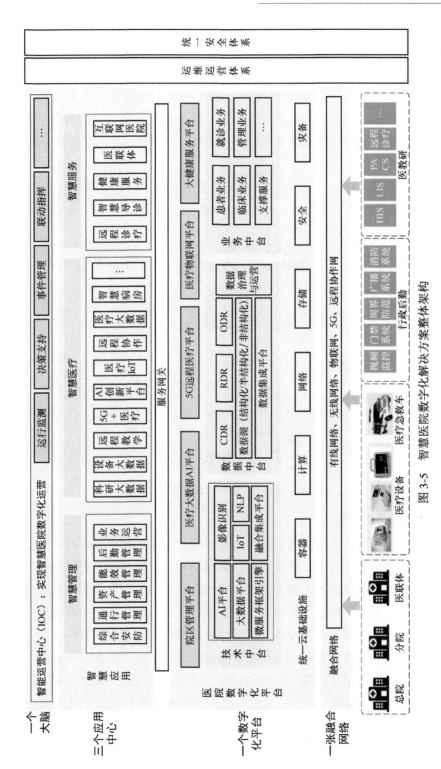

图 3-5　智慧医院数字化解决方案整体架构

3.2.1　一张融合网络

一张融合网络是指医院将有线网络、无线网络、物联网、5G 和远程协作网统一规划、管理，形成一个融合网络平台，图 3-6 所示为固移融合统一的医疗专网架构，通过 5G + IP +光构建一网四平面统一的固移融合医疗智联专网。

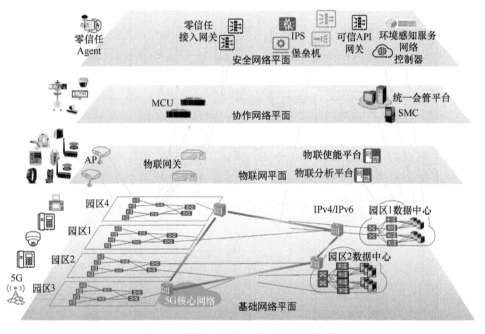

图 3-6　固移融合统一的医疗专网架构

1. 基础网络平面

医院园区网络覆盖医院所有接入点位，同时连接数据中心和网络出口，是承载所有医院业务的通道，是智慧医院网络的核心。园区网络通过网络出口对内部医护提供互联网服务，对外部患者提供挂号等服务。智慧医院需建设高性能、高可靠、高品质的承载网络，实现有线、无线、IoT 融合的前端接入，满足各类医疗办公终端、大型设备、辅助医疗物联和临床医疗物联的连接需求。结合智能化的运维管理平台，进行基于身份的准入认证，确保网络安全。同时平台赋予全网软件定义网络（Software-Defined Networking，SDN）和 IPv6 的演进能力，具备软硬件平台的先进性。医院园区网络基于 SDN 技术规划多张虚拟网络，实现业务之间的隔离和管控，同时应用极简架构部署医疗物联网，满足超宽连接需求。智慧医院园区网络分为内网和外网两部分，两者间通过网闸等设备实现隔离，以确保 LIS、EMR、RIS 等核心业务系统访问安全。医院基础网络平面架构如图 3-7 所示。

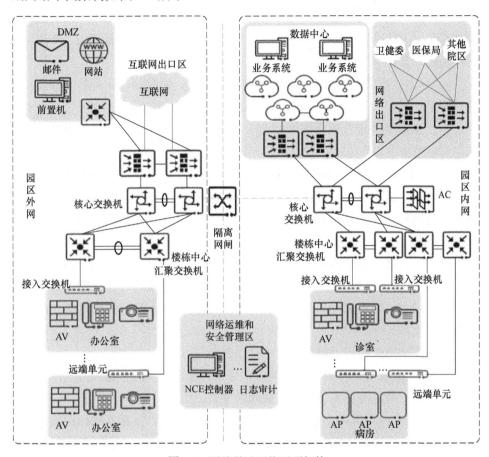

图 3-7 医院基础网络平面架构

在园区内网中，应用 SDN 和虚拟扩展局域网（Virtual eXtensible Local Area Network，VxLAN）技术将物理网络划分为不同的虚拟网络（Virtual Network，VN），包括医疗 VN、普通办公 VN 和物联 VN 等。各 VN 可应用独立的访问策略，实现业务精细化管控，降低越权访问、病毒扩散的安全风险。同时，控制器统一集中管控多个 VN，自动下发配置，提升业务开通效率，降低运维成本。智慧医院园区内网主要包含以下几个部分：

1）园区承载网：通过核心、汇聚、接入交换机，支撑全院办公终端、医疗设备和物联终端等设备接入。其中，核心、汇聚等框式交换机双机部署集群，接入交换机和汇聚交换机之间以及汇聚交换机和核心交换机之间可以采用双链路，提高整网可靠性。无线接入层部署 WiFi 6 AP，上行最高带宽可达 10Gbit/s，满足各种高带宽、低时延业务应用，且支持物联扩展能力。为实现极简网络架构，可部署光纤接入交换机（远端单元），通过光纤入室，降低布线成本，提升带宽传输速率和室内网络点位的扩展能力，同时远端单元免管理，即插即用，实现网络架构极简，节省 TCO（Total Cost of Ownership，总运营成本）。

2）网络出口区：通过运营商专线连接卫健委、医保局、银行等委办局及其他业务配合单位，完成财务上报、医保结算、银行支付等业务。在一院多区背景下，专线也用来连接其他分院区。由于专线资源限制性，院间网络应用切片技术，实现对核心业务（HIS、PACS 等）以及普通业务（OA 等）的差异化保障。

3）园区内网还需连接数据中心，即医院的计算存储资源池。该区域内部署 HIS、PACS、LIS 等核心应用和院内管理系统等，支撑医疗全流程运行。园区内网、外网均需连接网络运维和安全管理区，该区域负责部署网络管理服务器（例如网管系统、认证服务器等）及安全态势感知、日志审计、数据库审计等设备，通过控制器主动扫描和终端信息上报两种方式，对哑终端（打印机、IP 话机、IP 摄像头等）基于终端类型自动下发准入和授权策略，实现哑终端设备的业务自动发放，即插即用，能够发现终端仿冒并输出告警，实现对接入终端的精细化管控。

智慧医院园区外网主要包含以下三个部分：

1）园区承载网：同园区内网类似，分为有线和无线两种接入方式，优选极简架构部署，满足医护人员访问互联网的需求。

2）互联网出口区：为患者提供挂号、预约等服务，支撑互联网医院业务开展。同时，通过部署抗 DDoS（Distributed Denial of Service，分布式拒绝服务）、ASG（Application Security Gateway，应用安全网关）、防火墙、IPS（Intrusion Prevention System，入侵防御系统）等设备，增强对外网的安全防护能力。

3）DMZ（Demilitarized Zone，隔离区）：通过医院网页、挂号、邮箱服务器等，为患者提供医院主页访问等应用前置服务，对内提供办公服务。

2. 物联网平面

随着医疗业务中的物联设备越来越多地出现，医疗网络除承载传统的办公、医疗业务外，同时需要网络对物联设备的全面连接。医疗物联网是传统医疗网络针对物联设备的多样性和数量庞大性的进一步拓展。物联网作为医疗网络的一部分，依附于传统网络中，对传统网络提出了多连接、低时延、多种接入类型等拓展要求。医疗物联网接入的设备众多，为了保证患者生命体征的实时监控和快速预警，需要采用低时延、高可靠的网络来承载业务，并确保数据传输安全。为了管控方便、运维简单以及流量安全隔离，建议部署独立的网络平面来承载临床医疗物联网相关的业务。独立的医疗物联网的物理网络平面可以采用两种类型的网络架构来部署，一种是基于传统以太网架构的部署，另一种是采用全光以太网架构的部署，以下将对这两种部署架构进行描述。

（1）方案一：传统以太网架构

临床医疗物联网采用边缘计算架构，南北向（从边缘计算到数据中心）和东西向（交换机之间或边缘计算网关之间）流量将同时存在。基于传统以太网搭建的医疗物联网架构分为成熟的核心、汇聚、接入三层，如图 3-8 所示。

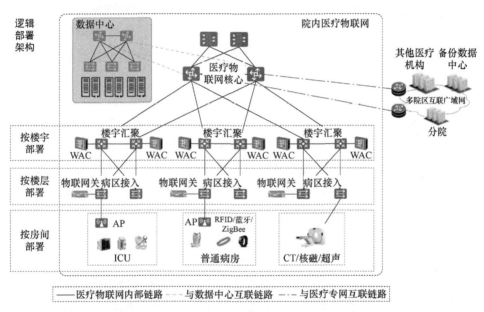

图 3-8　基于传统以太网的医疗物联网架构

基于传统以太网架构的医疗物联网，在医院数据中心按需部署核心交换机、网络防火墙、网络控制器等设备，负责全院设备物联网的核心交换和网络管理等。

在医院各楼宇按需部署汇聚交换机，下联接入网络设备，负责设备物联汇聚组网；在汇聚交换机上旁挂 WLAN AC 控制器，用于管理本大楼的 WiFi 网络接入；在各楼层按需部署接入交换机，上联汇聚交换设备，下联 WiFi AP，负责设备物联的接入组网。同时部署物联网关（也称边缘计算网关），其内部可部署数据采集 APP，实现医疗设备数据采集解析；在有设备物联需求的房间

（病房、ICU、急诊等）按需部署 WiFi AP 设备，负责房间内的无线组网，支持 WiFi6、蓝牙、RFID、ZigBee 等网络协议接入；在有线医疗终端，可通过 WiFi CPE（Customer Premise Equipment，用户本地设备）（支持 RS232 和以太网有线连接），将有线信号转无线信号后，再通过上联 WiFi AP 实现设备的无线接入组网；对于有大量房间需要部署 AP、但房间接入终端不多的场景，可通过部署敏分 AP 来降低部署成本，降低漫游切换时延。敏分 AP 是 WLAN 的一种 AP 管理模式，通过中心 AP 带边缘 RU（视频头端）的方式，延展射频的覆盖区域。RU 仅做射频用，业务转发都由中心 AP 负责。

针对新建院场景，建议通过 SDN 和 VxLAN 技术构建医疗物联网融合专网，通过虚拟子网隔离技术，将医院信息内网和医疗物联网隔离开。医疗物联网 VxLAN 虚拟化网络以核心交换机作为 Border 节点、汇聚交换机作为 Edge 节点，形成两层架构。物联网关部署在靠近物联设备的接入交换机侧做物联协议终结。

（2）方案二：全光以太网架构

当前医院部署全光网络已经成为一种趋势，通过光纤到桌面，然后部署光纤接入交换机（远端模块）来连接各个终端，可保证终端的接入带宽，并通过将原来的三层架构变成两层架构来简化运维。全光以太网架构方案还可以结合光电复合缆对公共区域信息点位进行二次供电，可实现全区域光纤覆盖。

图 3-9 所示为基于全光以太网的医疗物联网架构，在中心机房按需部署核心交换机、网络防火墙、网络控制器等设备，负责全院设备物联网的核心交换和网络管理等。

在各楼宇按需部署以太全光汇聚交换机，用于楼栋网络流量的汇聚，在房间部署汇聚交换机远端模块，支持通过光电复合缆连接汇聚交换机与远端模块，除了提供光纤到房间，还提供远端供电能力，远端模块免本地取电并支持给下面的终端二次 PoE（Power over Ethernet，以太网供电）。

为了降低维护，远端模块需要免管理、免运维、即插即用。为了满足绿色环保，远端模块需要支持低功耗。在汇聚交换机上旁挂 WLAN AC 控制器，用于管理本大楼的 WiFi 网络接入；在有设备物联需求的房间（病房、ICU、急诊等）按需部署 WiFi AP 设备，负责房间内的无线组网，支持 WiFi6、蓝牙、RFID、ZigBee 等网络协议接入；在有线医疗终端，可通过 WiFi CPE（支持 RS232 和以太网有线连接），将有线信号转无线信号后，再通过上联 WiFi AP 实现设备的无线接入组网；对于有大量房间需要部署 AP、但房间接入终端不多的场景，可通过部署敏分 AP 来降低部署成本，降低漫游切换时延。敏分 AP 是 WLAN 的一种 AP 管理模式，通过中心 AP 带边缘 RU（视频头端）的方式，延展射频的覆盖区域。RU 仅做射频用，业务转发都由中心 AP 负责；为了便于管理和运维，所有网络设备全网采用 SDN 控制器来进行控制。

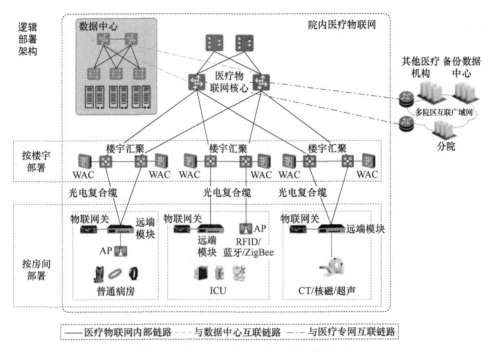

图 3-9　基于全光以太网的医疗物联网架构

3．协作网络平面

智慧医院的远程协作网络平台是针对医联体、远程医疗平台、互联网+医疗等建设中的业务协同难、数据共享难的问题，以远程视频通信技术为核心构建的远程医疗视屏融合平台，充分融合云计算、4K 视频、5G、人工智能等技术，联合构建端到端的分级诊疗全场景解决方案，实现基层首诊、双向转诊、急慢分治、上下联动的分级诊疗制度，从而解决"看病难、看病贵、看病远"的问题。通过远程协作网络，智慧医院的远程医疗业务能够向患者提供四大类业务：基本业务、高端业务、专业业务和延伸业务。其中基本业务包括远程会诊、远程影像诊断、远程心电诊断、远程医学教育、远程预约、远程双向转诊等业务；高端业务包括远程重症监护、远程病理诊断、远程手术示教等业务；专业业务包括远程手术、移动查房、移动护理、多学科协同会诊等业务；延伸业务包括各医疗专业远程应用和向患者个人、家庭等医疗机构之外提供的医疗健康服务。

医疗远程协作网络架构如图 3-10 所示。

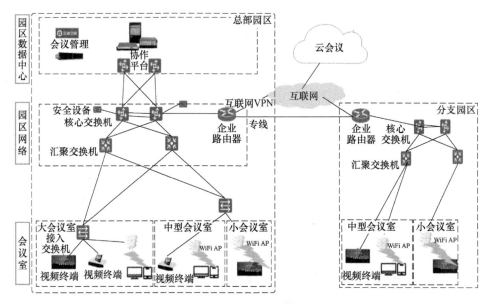

图 3-10　医疗远程协作网络架构

医疗远程协作网络涉及园区内、跨园区以及园区外的会议流量，涉及无线 WiFi、交换机接入两种方式，需要对会议流量提供安全、可靠的网络接入和承载。为了实现更好的视音频通信效果，医疗远程协作网络平台建设对网络有以下要求：

1）必须保障医疗远程视频融合通信的端口在通信链路上打开，以保证各节点的连通性。

2）必须向各节点之间的网络提供一定的带宽保证，以保证医疗远程视频系统的可用性。在实际部署中，可以通过采用切片等技术实现该要求。

3）各节点间网络要求端到端单向时延在 300ms 以内，反馈的时延在 500ms 以内，网络抖动在 50ms 以内，以保证视音频通信质量的流畅性。

4）如果业务流不是在提供固定带宽的专网上传输，建议对从终端到医疗远程视频平台骨干业务网的路径上实现 QoS 的双向保证，且在骨干业务网上采用 MPLS VPN，在城域网和接入网上采用 DifferServ，优先保证视讯业务的 QoS。

4. 安全网络平面

智慧医院安全网络的部署应以贯彻落实等级保护制度为基础，以安全风险管理为核心，以可信任认证体系结合纵深防御为手段，建设安全自适应架构，提升一体化信息安全技术防护能力、安全管理能力、安全运维能力。医院内网和外网通过网闸、光闸、防火墙等进行网络隔离。网络安全设计贯彻区域边界防护原则，在所有关键区域的边界部署防火墙、抗 DDoS 来实现该区域边界保护，将威胁控制在局部区域内。医疗内网的运维管理区需部署堡垒机、漏洞扫描、日志审计、数据库审计、终端管理、终端杀毒等安全设备，以满足医疗业务系统三级等保要求。医疗外网是重点防范对象，因此在互联网接入区额外部署 IPS、上网行为管理、WAF（Web Application Firewall，Web 应用防火墙）等安全防护设备。智慧医院典型网络安全部署如图 3-11 所示。

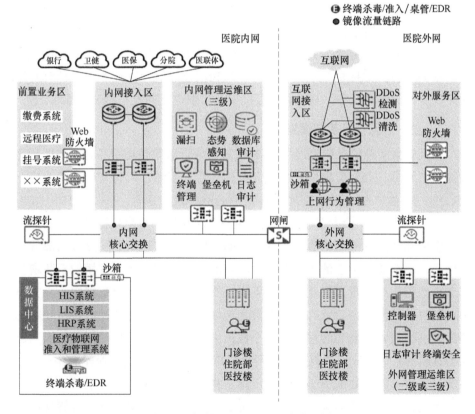

图 3-11　智慧医院典型网络安全部署

智慧医院在"网、安、端"构建安全感知能力，获得安全分析数据，实时感知安全状态。在关键节点布设交换机、路由器、防火墙等安全执行器，实现安全策略执行；统一部署网络控制器、安全控制器等，实现安全策略的编排和下发。依托安全态势感知平台，持续收集医院全网的流量、日志等信息，进行统一威胁关联分析，形成全网流量、日志一体检测感知，精准高效安全管控，快速处置的安全一体动态防御体系。

3.2.2 一个统一的医院数字化平台

一个数字化平台是指在统一的云计算基础设施底座的基础上，建设一个统一的医院数字化平台，提供医院数字化关键能力，包括技术中台、数据中台和业务中台。技术中台主要提供融合集成平台、微服务框架引擎、人工智能平台、影像识别、大数据平台等主要能力组件，为服务中台提供通用技术能力支撑；数据中台通过数据采集、数据规范、数据分析、数据治理等多个能力组件，对医院的数据进行有效的汇聚、治理和应用，构建 CDR、RDR（科研数据中心）、ODR 等专题库，为应用前台提供了标准化、结构化、可快速调用和集成的数据服务，并提供算法、模型的训练和构建等能力；业务中台针对就诊、临床、支撑等医院业务，基于微服务框架及引擎进行开发、测试、部署。

1. 统一的云计算基础设施

作为智慧医院信息化建设的 ICT 资源底座，医院数据中心为医院信息化建设提供了计算、存储、网络、安全及其他高级云服务，确保 IT 资源的统一架构、统一运维、统一资源管理。数据中心网络连接医院 PACS、HIS、LIS、OA、医生工作站、护士工作站等系统服务器和存储，对全院提供业务支撑，是业务资源和数据资源的核心。随着业务的发展，越来越多的医疗应用部署在数据中心，单个数据中心的规模有限，不可能无限扩容，业务规模的不断增长使得单个数据中心的资源很难满足业务增长的需求，需要多个数据中心来支撑业务；同时，数据安全、业务的可靠性和连续性也越来越被重视，备份和容灾逐渐成为刚性需求，需要通过建设多个数据中心来解决容灾备份问题，因为数据中心规模的扩大和应用的复杂性，网络需要通过 SDN 控制器管理，并支持对接各类云平台。因此数据中心的建设，除了物理环境建设标准要求符合国家相关标准及规定之外，还需满足安全性、可靠性、扩展性、灵活性、可管理性、节能环保等各方面要求。

为实现数据中心的备份和容灾功能，达到安全性和可靠性的要求，建议医院数据中心部署采用"一院多区"双活架构的模式。图 3-12 所示为"一院多区"双活数据架构的医院数据中心部署。比如对大型医院来说，选择两个主要院区各部署一套数据中心及对应的网络，实现双活和容灾备份。数据中心内部采用 Spine-Leaf 两层架构，Leaf 设备接入服务器，Spine 设备和 Border-Leaf 设备融合，接入医院内网核心交换机，是数据中心的外部出口，两个数据中心的 Spine 设备之间通过光纤或者波分互联。关键业务采用 Active-Active 的存储架构，关键业务任意单个或多个物理节点故障，其余节点可以快速接管，保证业务的连续性。通过关键业务的双活部署，可以保障关键业务的连续性，达到数据的零丢失，业务不中断。

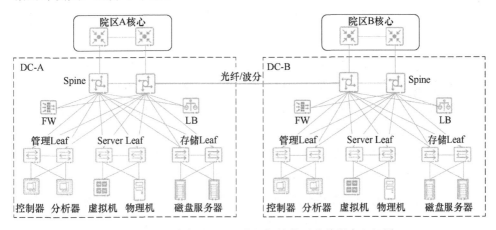

图 3-12　"一院多区"双活数据架构的医院数据中心部署

2. 统一的技术中台

技术中台主要提供融合集成平台、微服务框架及引擎、影像识别技术、大数据平台、人工智能平台、自然语言处理（Natural Language Processing，NLP）等主要能力组件，为服务中台提供通用技术能力支撑。技术中台包含如下几个部分的功能：

1）融合集成平台：该平台主要包含接口集成、消息集成、API 集成、设备集成等组件，聚焦应用和数据连接，提供丰富的集成能力，支持云上云下、跨区域集成，达到多个院区之间的内部互通、内外互通、多云互通，帮助医院实现数字化转型。

2）微服务框架及引擎：提供高性能微服务框架和服务注册、服务治理、配置管理等全场景能力；帮助医院实现微服务应用的快速开发和高可用运维。微服务框架及引擎支持多语言、多运行时，支持多种服务。

3）影像识别技术：医疗影像识别是指利用计算机及人工智能技术对医学影像进行分析和处理，以实现对病变和异常情况的自动化识别和判定。它通过对医学影像的特征提取和分类，能够辅助医生进行疾病的早期发现、诊断和治疗决策。医疗影像识别包含多种技术，其中最常见的是放射影像识别、放疗影像识别、手术影像识别和病理影像识别。医疗影像识别涉及多种成像技术和设备的集成与应用，如各类腹腔镜、肠镜、X 线摄片、CT、MR 等。这些技术和设备可以有机地结合，使当前影像学检查既扩大了检查范围，又提高了诊断水平。同时，医疗影像识别还需要建立开放的技术架构和统一的数据标准，以实现数据的共享和交换。

4）大数据平台：大数据平台提供租户完全可控的一站式企业级大数据集群云服务，完全兼容开源接口，为客户提供高性能、低成本、灵活易用的全栈大数据平台，轻松运行 Hadoop、Spark、HBase、Kafka、Storm 等大数据组件，并具备在后续根据业务需要进行定制开发的能力，帮助医院快速构建海量数据信息处理系统，并通过对海量信息数据实时与非实时的分析挖掘，发现全新价值点和企业商机。

5）人工智能平台：这是人工智能开发者的一站式开发平台，可提供海量数据预处理及半自动化标注、大规模分布式训练、自动化模型生成，以及端边云模型按需部署能力，帮助医院快速创建和部署模型，管理全周期人工智能工作流。

6）自然语言处理：这是一款基于人工智能技术，针对各类业务及开发者提供的用于文本分析及挖掘的云服务，旨在帮助医院高效地处理文本。自然语言处理服务以开放 API 的方式为医院提供自然语言处理相关服务，用户可通过实时访问和调用 API 获取结果。

3．统一的数据中台

数据中台是实现数据的互联互通、集成标准化、交互共享和结构化的重要基础。通过数据采集、数据规范、数据分析、数据治理等多个能力组件，对医院的数据进行有效的汇聚、治理和应用，构建 CDR、RDR、ODR 等专题库，为应用前台提供了标准化、结构化、可快速调用和集成的数据服务。统一的医疗数据中台提供算法、模型的训练、构建等能力，是医疗大数据平台的核心。

4．统一的业务中台

业务中台分为五大域，包括基础域、业务域、管理（运营）域、公共域和接口域。在微服务框架及引擎上进行开发、测试、部署，通过融合集成平台注册、调用服务，发布为资产。

1）基础域：提供整个基础的元数据、机构、用户、权限等基础服务，是其他服务域的基础。

2）业务域：根据临床业务进行划分，提供了临床业务所需要的各种微服务，可根据需要对微服务进一步细化和整合。

3）管理（运营）域：根据管理（运营）业务进行划分，集成了作战指挥、临床管理等服务，提供了管理（运营）所需要的各种微服务。

4）公共域：提供各服务域所需要的工具服务。

5）接口域：提供与外部系统的对接服务。

医院数字化平台基于技术中台、数据中台以及业务中台，构建面向业务应用的多个业务子平台，如院区管理子平台、大数据人工智能子平台、物联网管理子平台、远程诊疗子平台等，快速便捷地支撑面向智慧医疗、智慧服务、智慧管理三个领域构建创新应用。

3.2.3　三个应用中心

应用中心用于支撑医院智慧医疗、智慧服务和智慧管理的建设目标和需求：

1）智慧医疗的应用主要面向医务人员，以电子病历为核心，通过运用物联网、云计算、大数据、人脸识别、语音识别、人工智能等技术，在诊断、护理、医技、药事、支付等各环节，搭建医疗信息完整、跨部门，以患者为中心的医疗信息管理服务体系，在医疗信息互联、共享协作、临床创新、诊断科学的基础上提供各类医疗应用。

2）智慧服务的应用主要面向患者，旨在运用物联网、互联网等信息化手段，进一步提升患者就医体验，以患者为中心构建线上线下一体化，诊前、诊中、诊后全覆盖的就医模式。医院通过运用自助终端机、院内导航系统、床旁结算系统、医院预约叫号系统、床边呼叫系统、医院点餐系统、智能陪护床等系统使医疗服务流程更便捷、更高效。微信平台、预约分诊、预约叫号系统的完善，可有效改善患者预约难、排队时间久的问题；自助机结算系统的普及，极大程度上减少了患者排队结算的时间；家属远程探视系统建设，有助于缓解患者紧张情绪，改善患者就医体验。

3）智慧管理的应用面向医院管理者，旨在运用大数据技术进行后勤管理、物资供应、财务运营、成本核算、办公自动化等精细化管理。通过在医院业务系统、临床系统的基础上叠加医院管理工具，实现医院全场景、移动化、数据化管理，使管理者可以及时快捷获取准确的数据信息及智能分析，从而达到辅助管理决策的效果，促使医院日常工作得到高效率运行，全面提升医院的医疗质量和经济社会效益。

3.2.4　一个大脑

一个大脑也叫作智慧医院的智能运营中心（Hospital Operation Center，HOC），主要提供管理驾驶舱，提供院情（人、财、物）等方面的可视化、实时展示。图 3-13 所示为医院智能运营中心的设计理念图，实现医院精细化运营，辅助院领导决策及联动指挥。

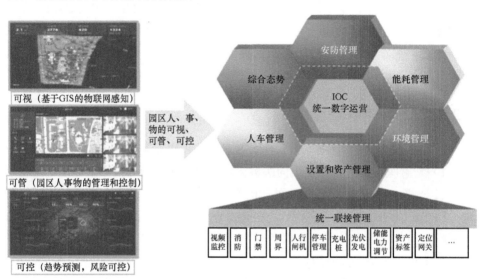

图 3-13　医院智能运营中心的设计理念

智能运营中心是以物联网、大数据、云计算、人工智能、移动互联、GIS（Geographic Information System，地理信息系统）、BIM（Building Information Modeling，建筑信息模型）等新型数字化技术为基础，对园区的人、车、资产设施进行全联接，实现数据全融合、状态全可视、业务全可管、事件全可控，使园区更安全、更舒适、更高效，以更低的运营成本实现持续卓越运营。智能运营中心能够实现全面的态势感知、精细化的医院设施监控，能够提供医院科室级精细化管理，针对医院运营和医务管理中存在的业务流程问题、资源安排问题，按财务、门（急）诊、住院（内外科）、手术、药品、耗材、设备、人力、资源等不同主题，提供专业的、精准的数据分析，实现精准的流程管理，为流程优化、资源优化提供更加精准的决策支持。智能运营中心的特点主要体现在对医院运营管理的全面优化上，通过技术手段提高医院的管理效率和服务质量，有助于实现医院的数字化转型。智能运营中心能够打破数据孤岛，使分散在各个系统中的数据被汇聚起来有效利用，进而释放数据价值，充分融合业务流程和运营管理，使得业务中产生的数据能够指导决策、优化流程，从而反哺业务，形成闭环，促进医院"人财物""医教研""护药技"等领域的全流程精细化管理。智慧医院的智能运营中心包含如下两个功能模块：

1. 运营管理分析平台

运营管理分析平台是在医院数据中心及各信息系统的基础上，对数据进行主题化重构，进行数据的整合展现型应用，对医院运营相关指标进行监控、分析，从收入、效率、病种、手术、资源等几大维度展开深入分析。在直观了解医院运行情况的同时，能够对重点指标项进行目标值管理、预警管理。运营管理分析系统支持的分析指标包括门诊业务分析、临床科级分析、质控分析、医技分析、急诊业务分析、医疗收入分析、疾病分析、手术分析、患者就诊分析、医疗资源分析等。

2. 运营指标分析平台

运营指标分析平台是基于医院数据中心及各信息系统进行数据的综合展现和分析。运营指标分析平台具体可分为院领导决策支持系统和科室主任决策支持系统。

院领导决策支持系统是基于医院数据中心和各信息系统对数据进行综合展现和分析。医院管理决策层通过运营指标分析平台可以了解全院各类业务数据当前的变化情况、历史数据变化趋势、各类数据的构成情况等。例如，医院领导可以通过企业微信等便捷方式自助查询、关注重点指标，详细查看指标历史数据、变化趋势及同环比情况等，用数据辅助院领导管理和决策。系统可以围绕具体的门诊、住院、医技、手术等分析主题，展示相关的监测数据组成、变化趋势，针对具体领域问题给领导提供更加全面的数据分析、辅助决策。科室主任决策支持系统为辅助科室管理工具，医院各科室利用该系统掌握本科室的核心功能及变化情况，如指标分析、专题分析等内容。科室主任决策支持系统围绕科室医疗业务产生的数据进行统计和分析，以实时数据、趋势分析、数据构成、对比分析等进行多维度、全方位展示科室情况，辅助科室领导决策。

第 4 章

智慧医院应用场景——智慧医疗

4.1 智慧门诊

2020 年以来，国家卫生健康委先后印发《关于进一步完善预约诊疗制度加强智慧医院建设的通知》《关于印发公立医院高质量发展促进行动（2021—2025年）的通知》等文件，明确提出建立医疗、服务、管理"三位一体"的智慧医院建设方向，大力发展远程医疗和互联网诊疗，为患者提供高质量、高效率、更加安全、更加体贴的医疗服务。门诊是医院服务患者的主要场所，各类工作流程错综复杂，部门交叉非常普遍。现实需求和门诊容量的矛盾日益突出，加之医疗体制改造的新形势，医院短期内无法重新扩建或者新建门诊。智慧门诊以信息化建设为手段，以移动互联网为依托，将诊疗服务延伸，实现诊前、诊中、诊后的一体化服务，提升医院门诊的服务能力和管理水平。

1. 智慧门诊总体介绍

智慧门诊由硬件设备层、质量管理层、业务服务层、数据平台层、数据应用层五层组成。其中，硬件设备层主要是采用一系列感知设备，实现数据的快速准确采集、消息的及时推送以及随时随地保障安全，主要包括身份证读卡器、RFID、医保读卡器、条码枪等多种数据采集设备。质量管理层主要由各种流程、管理规定、标准字典、SOP 操作手册等质量管理规定构成。通过由相关管理部门及科室共同讨论，对现有的制度流程进行梳理，发现和处理问题，形成各项门诊管理制度。业务服务层主要由门诊医疗业务所需的各业务系统构成，远期目标是将服务进行细颗粒度重构，真正构建业务功能模块化、业务流程可定制的服务体系。数据平台层采用数据中台的做法，将各业务子系统的异构数据标准化，并依据统一的规则进行语义转换，形成门诊临床数据中心，并依据一定的业务模型将数据进行分类，进而完成数据挖掘，获取所需信息。数据应用层就是根据临床业务需要，按照既定的业务流程，使得数据流转起来，为医疗、教学、科研、管理及患者服务。从逻辑关系来说，硬件设备层是基础，质量管理层是核心，业务服务层是支撑，数据平台层用于业务协同，其中的知识库更是对质量管理层的知识的体现，用于指导业务工作的开展，数据应用层是展现，将数据以合理的方式呈现给用户，进而发现数据背后的医疗知识点，以便优化门诊服务效率，进一步提升患者门诊服务的满意度。

2. 传统门诊向智慧门诊的转变

为缓解门诊患者就诊压力，提高门诊服务效率，传统门诊服务模式亟需向智慧门诊诊疗服务模式转变。主要涉及丰富线下门诊智慧服务场景、优化线上互联网门诊服务流程、强化信息化服务技术支撑三个方面。

1）丰富线下门诊智慧服务场景：包括但不局限于开展依托微信、自助机的非急诊全面预约服务，全面推行分时段预约挂号、检查。图 4-1 所示为智能门诊服务流程，门诊逐步实现就诊分时段报到、叫号、就诊，续诊、报到、叫号就诊，检验、报到、叫号，从而减少患者等候聚集。实现检查项目自动统一预约时间，提升患者就诊效率。实现智能机器人单据解读功能及院内导航，丰富线下智慧服务场景，进一步实现了错峰就医、有序就诊。

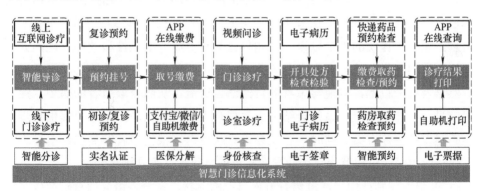

图 4-1　智能门诊服务流程

2）优化线上互联网门诊服务流程：依托互联网医院 APP 开展互联网诊疗服务，提供初诊患者在线咨询，复诊患者在线复诊、检查检验开单预约、线上续方等线上诊疗方式。医院不断丰富互联网服务内涵，逐步实现医保脱卡结算和药品快递到家。扩大门诊科室互联网诊疗服务范围，将线下患者特别是外省复诊续方开药的患者充分向线上转移，着力提升互联网诊疗服务能力。打造覆盖诊前、诊中、诊后的全流程线上线下连续性服务，持续为患者健康保驾护航。

3）强化信息化服务技术支撑：做好智慧门诊配套信息技术支持，提升患者端就医体验，提高医生端诊疗效率。通过使用结构化电子病历，应用 CA 电子签名，完善基于医院电子病历神经网络学习的医院个性化智能分诊。实现电子医保就医凭证就诊，推动实现门诊诊疗过程中智能临床决策支持的应用。逐步构建起面向患者服务、面向临床医护和医院管理者的线上线下一体化智慧门诊诊疗服务模式。

3. 智慧门诊实际应用

近年来，智慧门诊在全球范围内得到了广泛的应用和实践。以智能分诊和智能导诊为例，智能分诊系统是专用于医院就诊看病而设计的排队系统，支持提供用户友好的交互界面，引导患者通过回答一系列结构化问题（如症状描述、病史信息、过敏史等），运用人工智能算法初步判断可能的疾病类别和就诊科室建议；支持通过电话、网站、APP 等途径咨询专业医护人员或人工智能助手，获得初步的病情评估和就诊指导。智能分诊系统大大改善了医院的服务体验，给医生诊断病情带来了安静的诊室空间，给病人就诊带来了一对一的服务，也有助于规避病人的病情隐私泄露等问题。

智能导诊是一种基于人工智能技术的医疗辅助工具，它通过患者描述的症状信息，结合大数据和算法分析，为患者提供可能的疾病诊断建议，如图 4-2 所示。相较于传统的人工导诊，智能导诊具有更高的准确性和效率，能够大大减轻医生的工作负担，提高患者的就诊体验。智能导诊系统的核心功能是通过自然语言处理技术，实现与患者的自然语言交流，从而获取患者的病史、症状等信息。在此基础上，系统会结合大数据和人工智能算法，为患者提供初步的诊断建议和治疗方案。同时，智能导诊系统还可以根据患者的需求，引导患者前往相应的医疗机构就诊。智能导诊系统通常包括以下几个部分：

1）语音识别：用户通过语音输入自己的症状，系统将语音信息转换成文字信息，以便进一步处理。

2）症状分析：系统根据用户输入的症状，结合大量的医学数据和知识库，快速分析症状的原因和可能的疾病。

3）诊断建议：系统根据症状分析的结果，为用户提供可能的诊断建议，给出相应的治疗方案。

4）在线挂号：用户根据诊断建议，直接在系统中完成挂号手续，节省了大量的时间和精力。

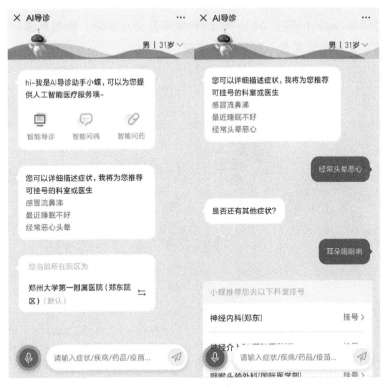

图 4-2　智能导诊系统

4.2 智慧病房

近年来，随着 5G 通信技术的飞速发展和物联网技术的不断成熟，医疗领域的数字化与智能化程度也随之不断加深。2021 年，工业和信息化部、中央网络安全和信息化委员会办公室等八部门联合印发《物联网新型基础设施建设三年行动计划（2021—2023 年）》的通知，文件中指出，在公共卫生方面，政府鼓励医疗机构结合重大疫情防控救治、智慧病房、远程会诊等需求，积极推进远程医疗通信网络基础设施升级。所谓智慧病房，是智慧医疗的一个细分领域，指围绕医院患者住院环节，利用互联网、人工智能、物联网技术以及智能硬件设备，对传统病房进行智能化改造，实现医疗数据的高效采集和使用，帮助优化护理流程，提升护理质量，提高患者住院体验，真正实现"以患者安全为中心"的智慧医疗服务。目前，智慧病房建设尚在起步阶段，现有的研究主要是对医院整体进行智慧化改造，其中包含对病房功能的改进，以及一些智慧化医疗设备的设计及应用。在病房功能改进和优化护理流程中，国外使用了一系列智能医疗设备（见图 4-3），包括智慧床旁交互系统、探视系统、输液监控系统、体征采集监测系统、智能陪护床等。

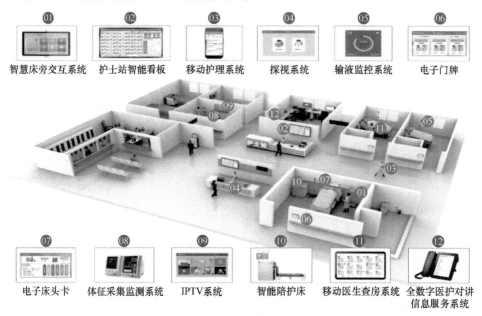

01 智慧床旁交互系统　02 护士站智能看板　03 移动护理系统　04 探视系统　05 输液监控系统　06 电子门牌

07 电子床头卡　08 体征采集监测系统　09 IPTV系统　10 智能陪护床　11 移动医生查房系统　12 全数字医护对讲信息服务系统

图 4-3　智慧病房

　　智能输液泵或智能输液设备，用于防止用药错误。它依托医院建立的药物数据库，对特定药物的药物类型、强度和剂量限制预先定义参数，以便于在护士进行输液治疗时进行错误拦截，例如错误的输注速率和使用剂量及与泵相关的设置错误。智能输液泵在国外已经较早地得到了普及和使用，尤其是在美国已经基本实现了在全国范围内使用。

　　智能床旁基站系统是指安装在病床旁供患者使用的智能屏幕，可为患者提供床旁出入院办理、床旁呼叫、医疗安排查询、查房提醒、医疗图表、特色医疗保健内容和交流社区等多样化、便捷化的服务内容，进而提高医院医疗保健的服务质量和患者的诊疗体验。

　　可穿戴式无线生命体征监测系统可持续性监测患者的生命体征，常用于ICU、手术室、麻醉恢复室等医疗环境中，可帮助医生快速发现患者早期病情恶化的指标或特征，以便于医护人员尽早采取相应的医疗处理。然而由于医疗成本、患者活动需求、病情限制等因素，在普通病房中多采用间歇性的生命体征监测，这既不能有效、及时地识别患者病情变化趋势，也增加了医护人员的工作负担，故借助无线便携可穿戴设备来实现连续性生命体征监测成为国内外医疗领域的研究热点。

红外传感自动监控系统，旨在预防老年人在住院期间发生跌倒坠床等不良事件的发生。通过在医院病房中安装若干红外传感器来全天监测老年患者的运动行为，该研究共检测到了散步、如厕、洗澡、医护访问等 24 种行为，可有效对老人日常活动行为进行检测和分析，在患者出现异常行动时及时告知医护人员。

智慧病房作为智慧服务的关键环节，国内外开展了一系列的实践。美国的西达赛奈医疗中心应用语音助手技术，帮助患者和医护人员实现更便捷的沟通。患者可以通过语音助手查询信息、调节病房环境等，从而提升住院体验。梅奥诊所利用云计算和人工智能技术，实现远程虚拟医疗。同时，梅奥诊所通过对海量医疗数据进行统计、监测和分析，转化成临床样本，最终形成清单化医疗知识图谱管理及诊疗辅助工具，辅助医务人员诊断重症疾病。在欧洲，荷兰阿姆斯特丹大学医学中心引入 VR 和 AR 技术，患者可以在虚拟环境中进行康复训练，减轻疼痛感和焦虑情绪。而 AR 技术则可以为医生提供更直观、立体的病人身体结构信息，辅助进行更精准的手术操作。英国伦敦国王学院医院采用智能床垫系统，可以实时监测病人的睡眠质量和体位变化，为医护人员提供有关病人健康状况的宝贵信息。此外，该医院引入智能药物管理系统，通过自动化和智能化的方式确保药物使用的准确性和安全性。

随着智慧医院建设进程的不断推进，我国多家医院均积极开展了智慧病房的建设与应用，也取得了一定的成效。高平市人民医院通过床旁照护系统，使患者能够在病房内随时查看治疗明细、医嘱等信息。同时，护士通过移动式生命体征监测仪等智能化设备，可以实时获取患者的检查数据，从而更准确地掌握患者的病情。长沙盈康肿瘤医院推出的 GVS 智慧病房解决方案以智能互动床头屏、护士站管理机、走廊屏为核心产品，通过定制护理配对，实现了医患之间的实时互动和信息共享。香港大学深圳医院开展"5G+智慧病房"试点项目，通过搭建信息交互平台及各类智能应用系统，实现数字化病房升级，为患者提供更加便捷、高效的医疗服务。赣南医学院第一附属医院以联新智慧病房为主题，通过应用智能输液管理系统、智能床垫等先进设备，实现对患者生命体征的实时监测和预警，提高医疗服务的安全性和质量。

目前，国内外智慧病房建设均处于探索和发展阶段，但随着我国政策支持力度的不断加大和 5G、物联网、人工智能等技术的不断发展，智慧病房必然是未来智慧医疗的发展所向，智慧病房的覆盖范围将不断扩大，可实现的功能也将不断增多，将为医患双方提供更大的便利以及更智能的全周期健康医疗服务。

4.3 移动医护

随着公立医院改革的不断深入及医院精细化管理的要求，医院管理者对信息的需求越来越强烈。尤其是计算机和网络技术的迅速发展，以及无线网络和移动终端技术的日渐成熟，无线移动通信技术用于医院管理已成为国内外医院数字化建设的热点，移动医护的应用将成为今后数字化医院建设的方向。

为了满足医院临床工作延伸到病床的需要，基于移动终端的移动医护系统包括护理文书系统、移动护士工作站系统和移动医生查房系统。

护理文书系统包括系统管理、病区管理、体征管理、记录管理、医嘱管理、风险管理、字典管理、结果报告、排班管理、业务管理、人员管理、质量管理、消息管理、申请管理等模块，实现了医院护理记录的无纸化。

移动护士工作站系统包括病人列表、病人信息、入院评估单、体温单、全科体征、护理记录单、医嘱执行、化验结果、检查结果、自理评估、跌倒坠床评估、疼痛评估、压疮风险、导管滑脱、血糖登记、健康教育、护理巡视、血液采集等模块，依托掌上电脑（Personal Digital Assistant，PDA）使护士的护理工作可以延伸到病床。

移动医生查房系统包括病人信息、医嘱信息、电子病历、检查信息、检验信息、护理信息、备忘录等模块，实现了医生在查房时随时随地查看病人的病历、检验结果和影像报告等。

近年来，国外移动医护行业发展比较兴旺，在部分发达国家，远程医疗已经发展得相当成熟，并且随着手机移动终端设备的高速智能化发展，远程医疗也正在向移动领域不断结合发展。远程卒中系统能够对急性中风患者进行远程急救和护理。远程皮肤病学信息系统可以为皮肤病患者提供远程诊疗，患者在手机上安装相应的应用程序后，可以直接用手机摄像头采集皮肤图像数据，然后结合自身的生物反馈信息一同发送给医疗诊断单位，医疗人员则借助计算机终端设备及相应的数据分析平台对患者进行诊断。改进的内嵌式低功耗传感器利用双向传感起搏器来监测患者的一系列生理指标变化，当患者身体出现异常状况时可以及时进行报警。

国内移动医护应用的起步较晚，但发展较快，检索"健康"一词得到的应用数量更是达到几千个之多，这些应用的覆盖范围十分广，包括求医问诊、预约挂号、医学宝典、健康指导、药物手册、移动药店等方面，一些优质应用的下载量已达到百万级别。由此可见，国内移动医护应用行业正在蓬勃兴起，受到相当数量的群体关注。如今，国内相对比较出名的移动医护应用有以下几个类型：

1）医患交互类：这类应用整合了相应的医疗数据库以及医生资源，可以为用户提供远程医疗咨询或打造私人家庭医生，其中比较出名的应用有春雨掌上医生、5U 家庭医生等。

2）专业辅助类：这类应用一般基于 CDSS，内容涵盖了临床评估、医学计算、药物、手术、医学检测等方面，可以帮助专业医生进行医疗信息的查询、决策，提高一线医疗工作人员的工作效率，其中比较出名的应用有全科医生等。

3）面向患者的用药指导类：可以为普通家庭提供药物信息查询、药物真假鉴定、药店查询等，这一类比较出名的软件有家庭用药助手等。

4）综合服务类：这类应用一般由医院机构合作开发，能够为用户提供移动导诊、预约挂号、病情查询、健康档案查询等综合医疗服务，并可以直接通过手机话费来支付相关费用，其中比较出名的应用有移动医院、医事通等。

移动医护系统能适应临床医护工作直接延伸到病床的需求，全面实现了临床数据的电子化，减少了医护人员的工作量和医疗差错，节省了工作时间，提高了医疗护理质量，提升了医院的管理水平，移动护理场景如图 4-4 所示。但在使用过程中还存在一些问题，如由于临床使用者对计算机、PDA 等电子产品的接受程度不同，系统上线初期有操作慢和排斥使用的现象。同时 PDA 和计算机的使用在一定程度上改变了医护人员原本的工作流

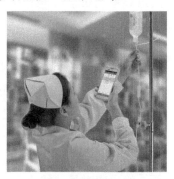

图 4-4　移动护理

程和工作方法，因此推行过程要循序渐进，逐步替换旧的工作模式。此外，由于医院的无线网络采取内外网并行的模式，所以为避免 PDA 和平板设备可以连接外网造成数据流失等不安全因素，要对终端设备的访问权限进行管理。

4.4　智能急救

2018 年以来，国家卫生健康委印发了《关于深入开展"互联网+医疗健康"便民惠民活动的通知》，明确提出医疗机构内部各中心统筹协调，为患者提供医疗救治绿色通道和一体化综合救治服务，提升重大急性病医疗救治质量和

效率。2023 年，国家卫生健康委、国家中医药局联合发布《全面提升医疗质量行动计划（2023—2025 年）》，该行动计划要求医疗机构应强化院前医疗急救与院内急诊的无缝衔接机制，畅通院前医疗急救与院内急诊信息，强化预检分诊，优化急诊就诊和绿色通道流程，完善急危重症患者，特别是心血管疾病、多发性创伤、心脏骤停等急危重症患者的多学科协作救治机制，提升患者救治效果。《国家卫生健康委办公厅关于印发医院智慧服务分级评估标准体系（试行）的通知》要求"急救衔接，支持救护车与医院的远程交流，医院与急救平台对接，患者病情可实时传递给医院"。

1. 智能急救系统简介

在人工智能、大数据和 5G 移动通信技术的支撑下，构建出智能急救系统是时下的研究重点之一。智能急救系统包括 5G 院前急救系统、院前 120 调度系统、应急指挥系统、院内专家系统，以及衔接院前院内的远程视讯系统等。其中 5G 院前急救系统能够有效地提高院前急救与管理水平、提升救治效率。通过该系统在急救车上就可以将相关信息传递给院内专家，以便专家对这些信息进行进一步分析，协助院内为急救做准备。院前急救中时间就是生命，而现场救护人员由于经验和治疗能力限制，难以开展必要的急救措施。此时通过 5G 通信网络及相关的互联网技术开展院前远程急救，医院的专科或者全科医师就可以远程指导现场急救人员开展必要的救治处理，同时通过采集患者的体征数据做一些院前病情诊断，也有助于院内医生提前做好救治方案及相关准备，提高救治成功率。

通过利用院前 120 调度系统，应急指挥人员可以对急救车转运线路进行分析，给出实时最佳线路，缩短病人到达医院的时间。应急指挥人员通过 5G 院前急救系统和远程视讯系统，配合院内专家对院前危急情况进行远程指导，可以在急救黄金时间及时减轻病人的痛苦，大大提高病人救治率。图 4-5 所示为郑州大学第一附属医院国家远程医学中心 5G 院前急救车内场景图。由此建立院前院内一体化绿色通道，构建院前120 调度系统、车内急救和院内救治、远程会诊一体化业务协同的流程体系，努力打造远程医疗、快速急救的模式。

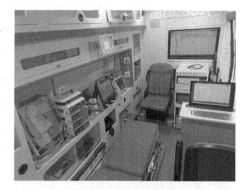

图4-5　郑州大学第一附属医院国家远程医学中心 5G 院前急救车内场景图

智能急救系统业务流程主要包括准备阶段、转运阶段、院内救治三个阶段：

1）准备阶段：患者发出呼救后，120 指挥中心获取患者位置，发起调度任务，急救站点接收到调度指令后，做好出车准备赶赴现场；120 指挥中心查找承接医院及急救资源，并通知对方。

2）转运阶段：急救车抵达现场后根据患者情况确定转运线路；跟车人员利用车载医疗设备对患者进行初步检查并将体征数据传回医院，院内医生音视频连线急救车掌握患者最新病情变化，远程指导进行现场处理；针对病情复杂的患者提前做好抢救准备工作。

3）院内救治：急救车把患者转运到医院后，第一时间完成分诊、入院流程，进入绿色通道，针对危急重症患者可以直达抢救室、导管室展开救治；院内救治过程中，利用数字化终端自动采集时间、定位，实现相关救治事件时间节点的快速记录，针对急救工作一键生成报告，快速便捷地完成急救质控数据上报。

智能急救通过在急救人员、救护车、应急指挥中心和医院之间集成各类智能医疗终端、远程医疗网络、信息系统，实现急救资源、数据、服务的全方位协同。应急救援过程如图 4-6 所示。智能应急救援通过引入 5G、物联网、边缘计算、多媒体通信等技术，利用信息化手段整合医疗机构院内急救资源，优化内部业务流程，集成院内信息系统，打造衔接院前院内的远程急救系统，优化传统的急救模式，解决急救业务运行中院前与院内脱节、应急反应速度慢、及时通信能力不足等问题，为患者提供医疗救治绿色通道和"一站式急救"服务，实现急救系统的数字化升级，提高各类公共事件与意外事故中急救系统的响应速度与工作效率，最大限度地保障好人民群众生命健康安全。

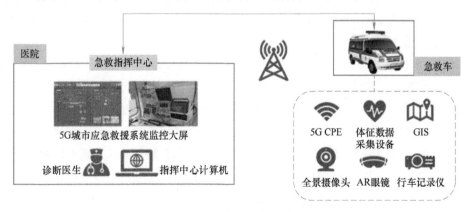

图 4-6　应急救援过程

2. 前沿技术在智能急救系统中的应用

1）人工智能技术在智能急救建设中的应用有明显优势。例如，专家系统可以更好地协助疾病诊断和分析工作的实施，如诊断血液中细菌的感染等；模式识别可以协助医疗诊断工作的高效化开展，如人工智能超声诊断、癌细胞检测、X 射线照片分析、血液化验等。图 4-7 所示为郑州大学第一附属医院的人工智能超声诊断系统。

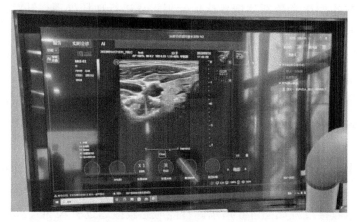

图 4-7　郑州大学第一附属医院的人工智能超声诊断系统

2）大数据技术为智能急救模式的创立提供了数据支持，通过构建大数据库和信息化平台，能更好地满足院前急救工作和院内各部门业务实施的需要。积极促进大数据、人工智能、物联网和 5G 通信等先进技术的结合应用，可以形成车内会诊、救治预警、网上挂号、缴费自助、在线复诊等手续一站式服务，加强医院信息系统（HIS）、影像归档和通信系统（PACS）和办公自动化（OA）系统等之间的有效连接，协助医疗工作精细化管理的开展，提高医疗健康卫生服务水平。

3）5G 技术以其随时随地的移动性，以及高带宽、低时延的特征，在心电图、超声影像、生命体征等急救信息共享过程中，可让急救医生通过基于 5G 的院前急救系统将患者生命体征和危急报警信息传输至远端专家处，获得专家远程指导，对挽救患者生命至关重要。因此 5G 智慧医疗急救系统是实现院前急救的最佳方案。5G 救护车在现有救护车上装备 CPE 和音视频系统，还可以配备便携式超声等诊断设备，随时现场出诊。救护人员通过音视频系统将现场病人的情况实时回传到中心医院，由医院专家远程指导医疗救护。移动救护业务对 5G 网络的带宽需求是音视频+超声影像不低于 30Mbit/s，业务端到端时延小于 100ms。

4.5　智能辅助决策

20 世纪 70 年代中期，世界上第一个临床决策系统 MYCIN 由美国斯坦福大学开发完成，随后具有更复杂和特殊功能的 CDSS 相继出现，这些系统由于未能提供有价值的决策建议以及时间成本较高，因此应用效果不佳。伴随着人工智能的迅速发展，人工智能正给医疗带来重大的变革。近几年人工智能在医疗领域得到越来越多的应用，比如智能诊断、人工智能影像识别、语音识别、预防性医学与大数据分析等。人工智能与医疗结合，是未来医学的智慧化革命，改变了国内可用的决策系统只有合理用药系统、处方点评等仅针对少数单病种的现状。

据统计数据显示，2018 年 1~6 月，全国医疗卫生机构总诊疗人次达 40.7 亿，同比提高了 3.8%。由于临床医护人员不足、工作负担重、知识更新与知识增长不同步等造成诊疗流程不规范、问诊不全面、病历质量差等诸多问题。这给医疗质量的提高，误诊、漏诊的预防以及病历数据的再利用带来极大的阻力。智能辅助决策系统在规范诊疗、辅助临床决策、辅助诊断方面起到至关重要的作用。人工智能辅助决策系统在医疗服务中的运用，对提高诊断精度、优化医疗流程以及提升医疗质量等方面具有重大价值，这也是当前研究的热点。

智能辅助决策系统能在合理用药、规范化诊疗、辅助诊断方面（比如医学影像分析、病历数据挖掘以及基因组学分析中）发挥着重要作用。

1）智能辅助决策系统能够辅助医生合理用药。国内只有大型综合医院开展了临床药物监测、精准用药指导业务，大多数还是依靠传统的人工模式，这种模式不仅周期长、效率低，而且容易出现医疗安全事故。智能辅助用药系统利用人工智能、大数据技术，能够快速提取患者相关临床诊疗数据和药品信息数据，并对数据进行分析，为患者提供个性化用药建议。医院通过引入智能辅助用药系统，能够为医生用药提供建议，从而使得用药指导更加快速、精准、安全。

2）智能辅助决策系统能够辅助医院进行规范化诊疗。国内许多医院面临着诊疗流程不规范、病例质量差等问题，从而经常造成漏诊和误诊的情况发生。医院将电子病历系统与人工智能辅助决策系统结合，通过插件式的部署方式，提供基于应用场景的智能组件设计模式，实现在线及时的临床辅助决策支持功能。智能辅助决策系统通过对电子病历信息自动识别与分析，进行实时提示与警示，辅助医生进行合理诊断。该系统利用人工智能实时检验门诊医生病历书写质量，对缺陷问题进行实时提醒与质控干预，为临床医生提供符合循证证据的诊疗建议，预警患者禁忌、检验异常指标等。这种事中监控可以让质控员根据人工智能提供的可视化数据进行日常监管和整改，让医生根据人工智能实时提示修正病历，优化诊疗方案，提升临床和管理效率。

3）智能辅助决策系统在辅助诊断方面发挥着重要的作用。通过利用人工智能技术，对医学影像、临床数据和病历等进行深入分析和解读，以支持医生做出更准确的诊断和治疗方案。智能辅助诊断不仅能够改善医疗决策的质量，还能够提升医疗服务的效率。智能辅助诊断在智慧医院中的应用涵盖了医学影像分析、病历数据挖掘以及基因组学分析等关键领域。

① 在医学影像分析方面，通过深度学习和神经网络技术，系统能够快速准确地识别医学影像中的异常，并能够快速地标记异常区域，如 X 射线、CT 扫描和 MRI 图像，辅助医生检测疾病，如肿瘤和病变等，为放射科医生提供关键信息，缩短诊断时间，提高诊断准确性。

② 智能辅助决策在病历数据挖掘方面展现强大的潜力。该系统利用人工智能技术快速处理庞大的病历数据，揭示不同患者之间的关联性，从而为医生提供更精准的诊断。

③ 在个性化医疗方面，人工智能可以分析患者的基因组数据，预测患病风险，并为医生制定个性化的治疗计划提供指导，同时减轻了医护人员的工作负担。此外，通过分析患者的临床数据、基因组数据、生理指标和疾病历史，系统可以预测患者的患病风险，并为医生提供制定个性化治疗方案的建议，更好地满足患者的特定需求，从而大大提高了医疗服务的质量和效率。图 4-8 所示为甲状腺超声人工智能辅助诊断系统。

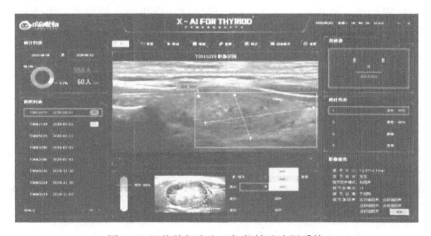

图 4-8　甲状腺超声人工智能辅助诊断系统

随着技术的演进，智能辅助诊断在智慧医院中的发展前景也日益引人瞩目。深度学习和神经网络等关键技术将得到更为深入的应用，有望提升医学影像和数据解读的准确性。多模态数据整合将成为一个重要趋势，人工智能能够将不同类型的医学数据整合在一起，从而提供更全面的诊断支持。此外，随着技术的不断进步，实时诊断和监测也将成为现实，使医生能够即时获取患者的诊断结果和健康状况，以更迅速的方式做出治疗决策。值得注意的是，自主学习和迁移学习也将赋予人工智能系统更强大的知识积累和适应能力。然而，为确保智能辅助诊断的可靠性，大规模的临床验证和测试势在必行。同时，人工智能的应用也需要遵守法规和医疗伦理标准，以确保患者的数据隐私和权益得到充分保护。总之，智能辅助诊断在智慧医院中具有广阔的应用前景，随着技术的不断发展，它将在医学诊断领域扮演越发关键的角色，从而提升医疗服务的品质和效率。

4.6 多学科会诊

2018 年，国家卫生健康委发布《关于开展肿瘤多学科诊疗试点工作的通知》，制定《肿瘤多学科诊疗试点工作方案（2018—2020 年）》。一些三级综合性试点医院在开展肿瘤多学科会诊（Multi-Disciplinary Treatment，MDT）的同时，也相继探索其他疑难病种多学科协作会诊模式，如急危重症、心血管疾病、脑血管疾病等，并在复杂疑难疾病诊疗方案上受益良多。2023 年，国家卫生健康委发布《全面提升医疗质量行动计划（2023—2025 年）》，计划中要求全国二级以上医疗机构要优化门诊疑难病例会诊和多学科门诊诊疗服务，医疗机构要打破传统学科划分和专业设置壁垒，以 MDT 为基础，探索专病中心建设，为患者提供重大疾病诊疗一站式服务。同时，要加强中医、营养、康复、精神、检验、病理、影像、药学等科室的 MDT 参与度，充分发挥营养和康复治疗对提升治疗效果的积极作用。

MDT 是现代医学界广泛认可和推广的一种新型诊疗服务模式，将来自不同领域的医疗专业人员聚集在一起，以共同讨论的方式，为患者提供跨学科、规范化、高质量且个性化的精准临床诊疗方案，这种诊疗模式尤其适用于肿瘤、肾衰、心衰等复杂疾病的诊疗。MDT 整体架构如图 4-9 所示。针对肿瘤、疑难杂症、多系统多器官疾病，首先由本地医院医务人员或本院专家结合患者的病情向在线会诊专家组（比如外院会诊专家）提出远程多方会诊申请，外院会诊专家或更高级会诊专家可以通过远程会诊室的视讯终端设备参与会诊。专家会诊时不仅可以观看到专家组其他会诊人员的音视频信息，还可以实时观看患者病历、生命体征数据等，为病情诊断提供依据，进而提出适合患者的最佳治疗方案并由本地多科室医生联合执行。该系统可提供远程会诊申请、会诊管理、一对一会诊、多方会诊、病历共享、语音视频、专家管理、查询统计等主要业务功能。

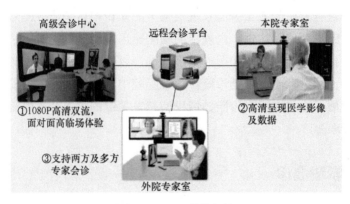

图 4-9　MDT 整体架构

MDT 的主要特点是多学科协作为患者进行诊治，具体工作流程包括：

1）会诊申请，申请医生在远程医疗系统上提交会诊申请。

2）会诊服务器接收到会诊申请后，将会诊申请记录以及该记录对应的病人电子病历存储在数据中心。

3）业务调度人员查看需要进行会诊调度的会诊，根据申请的会诊专家要求，安排相关学科的会诊专家，确定会诊的时间和诊室。

4）系统根据会诊申请要求（离线式/交互式），在交互式会诊要求下，自动调度视频服务器。

5）相关学科的专家和申请医生按照计划的时间和诊室进行综合会诊。在交互式会诊中，仅需要上级或下级医生打开病人相关记录，通过视频辅流方式进行交互式互动讨论；同时，上级医生可以远程控制下级医生的摄像头，进行转向或变焦操作，以满足会诊要求。

随着医学学科分类越来越细，专科细分给患者带来专业诊疗服务的同时，也出现了一些弊端。如不同专科的医生各自为战，他们往往只熟悉自己的专业领域，对其他领域不甚了解，这样显然不利于患者得到综合诊疗。在 MDT 模式中，基层医院医生通过 MDT 系统上传患者的基本病理信息与影像资料，选择多方会诊专家后即提交会诊申请，经过沟通确认后在 MDT 室由专家组成员确定会诊治疗方案同步给基层医院形成患者救治指导意见。患者可以得到由内外科、影像科及相关学科专家等组成的专家团队的综合评估，以共同制定科学、合理、规范的治疗方案，能够最大限度地减少患者的误诊误治，缩短患者诊断和治疗等待时间、增加治疗方案的可选择性、制定最佳治疗手段，改善肿瘤患者预后，同时避免了不停转诊、重复检查给患者家庭带来的负担，从而提高肿瘤疾病治愈率和患者满意度。

由于大多数医院尚未完善 MDT 管理制度、医生缺乏多学科协作意识、院内信息化建设不足、区域医疗体系不完善等原因，医院开展多学科会诊服务在探索和实践过程中面临着诸多困境。为响应全国系列改善医疗服务行动计划的号召，医院可以成立门诊疑难病会诊中心，建立疑难病会诊专家库，组建多个 MDT 团队，加速形成以患者需求为导向、一站式服务、多学科协作、个性化诊疗的"定期、定址、定成员"的服务模式。医院深入实施系列改善医疗服务行动措施，积极推行 MDT 模式，从而有效提高疑难病、罕见病、肿瘤等疾病的诊疗水平，节约患者的时间成本和经济成本，改善患者的就医体验，提升群众就医获得感与满意度。

4.7 智能药房

随着 ICT 的发展，自动化、信息化、数据化以及智能化相结合的技术已经慢慢地被运用到了医疗领域。"医疗新基建"正不断带动行业需求快速增长、有关政策不断推动项目落地，智慧医院建设持续为智能药房行业提供市场需求。近年来很多医院开始实行智能药房，智能药房也在不断地推动着国内整个医药行业的快速发展。药房管理是医院信息系统的重要组成部分，其中医院信息系统（HIS）、医院资源规划（HRP）和供应链管理（SPD）陆续覆盖到医院中心药房、药库，但药房药师、医护人员耗费在药事管理工作上的时间较多，距离真正的智能药房"智能管理、去中心化、卫星药房"的要求还有一定的差距。

现行模式有许多痛点，比如人工摆药、发药和领药，无法实现日清日结，管理无抓手；传统保管药品的保险柜、药柜存放保管不易，药品有效期难保障；取药流程效率低下，护理病人时间有限；护理病区可用药品受限，频繁出入中心药房取药；手工药品记录，盘点药品耗时费力；病区紧急用药给药不及时；夜间用药不断，人工成本高；操作系统非本土版本，存在数据安全风险、无法自主可控；智能装备分布区域少，无法真正实现全院药品闭环管理；信息孤岛难沟通，医护、医用物资、时间、病人等信息碎片化，数据分散难以有效治理与分析，亟待智能药房系统的研发应用以便更好地满足药品管理需求。

智能药房系统利用物联网等信息技术，集成自动发药机、药品管理系统、自动化传输设备、库存消耗智能分析平台、智能核对系统等软硬件，覆盖了对药品的存储、补药、物流传输、调剂以及前台配发的智能化处理等全流程，支持自助取药机系统与 HIS 相联接，通过扫描处方单上的条形码，智能调配、核对，快速出药，可以保证发药准确性。智能药房系统的工作流程如图 4-10 所示，主要包括以下几个方面：

1）处方信息同步：门诊患者在医生处开具处方并缴费以后，HIS 自动将处方信息发送到药房自动发药管理系统，药房自动发药管理系统把处方信息分配到实时窗口（自动配药机发药）和预配药窗口（自动配药或人工配药）。

2）预配药：针对全为机内药品的情况，由自动配药机发药，药品自动传输至发药窗口；针对分配药品包括了机内药品和机外药品的情况，打印预配药清单，机内药品由发药机自动发药，机外药品由药师人工配置。

3）患者取药：患者按指引到窗口刷卡，货架对应货位上的指示灯亮，药师拿药核对药品，同时打印用药清单并发药。

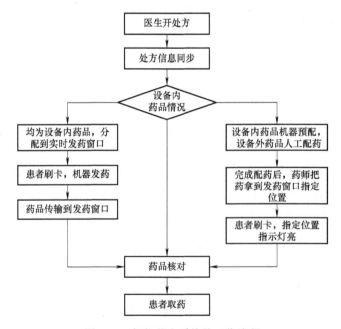

图 4-10　智能药房系统的工作流程

智能药房系统可用于以下三大场景：

1）智能药房：围绕药库、门诊、急诊、住院、针剂室的毒麻精药品和贵重药品管理解决方案，可以实现贵重药品电子化管理，避免人工录入导致的差错等场景。

2）智能麻醉（手术室药房）：针对手术室麻醉科的药品使用特点，可用于许多场景，比如对接 HIS 药库系统，药品数量、批号、有效期电子化管理，药品信息自动存入系统等场景。

3）智能病区药房：针对急重症、普通病区药品使用特点，对不同病区生成不同的用药方案，比如重症病区通过整合式智能病区药品管理柜及系统，实现24h 病区内药品的不间断供应；可以实现特殊用药、高值贵重药品及病区内药品的分布管理。

基于开源鸿蒙操作系统开发的智能药房系统，利用其微内核、分布式软总线特性，结合边缘数据计算采集，打造一套技术先进、架构开放、成长性强、应用场景覆盖面广、数据有效治理的自主可控解决方案。系统中智能终端设备分布于各应用场景中，满足特有的药品存储、分发特点，确保基于开源鸿蒙操作系统的各种智能设备互联互通；兼容医院现有各类信息技术系统与终端设备、支持各种终端接入协议，进行数据采集与集成处理，提供模块化扩展扩容，实现对药品进行全生命周期管理、一药一档、信息溯源；此外，通过医疗物联网加上数据挖掘手段，实现对药品精准管理和医疗设备预测性维护，打造运营可视化、结果可视化的可联、可见、可管、可控的智慧数据中台。

图 4-11 所示为智能药房在医院中的应用。其中智能药房系统通过与医院HIS、EMR、HRP、SPD、手术麻醉等各业务系统对接、打通医院信息平台与药品管理平台，实现对系统内所有智能设备的动态监控、可视化数据呈现；信息化平台的输出结果和具有业务价值的数据，按医院规划和实际需求，在各科室/病区内实现应用与流转。

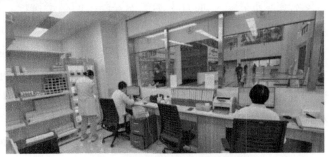

图 4-11　智能药房在医院中的应用

智能药房系统通过对药房工作进行流程再造，给患者提供更安全、便捷、高效的服务，提升药品调配效率、有效防范人为差错，实现药品库存效期智能管理，进而提升药事服务质量，改善药房工作条件，缩短患者取药等候时间，实现药房药品管理工作的智能化。智能药房系统在药事服务及管理方面的优势主要是通过智能化的设备和系统，提高药品管理的效率和精度，避免了药品管理中的一些疏漏和错误，实现药品管理和处方信息数据的闭环化管理，同时支持信息数据留痕，避免溯源环节丢失和失真现象，从而更好地保障了顾客的用药安全，提高药品管理效率。此外能够实现药品的存储、传输管理的精细化，避免药品的二次污染，确保药品的质量；药师可以根据发药终端提供的数据，来实时分析药品的使用情况，监督医生更加合理地用药。智能药房能提高患者就医体验，提高医疗机构现代化建设水平，顺应智能医疗机构的发展趋势。未来，智能药房在智慧医院中的应用前景将十分广泛。

4.8 智能手术

智能手术是一种运用信息技术和医疗设备优化的外科治疗方式，融合了计算机科学、机器人技术、大数据分析等领域，旨在提高手术的精确性、安全性和效果。人工智能是智能手术的核心技术，通过深度学习处理医学数据，为医生提供准确的诊断和手术方案。手术机器人通过精确机械臂执行手术操作，减少人为误差，提高手术精确性。VR 和 AR 技术为医生提供直观、丰富的手术环境，提高手术的安全性和成功率。

在神经外科手术中，精准度是至关重要的。智能手术系统可以通过机器人辅助和实时反馈，提高手术的精确性。此外，通过对患者的大脑进行三维重建，医生可以在虚拟环境中进行手术模拟，为实际手术提供更好的准备。心脏手术对医生的技术要求非常高，而且手术中需要高度的精密操控。图 4-12 所示为智能手术系统，该系统通过引入机器人技术，可以在手术中提供更稳定和准确的操作，减小手术风险。同时，VR 技术可以让医生更清晰地观察心脏结构，提高手术的安全性。在肿瘤切除手术中，智能手术系统可以通过人工智能算法对肿瘤进行更精准地定位和辨别。机器人辅助手术可以实现对微小病变的处理，减少对正常组织的损伤。这不仅提高了手术的治疗效果，还减轻了患者手术后的痛苦。脊柱手术往往需要对复杂的解剖结构进行操作，而这通常需要高超的技术和耐心。智能手术系统通过机器人技术可以实现对椎骨的精细操控，提高手术的准确性。同时，VR 技术可以帮助医生更好地理解患者的脊柱结构，为手术提供更为直观的信息。

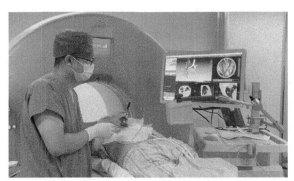

图 4-12　智能手术系统

　　智能手术系统通过引入机器人技术和人工智能算法，能够在手术中提供更为准确的操作。机器人辅助手术可以消除人为误差，实现对微小结构的精细处理，提高手术的整体精确度。智能手术系统在手术过程中能够通过实时监测和反馈，及时发现潜在的问题并进行预警。这有助于减小手术风险，防范并发症的发生，提高手术的安全性。VR 技术可以为医生提供更为直观的手术环境，帮助医生更好地理解和掌握手术技巧。同时，对手术进行的实时记录和分析，有助于医学培训的内容更加科学化和系统化，促进知识的传承。智能手术系统通过自动化和智能化的操作，可以大大提高手术的效率。机器人辅助手术可以减少手术时间，VR 技术可以加速医生对手术区域的熟悉程度，使手术更加迅速而精确。

　　随着技术的不断创新和发展，智能手术在未来将迎来更为广阔的应用前景。首先，随着人工智能技术的不断提升，智能手术系统将具备更为强大的学习和分析能力，能够适应不同类型的手术，并实现更个性化、精准的手术操作。其次，机器人技术的进一步发展将使得机器人辅助手术系统更加灵活和智能，能够应对更为复杂的手术操作。此外，VR 和 AR 技术的不断创新将为医生提供更为直观、沉浸式的手术体验，使手术过程更为高效和安全。

4.9　智能健康管理

　　智能健康管理指的是通过先进的信息技术，对患者的生理参数、健康数据进行实时监测、分析和管理，以提供个性化、预防性的医疗服务。其目标是通过信息化手段，实现对患者全周期、全方位的健康管理，以提高健康水平、降低疾病风险。智能健康管理作为智慧医院的一个重要组成部分，能够为患者提供更为全面、个性化的医疗服务。

智能健康管理利用传感器技术实现对患者生理参数的实时监测。这些传感器可以植入患者体内或佩戴在身上，实时采集血压、心率、血糖、体温等生理数据，并将这些数据传输到医疗信息系统中。云计算和大数据分析技术用于存储和处理庞大的患者健康数据，形成全面的个人健康档案。人工智能则通过机器学习算法，为患者提供个性化的健康建议，帮助医护人员更好地了解和应对患者的健康需求。

智能健康管理的应用场景丰富多样，包括实时健康监测、疾病预防与管理、慢性病患者管理、健康数据共享、个性化健康建议以及远程医疗服务等。在实时健康监测方面，患者通过植入式或可穿戴式传感器，系统能够实时监测患者的生理参数，医护人员可以随时获取患者的健康状况。疾病预防与管理则通过大数据分析和人工智能算法，对患者的历史健康数据进行深度挖掘，预测患者可能面临的健康风险，为患者提供个性化的防护计划。对于慢性病患者，智能健康管理系统可以实现全程监测和管理，医护人员可以通过远程监测患者的病情变化，及时调整治疗方案。此外，健康数据共享使得医疗团队可以更好地协同工作，患者可以授权医生、家人或其他关联方访问其健康数据，实现全方位的关爱和支持。而个性化健康建议则是通过人工智能分析的结果，为患者提供个性化的医疗建议，包括药物治疗方案、饮食、运动、生活习惯等方面。最后，远程医疗服务使得患者无需亲自前往医院，医生可以通过远程监测患者的健康状况，并进行线上诊疗，提高了医疗资源的利用效率，也为患者提供了更为便捷的医疗服务。

图 4-13 所示为一个典型的慢性病管理系统架构，主要包括养老机构、社区服务中心、基层医院等多个服务节点，通过医疗档案、双向转诊、数据采集、慢性病评估等功能，实现对慢性病患者的全程管理。系统还涉及远程管理、智能分析等信息技术手段，旨在提升慢性病管理的效率和便利性。

智能健康管理能够有效地提高患者健康水平、降低医疗费用、减轻医护人员负担以及实现精准医疗等。通过实时监测、个性化建议和预防性管理，系统能够帮助患者更好地了解自己的健康状况，形成科学的生活方式，从而提高整体健康水平。同时，通过预防和早期干预，系统则有助于降低患者的医疗费用。及时发现健康问题，采取有效措施，可以避免一些不必要的医疗支出。通过自动化监测和分析，降低了医护人员的工作负担。医生可以更专注于对患者的关键问题进行分析和解决，提高医疗效率。智能健康管理系统通过对大量患者数据的深度分析，有助于实现精准医疗。针对患者个体差异性，制定个性化的治疗和预防方案，提高医疗的精确性和有效性。

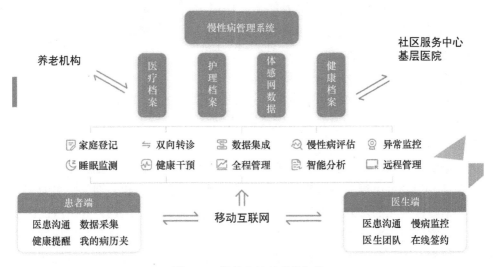

图 4-13　慢性病管理系统架构

智能健康管理在未来将迎来更为广阔的发展前景。首先，随着物联网技术的成熟应用，各类健康传感器的普及将为智能健康管理提供更为全面的数据支持。传感器技术的不断创新将使得监测的范围更为广泛，数据的精准度进一步提升。其次，人工智能技术的不断创新将使得系统的智能化水平进一步提升，为患者提供更为精准的医疗建议。机器学习算法的不断优化将使得系统能够更好地适应不同类型的患者，实现更个性化、精准的医疗服务。此外，随着 5G 技术的推广，远程医疗服务将更为便捷高效。5G 的高速、低时延将为远程监测、在线诊疗等提供更为可靠的技术支持，使得医疗服务不再受制于地理位置，为更多人提供及时的医疗帮助。

4.10　家庭医生服务

家庭医生服务通过融合先进的信息技术，为患者提供更加贴心和全面的医疗关怀，实现医疗服务的个性化和全程化。在这个新的医疗生态系统中，家庭医生服务扮演着连接患者和医疗系统的纽带，使医疗关系更为密切，患者能够更加方便地获得医疗服务。图 4-14 所示为家庭医生服务场景图，家庭医生服务的实现离不开信息技术的全面支持。互联网技术为患者和医生提供了即时、便捷的沟通渠道，打破了时间和空间的限制，让患者能够在任何地方随时咨询医生。远程监测技术通过各种智能医疗设备实时采集患者的生理参数，如血压、心率、血糖等，将这些数据传输到医

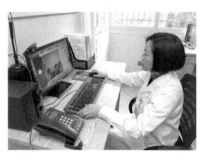

图 4-14　家庭医生服务场景图

疗信息系统中，为医生提供了全面、实时的患者健康状况数据。人工智能技术通过机器学习算法分析患者的健康数据，为医生提供更为精准的诊断和个性化的医疗建议。

　　家庭医生服务的内容涵盖了多个方面，旨在为患者提供全程、全方位的医疗关怀。患者可以通过手机应用或在线平台进行远程问诊和咨询，医生通过文字、语音或视频的形式，解答患者的健康疑问，提供医学建议。利用智能医疗设备，家庭医生服务可以实现对患者的生理参数定期监测，这些数据通过互联网传输到医疗信息系统中，为医生提供实时的健康状况。对于患有慢性病的患者，家庭医生服务尤为重要，医生可以通过远程监测了解患者的病情变化，调整治疗方案，并提供日常生活中的健康建议。此外，家庭医生服务注重预防，通过在线平台向患者提供健康知识，指导他们养成良好的生活习惯，预防疾病的发生。药事管理是家庭医生服务的一项重要内容，医生可以通过在线系统提醒患者按时用药，还可以调整药物方案，确保治疗效果。

　　家庭医生服务对患者产生了深远的积极影响。首先，它提供了更为便捷的医疗服务通道，避免了患者长时间等待的烦扰。患者可以在家中通过手机或其他智能设备获得专业的医学建议，节省了时间和精力。通过定期的健康监测，患者能够更早地发现潜在的健康问题，有助于降低治疗的难度和费用。远程医疗服务使得医生能够更全面地了解患者的生活环境，提供更为贴心和个性化的医疗建议，增进了医患之间的信任和沟通。

　　在智慧医院的框架下，家庭医生服务以其贴心、全程、个性化的特点，为患者提供了更为便捷和高效的医疗服务。通过技术的支持，服务的内容丰富多样，对患者的影响也是深远而积极的。未来，随着科技的不断演进，家庭医生服务将继续推动智慧医院的发展，为患者带来更为先进和优质的医疗体验。

第 5 章

智慧医院应用场景——智慧服务

5.1 诊前服务

1. 智能预约

智能预约结合了医院资源和人工智能技术，通过简洁的操作界面，使患者可以智能预约挂号。通过开发便捷的掌上预约，减少患者预约后的等待时间，同时方便患者因需安排就诊时间，提升患者满意度。可以自主选择医生和就诊时间，减少了繁琐的排队等候环节。同时支持预约取消功能，可以在临时有事或其他原因时，能够线上取消预约，提供了一定的便捷性和灵活性，同时取消之后也可以释放出之前占用的号源资源，其他患者可以预约这些释放的号源，避免号源的浪费。

在传统的医疗体系中，挂号排队、医院预约等流程比较繁琐，等候时间也较长。图 5-1 所示为智能预约挂号系统，智能预约基于患者院内外历史就诊记录和患者预问诊信息建立统一的知识库，自定义预约规则库，包括时间互斥规则、顺序冲突规则、特殊项目限定规则等，统筹预约挂号、预约检查、预约治疗和预约床位。

依托知识库，主动为患者推荐挂号科室和适宜检查，同时，患者在预约过程中一旦触发预约规则，可主动干预提醒。可以让患者随时随地通过手机进行预约挂号，避免了排队等候和等待时间的浪费。患者可以根据自己的时间

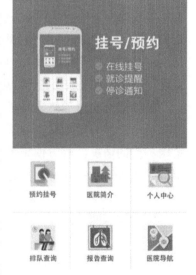

图 5-1　智能预约挂号系统

和需求，选择合适的医生和时间进行检索预约，提高了就医的便利性。随着人工智能技术的不断发展和创新，智能预约系统的未来发展前景十分广阔。

2．在线咨询

在线咨询服务是指利用健康大数据与人工智能技术，根据患者实际需求，通过健康社区、健康论坛、健康 APP 等方式实现医生与患者的一对一交流，向患者提供疾病预防、治疗、康复指导的一种新型服务形式。

随着生活水平的持续改善以及居民健康意识的不断增强，我国医疗卫生服务的发展正在由疾病治疗向疾病预防和康复管理转变。由于患者对所患疾病缺乏正确的认识，对医疗机构缺乏充分的了解，在实际就医过程中不可避免地出现了"有病乱求医"等现象。如果患者在就医前获得专业咨询和指导，那么就医的准确性就会大幅提高。

针对自身状态不适或患有特殊疾病的来访者，在线咨询服务系统根据患者症状特征智能匹配并安排专科医生，通过语音、文字等交流方式，向远端医生描述病症、商讨病情以及寻求诊治方案。在实体医疗资源被挤兑时，线上咨询平台能极大地缓解医院压力，在稳定患者情绪控制病情方面发挥了非常积极的作用。

3．实时导航

智慧医院通过全场景数字地图清晰地展示医院布局、当前位置，让患者可以快速对自己的位置、医院楼宇布局有一个清晰的认知，通过楼层切换、地图缩放，细致地查看每一处科室、设施的分布；为患者和访客提供实时的室内定位和导航服务，方便患者判断当前所在位置、辨别方向，支持精准搜索服务、高效快捷索引，快速锁定目的地，可以提供智能路径规划，指引患者快速到达目的地，实现"门到门"导航功能，让患者"少等、少跑、少绕"，提升患者就医效率。

智慧医院实时导航支持语音录入、语音导航、一键搜索目的地、智能规划等功能，能够有效地减少患者通道滞留量，维持诊室访问秩序，缓解公共设施忙闲不均的情况，既方便患者全面了解医疗机构就诊流程、缩短就医时间，又提升了就诊体验和就医满意度，真正做到便民惠民。

5.2 诊中服务

1．智能信息推送

智能信息推送是智慧医院中一项重要的诊中服务功能，通过先进的信息技术，结合医生看诊速度、患者就诊时长、患者病情紧急程度、预约时间等内容设定推送逻辑，利用短信、APP 消息推送、小程序通知等方式，向患者推送其在医院就诊过程中的候诊状态、就诊提醒等关键信息，实时发送至患者手机，及时同步候诊位置、预计等待时长、诊室变更信息等情况，患者可以根据当前就诊进度、医生看诊速度以及候诊队列情况，合理安排等候期间的活动，改善患者就诊体验、减少患者焦虑感、提升医疗服务效率。

智能信息推送的主要方式包括以下几种：

1）患者在就诊前下载并注册医院官方 APP 或使用医院关联的小程序，绑定就诊信息后，系统会通过 APP 消息推送或小程序弹窗的形式，实时将候诊信息推送到患者的移动设备上。

2）短信通知：对于不习惯使用手机应用的患者，医院还可以通过短信服务向患者手机发送实时候诊信息，确保信息送达。

3）电子显示屏显示：在医院的候诊区，通常设有电子显示屏，滚动显示当前正在就诊的患者信息以及接下来即将就诊的几位患者的姓名或编号，供现场患者查看。

智能信息推送通过实时、准确的信息传递，让患者对就诊进度有清晰的了解，一方面可以帮助患者根据推送信息提前做好就诊准备，减少因不知情而导致的就诊延误，有助于提高医生接诊效率，减少医疗资源浪费；另一方面，避免了频繁询问医护人员或聚集在诊室门口的现象，有助于维持良好的就诊秩序，极大地改善了患者在医院的候诊体验，同时也提高了医疗机构的运营效率。

2. 自动分诊及候诊

医院受各种客观条件的限制，不可能无限制地增加诊疗场所和卫生服务人员，这也就导致候诊病人拥挤排队，门诊护士往往不能把精力放在本应着重完成的诊疗工作上，反而要在人员嘈杂、秩序混乱的诊区从事维持秩序、提醒病人排队候诊等重复性的劳动。为缓解医院门诊护士的工作负担，急需自动分诊及候诊系统用于改善门诊就诊环境，提高门诊就诊质量。

自动分诊及候诊系统是专用于医院就诊看病而设计的排队系统，其大大改善了医院的服务环境，给医生诊断病情创造了安静的诊室空间，给病人就诊带来了一对一的服务，也很好地避免了病人的病情隐私问题等。自动分诊及候诊系统由自动分诊报到机和候诊大屏组成，如图 5-2 所示。自动分诊及候诊系统还可以与 HIS 相结合，为医院对就诊患者的统一管理提供了便利。医院分诊排队叫号系统是医院提高服务质量、改善就诊环境的一种现代化信息化管理系统。该系统可以实现病人自助取号、排队候诊、叫号提醒等功能，从而提高医院的管理效率和服务质量，为病人提供更好的就诊体验。同时，系统的数据统计功能可以为医院的管理提供数据支持，帮助医院更好地进行资源规划和决策。

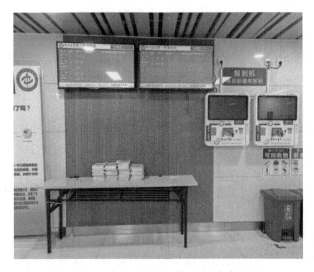

图 5-2　自动分诊报到机和候诊大屏

3. 便捷支付

在智慧医院运营过程中，通过各种支付系统与 HIS、财务系统的高度融合对接，引入各种方便快捷的在线支付方式，实现线下支付与线上支付相结合，提供自助机缴费、诊间线下扫码支付、诊间线上付款码支付等多种支付路径。患者在就诊过程中，支持通过医院缴费自助机输入身份证号，调取缴费处方信息，实现自助机现金、银联卡、扫描付款码等多种方式缴费；还可对诊疗卡进行预存款充值，住院患者实现自助交住院押金；支持通过微信或支付宝"扫一扫"扫描医生开的支付单据，查看消费明细，实现诊间线下支付；支持医生开方后通过扫码工具扫描患者支付宝或微信付款码，实现诊间线上扫码支付。

智慧医院便捷支付实现了支付流程的优化，让百姓少跑腿，让数据多跑路，缓解了患者多次往返收款窗口缴费的情况。便捷支付不仅可以让患者享受到更为便捷、舒适的就诊体验，减少了在窗口排队等待的时间，提升患者满意度，还能减少传统纸质单据的使用，协助财务人员方便管理现金及线上交易，降低了对账及差错账处理的工作量和难度，提高了工作效率。

5.3 诊后服务

在传统医院管理模式下，院外患者的管理如随访、慢性病管理、满意度调查等大多仍是采用人工方式开展，不仅开展难度大、成本高，同时患者的参与度、积极性和获得感不佳，有效的院外患者管理缺失。依托智慧医院建立智慧化诊后患者管理平台，为医院量身打造诊后患者管理服务体系，实现患者从离院到居家到再入院复诊的全方位闭环管理，是打通医疗服务闭环"最后一公里"、增加医院医疗服务供给的有力途径，同时对于患者院外疾病状况跟踪、异常情况干预、疾病预后改善、依从性提升、复诊率提升、满意度提升等方面具有重要价值；支持智能提醒、复诊管理、健康监测等功能，为医院提升服务提供新的途径和措施，从而为更广泛的人群提供均等化、普惠化、专业化的医疗健康服务，真正推进全民健康。

1. 自动就诊报告

自动就诊报告是一种利用人工智能和机器学习等技术生成的就诊报告，通过收集患者的基本信息、病史、症状等数据，结合医学知识库和算法模型，自动就诊报告可以为医生提供更加全面、准确和快速的诊断建议和治疗方案。病人可以通过医院大厅的自动就诊报告机通过身份证、就诊卡、医保卡或者医保二维码查询、打印就诊报告，如图5-3所示。

自动就诊报告可以帮助医生更快地了解患者的病情和病史，从而更加准确地制定治疗方案。同时，自动就诊报告还可以减少医生的工作量，提高工作效率。自动就诊报告系统可以减少手动输入信息的错误，提高报告的准确性和可靠性。此外，自动就诊报告系统可以辅助医生决策，收

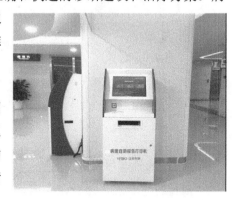

图 5-3　自动就诊报告机

集和分析更多的医疗信息，帮助医生做出更准确和明智的决策，提供更全面和准确的就诊报告。

2. 远程随访

远程随访是指医生或医疗团队利用互联网技术从远程位置对病人进行随访

的过程。这种随访可以包括视频通话、电话咨询、通过电子健康记录的交流等方式。在远程随访中，医生通常会询问患者的身体状况、症状变化等情况，并根据患者的回答进行分析和诊断。如果需要进一步检查或治疗，医生会向患者提供相应的建议和指导。此外，医生还会提醒患者按时服药、定期复诊等重要事项。通过远程随访技术，医生可以更加方便地与患者进行沟通和交流，同时也能够提高患者的治疗效果和生活质量。

　　远程随访的主要优点是方便快捷、省时省力。患者不需要花费大量的时间和精力前往医院，只需要在家里使用计算机或手机等设备即可与医生进行视频通话或文字交流，从而节省时间和交通成本，如图 5-4 所示。远程随访还可以帮助医生更好地管理患者的病情，医生可以及时了解病人的情况，提供指导和建议，有助于疾病的早期发现和处理，调整治疗方案，提高治疗效果。此外，在疫情等特殊情况下，远程随访可以减少病人与医院设施的接触，降低感染风险。

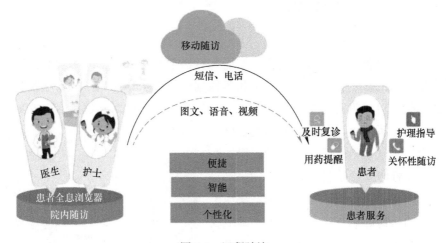

图 5-4　远程随访

3．用药咨询与用药提醒

　　依托智慧医院，患者在完成诊疗后，可以在线进行用药咨询，填写用药问题描述、上传相应附件与药师在线交流，获取专业用药建议；通过线上收集患者的基本信息、病史、症状等数据，结合大数据分析和机器学习算法，为患者推荐合适的用药方案，对有关药品的剂型、用法用量、使用方法、禁忌症、不良反应、相互作用、药品保存等方面提供药物咨询服务。针对慢性病患者或者特殊人群，支持个性化用药咨询和推荐、智能化用药提醒，通过合理用药咨询服务，可以显著提高患者用药的依从性，使其能够正确用药，既达到治疗效果，又减少了药源性疾病的发生，同时也有助于增进医患沟通，提高药事服务效率和质量，实现药事服务智能化、精细化管理，为患者提供更加精准、高效、安全的用药服务。

(5.4) 智慧教学

智慧教学针对临床医学教育培养周期长、实践成本高等特性，通过引入5G、人工智能、VR、大数据等新技术和部署相关配套设施，开展课堂教学、课程设计、教学方法改革，探索教学资源、教学手段、教学环节、教学评价创新，形成医学人才培养数字化教育新模式，有效促进了现代信息技术与医学教育教学的深度融合，使医疗教学更为丰富、直观和有效，可避免耗材的过度消耗，摆脱传统教学模式在时间、空间和人数上的限制，提高教学效率。智慧教学的主要特点包括以下几个方面：

1）构建线上教学平台，创新教学环境和教学方法。运用软件工程等技术，形成基于 B/S（浏览器/服务器）的临床医学实践教育平台技术架构，构建交互式教学管理平台（图 5-5），开发考勤管理、轮转管理、云互动等多项功能，贯穿课前云备课与云预习、课中线上线下互动、课后测评答疑与数据分析的全教学场景；利用物联网、传感技术打造支持体验式、远程医教协同的智慧教室、智慧诊室和智慧手术室，并配备互联网覆盖的多屏互动系统、高清音视讯终端、手术全自动直播录播系统、移动智能设备、考勤设备、问答系统等软硬件设备；融合多种教学方法，结合 5G、人工智能、大数据技术，利用 5G 网络高宽带、低时延特性，实现异地无感知的教学，让学生足不出户就可以享受到优质的教学资源，对网络课堂、远程互动、协作讨论等教学模式形成有效支撑，提供互联网融合翻转课堂、PBL（问题导向学习）、TBL（团队基础学习）、远程专家会诊和病例讲解、临床演示观摩、协作教学等多元教学方式，强化互动教学。

2）整合教学资源，提供多链路教学路径。依托智慧诊室、数字化手术室、高清教育录播中心等，进行典型病例问诊、体格检查、临床分析、手术操作等临床场景的数字化录制，完成医学院各教研室多年积累的教学资源的数字化，并进行分类整理；按照临床实践教学需求录制标准化基本技能操作视频；整合开源课程、万方医学文献等各类网络资源，并进行分类展示、快速检索。建立双中心、双备份的教学资源存储机制，支撑海量数字化教学资源的随时调用；

支持教学资源库的自动更新和智能推送，利用动态自适应资源库构建、信息关联及协调过滤、多终端适配技术等，支撑数字化资源的及时更新、按需推送和多终端适配，促进资源库的应用和共享，凸显探究式、个性化、参与式特点，实现了传统课堂由单一灌输向互动启发转向。

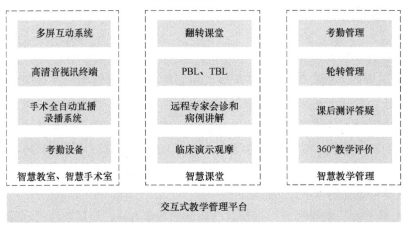

图 5-5　交互式教学管理平台

3）拓展临床教学边界，对接远程诊室，支持不同科室终端任意两点间或多点之间同时进行的远程医疗教学，在不同科室的多位专家可通过手术示教系统进行远程会诊，针对某一病例提出专业意见并与其他专家进行分析讨论，学生通过观摩或参与讨论学习如何利用各学科的专业知识综合解决临床问题，实现专家与专家之间、专家与学生之间的多点交互研讨和示教，促进多学科之间的交叉整合，使医疗教学更为丰富、直观和有效，有利于激发学生对临床技能的学习兴趣，帮助学生更好地理解教学内容，从而提高学生的临床技能水平。

智慧教学利用现代信息技术赋能教师改进教学过程，对互动方式、师生关系、课堂边界等课堂形态进行创新，具有交互性、共享性、虚拟性等特点，提升了教师备课、上课、作业设计、学生评价和教师自评能力，进一步优化学生学习体验；支持开展教与学全过程数据分析应用，探索精准教学个性化指导，极大地增强了资源获取的便捷性、教学手段的灵活性以及教学内容的先进性。

5.5　智慧科研

科研是智慧医院建设与发展过程中不容忽视的组成部分。传统医院科研管理系统在信息资源整合与管理效率提升等方面还存在不足，亟待强化智慧科研平台建设，充分发挥信息技术的作用，从 RDR 搭建、专病数据库建设、真实世界研究、科研人才培养、科研精细化管理、临床科研服务及科研成果转化等全方位出发，构建能体系化提高医院临床科研能力的医院科研数字化平台，提升医院科研管理效能，推动医院临床科研工作高质量发展，为智慧医院科研管理提供抓手。

智慧科研围绕医院科研工作的实际需求，通过整合大数据、人工智能、云计算等技术，针对临床科研工作方面，将医疗产生的临床数据进行结构化的储存、利用，搭建科研专病库、数据中心等，提供数字化科研平台解决方案；针对科研管理方面，为科研项目全生命周期提供各类角色综合管理、信息动态维护动态跟踪；支持多维度的科研数据汇总与分析，提供实时的可视化图形化展示。建立标准化科研管理体系，对制度、论文、成果等进行细分管理，强化过程管理。智慧科研的主要功能包括以下两大模块：

1）临床科研方面，根据专病的特点，搭建单一病种或者跨学科的数据库，结合研究需求提供筛查、评估、诊断、危险分层、治疗/康复、随访等全周期数据追踪，为临床提供丰富的研究材料，支撑开展大规模的病例对照研究和前瞻性研究，推动相关领域的医学研究；建立 RDR，支撑开展临床数据融合和治理，采用人工智能、自然语言处理等技术对医院海量的非标准化数据和非结构化数据进行结构化、标准化和归一化，实现结构化和非结构化数据的整合，并实现数据的清洗、校验、脱敏；建立智能辅助决策系统，基于深度学习神经网络算法等前沿技术，在数据核心层通过神经网络算法、推理模型等构件各类库，通过与其他医疗信息系统进行数据互联互通采集诊疗所需的数据，通过数据核心层的智能推理引擎，实现快速、准确的智能综合分析与判断。依托专病库、数据中心、智能辅助决策为科研工作的开展提供数据洞察和决策判断，分析患者分布等情况，了解和分析关键指标，查看数据库内患者总数、查看数据库收录患者的就诊时间跨度、查看数据库收录患者的纳排标准、支持查看最新数据更新时间，了解患者量和患者数据是否支持未来的研究，并可通过逐层下钻选取符合相关指标特征的患者，为未来的科研选题提供灵感。

2）科研管理，实现对科研课题、经费、成果、人员、绩效考核、报销、预算等的统一管控。在经费方面，支持对科研经费预算申报及到账管理、报销申请、费用查询、经费执行情况等进行汇总与统计；支持与医院财务系统集成，自动生成凭证；支持自动生成支出审批表和课题经费本。在成果方面，提供论文发表、成果鉴定、成果转化、成果奖励、学术著作、专利著作等管理，所有科研成果可与相关课题自动关联，方便科研项目溯源管理；相关科研成果材料会自动列入科研考评的依据中。在绩效考核方面，支持对课题、论文、学术著作、成果获奖、成果转化专利等多维度的评估；支持个人、科室的科研绩效情况计算汇总统计，自动汇入科研人员技术档案，方便统筹。医院可以根据不同项目类型制定差异化评价维度，分层次评价验收期和已完成项目的经费使用效率、持续效益。全方位通过系统来管理科研项目申报，从项目开题、项目合同、实施进度、科研课题到科研成果、科研经费、分类汇总分析和科研分计算等科研活动，提供全过程数字化管理支撑。

智慧科研能够支持系统的学习科研、设计课题等，兼顾不同学科医生对科研能力提升的需求，支撑开展科研选题、课题可行性分析，协助课题设计、数据准备、数据分析建模及统计分析等。有助于实现对科研工作的一站式管理，支撑对科研相关工作的进度管控和汇总统计，能够提高医院科研教学管理工作水平和效率，满足院内领导和科研决策对科研活动的宏观管理与决策的需要，实现了对人员、项目、经费、成果等的全方位管理，为广大临床和科研一线人员提供有效服务，实现医院科研的高质量管理，激发医学科技创新的活力，推动持续科研产出和科研人才培养。

第 6 章

智慧医院应用场景——智慧管理

6.1 智慧医院人员管理

智慧医院人员管理是指利用先进的技术手段和智能化系统，对医院内部的人员进行全面、高效、精准的管理。这种管理方式可以涵盖多个方面，包括医护人员、患者、陪护人员、探视人员等，旨在提高医院管理效率、保障患者安全、优化医疗服务质量。

在智慧医院人员管理中，可以采用多种技术手段，如 RFID 技术、物联网技术、人脸识别技术等，实现人员信息的快速采集、识别和处理。通过这些技术手段，可以实时掌握医院内部人员的位置、行动轨迹、工作状态等信息，为医院管理提供有力支持。

对于医护人员的管理，智慧医院人员管理可以通过智能化排班系统，根据医护人员的工作能力、经验和需求，自动进行合理的排班，确保医护人员的工作负荷均衡，提高工作效率。同时，通过人员定位管理系统，可以实时了解医护人员的位置和工作状态，确保他们在被需要的时候能够及时到达患者身边。同时，智慧医院系统可以实时监控医护人员的工作状态，包括在岗时间、异常离岗轨迹等，以便及时发现和解决问题。系统还可以对医护人员的绩效进行评估，为医院的人事管理和绩效考核提供参考依据。

对于患者的管理，智慧医院人员管理可以通过电子病历系统，实现患者信息的数字化管理，方便医护人员随时查看和更新患者信息。智慧医院系统还可以通过 RFID 技术实现对患者的全程跟踪和实时定位，实时了解患者的位置和活动情况，确保患者在医院内部的安全。此外，系统还可以根据患者的健康数据，为其提供个性化的医疗服务，提高治疗效果和患者满意度。

对于陪护人员和探视人员的管理，可以通过陪护人员管理系统，对陪护人员进行登记、认证和管理，确保陪护人员的身份真实可靠。同时，系统还可以对陪护人员和探视人员的通行权限进行管理，确保医院内部的安全和秩序。通过定位管理系统，可以实时了解陪护人员的位置和活动情况，确保他们在被需要的时候能够及时为患者提供帮助。此外，系统可以通过设置电子围栏、限制通行权限等方式，减少人员流动，降低交叉感染风险。

手卫生依从性管理，比如通过物联网和定位技术，实时记录医护人员的洗手行为，同时可以主动提醒医护人员洗手，按天、周、月的形式形成分析报告，告知院感部门每个科室医护人员的手卫生依从性，从而督促医护人员能够更加规范地洗手。利用定位系统提供的准确位置信息和医疗回收车或医疗废弃袋上安装 RFID 标签相结合，记录工作人员在院内收集、搬运医疗废弃物时是否遵循固定的路线，集中堆放于医院专设的医用废弃物房内，密闭保存，防止污染周围环境，确保疾控部门可直接获得第一手的医用废弃物管理信息。

总之，智慧医院人员管理是一种先进的管理方式，可以大幅提高医院管理效率、保障患者安全、优化医疗服务质量。随着技术的不断发展和应用，智慧医院人员管理将成为未来医院管理的重要趋势。

6.2 智慧医院设备管理

移动医疗设备、贵重医疗仪器、固定资产都是医院发展的物质基础，是医院总资产的重要组成部分。随着我国公立医院改革的不断深入，医院规模的不断扩大，院内贵重、移动的资产日益增多，对资产实现精细化管理是医院管理的一项重要内容。医院资产具有数量多、使用周期长、使用地点分散、管理难度大等特点，所以医院资产管理难度越来越大。如病区内的除颤仪、监护仪等移动类医疗设备，经常被移动或借用，目前都是依靠人工记忆或手工记录，一旦有丢失，很难进行追溯。因此，对移动设备进行管理，已经成为困扰医护人员的难题。所以，更好地对移动资产进行定位管理，就需要借助先进的物联网技术。

智慧医院设备管理是指利用先进的信息化技术和智能化设备，如物联网、云计算、大数据、人工智能等技术，对医院内的各类医疗设备进行全面、高效、精准的管理。这种管理方式可以提高设备的使用效率，降低设备的故障率，提高医疗服务的质量和效率，为医院创造更好的经济效益和社会效益。

基于 RFID 技术的资产管理系统，在每件需要被管理的资产上，粘贴上一枚 RFID 标签，作为该资产的唯一标识，后续通过电子化的方式来识别资产，避免人工识别带来的错误和低效率。根据资产的类别，可以采用物联网有源、无源 RFID 技术，对医院的资产进行管理。将每件资产与 RFID 标签（有源、无源）绑定，作为资产的唯一编码。后续采用物联网技术方式来对资产进行管理，以减轻人工工作量。对相对位置固定、价值较低的资产可采用无源 RFID 标签；对贵重、移动类资产可采用有源 RFID 技术，对资产的实时位置进行监测，支持轨迹回放、电子围栏等功能。主要借助于 RFID 技术的优势，完成资产日常管理与清查工作，高效地实现了对固定资产实物生命周期和使用状态的全程跟踪，从技术上最大限度地保证了资产的账实相符，进而避免了固定资产的流失，同时提高了资产维护效率，合理配置和利用资产，降低了投入成本，增加了投入产出效率。

智慧医院设备管理通常包括设备的采购、录入、字典、台账、转科、综合查询、盘点、报废等设备全生命周期的管理。

1）设备采购与入库管理：通过信息化手段，对设备的采购、入库、验收等流程进行规范化管理，确保设备的采购符合医院的需求和标准，并及时将设备信息录入管理系统。

2）设备使用与调配管理：通过智能化设备管理系统，对设备的使用情况进行实时监控和统计，包括设备的使用率、故障率、维修记录等，以便医院及时调配设备资源，确保医疗工作的顺利进行。

3）设备维护与保养管理：通过智能化维护管理系统，对设备的维护和保养进行规范化管理，包括设备的定期巡检、保养计划、维修工单等，以确保设备的正常运行和延长使用寿命。

4）设备能效管理：医疗设备能效管理系统运用物联网技术，通过电流传感器对各类仪器设备进行能耗实时检测，根据能耗数据分析日常开关机、运行情况，相关数据及分析结果，通过应用系统以图形化界面形式展示出来。院内设备的使用率、闲置率、能效情况将影响医疗设备的采购、管理、配置等工作，进一步影响医院的投入产出比，直接关系到医院的经济效益，可以达到避免浪费，防止跑、冒、漏费，减少维保费，减少能耗浪费的效果，每年能为医院节约相当可观的费用。

5）设备报废与更新管理：通过信息化手段，对设备的报废和更新进行规范化管理，包括设备的报废申请、审批、处置等流程，以及设备的更新计划和采购流程等。

大型医疗设备效益分析系统是借助数据整合和分析技术而开发的设备效益分析软件，系统主要由医院领导、设备科、财务科等管理部门使用，以直观的图形化界面展示医院各类大型医疗设备的运行情况，帮助医院提升设备使用效率，优化设备采购决策，并最终降低医院的整体运营成本。

6.3 智慧医院财务管理

智慧医院财务管理是指利用先进的信息技术和智能化工具，对医院的财务活动进行全面、高效、精准的管理。这种管理方式可以提高医院财务管理的效率和透明度，加强资金管理和风险控制，为医院的发展提供有力的财务支持。

智慧医院财务管理通常包括以下几个方面：

1）预算管理：通过预算管理系统，对医院的预算进行编制、审批、执行和监控，确保预算的合理性和有效性，防止预算超支和浪费。

2）核算管理：通过会计核算系统，对医院的各项经济业务进行准确、及时的核算，包括收入、支出、资产、负债等，确保医院财务数据的真实性和完整性。

3）资金管理：通过资金管理系统，对医院的资金流入和流出进行实时监控和调度，确保医院资金的安全和有效使用，降低资金成本和风险。

4）报表分析：通过财务报表分析系统，对医院的财务状况进行全面、深入的分析，为医院管理层提供有力的决策支持，推动医院健康、持续发展。

总之，智慧医院财务管理是一种全面、高效、精准的管理方式，可以提高医院财务管理的效率和透明度，加强资金管理和风险控制，为医院的发展提供有力的财务支持。同时，随着信息技术的不断发展和创新，智慧医院财务管理也将不断完善和优化，为医院的未来发展注入新的动力。

6.4 智慧医院后勤管理

智慧医院后勤管理系统是通过对现代通信技术、网络物联网技术与智能控制技术的集成，对医院支持保障系统相关设备和业务的动静态数据进行定期采集、录入和分析，并在此基础上建立的集医院建筑设备与能源监控、后勤业务管理与决策支持功能于一体的运营管理平台。

智慧医院后勤管理系统主要有被服管理系统、手术室行为管理系统、手术器械追踪管理系统、消毒供应室管理系统、医疗废弃物管理系统、冷链管理系统、病房环境管理系统等。

1. 被服管理系统

被服管理系统是指将医院的医生护士制服、手术衣、病人制服、被褥、床单等加装 RFID 电子标签及可视化热塑标签，利用 RFID 智能终端对清点、回收、洗涤、存储、领用等环节流程进行智能管理。

2. 手术室行为管理系统

手术室行为管理系统采用物联网技术和信息化管理手段，基于 RFID 技术解决手术室医生身份识别、手术衣鞋管理与医生更衣柜管理，结合自助服务终端将整个手术室工作流程自动化、智能化。

3. 手术器械追踪管理系统

随着《WS507-2016 软式内镜清洗消毒技术规范》的正式实施，内镜消毒规范执行标准化、规范前，对内镜清洗消毒流程的监管尚缺少有效途径，常常导致操作人员缺乏责任心。大部分医院对内镜的消毒管理还停留于手工记录，这种方式难免会造成录入的偏差，甚至由于各种原因造成记录文字丢失。也有一些医院使用条码记录内镜消毒流程，这种方式也仅是对消毒流程进行了部分监控，一般没有形成系统性的管理，无法追溯病人内镜使用，不具备事故及责任追溯和监控预警等功能。也有部分医院采用"刷卡"方式登记内镜消毒过程，但大量增加了工作人员的额外操作，由于漏刷等操作引起工作延迟或出现错漏的情况时有发生。

内镜消毒质量追溯系统是指通过专门的设备，将病人内镜的使用情况、工作人员的内镜清洗消毒工作详细记录下来，既能做到责任到人，也能为日后的追溯工作提供依据。采用全自动自助感知识别设备，绝大部分生产环节均无需工作人员进行任何操作，不但提高了工作效率，降低了工作强度，而且杜绝了人工记录操作，大大降低了出错概率。解决了目前大部分医院对内镜的消毒管理还停留于手工记录，造成录入的偏差，甚至由于各种原因造成记录文字丢失的问题。工作人员只需按照正常消毒流程对内镜进行消毒，无需操作计算机，不会增加工作难度和负担，几乎无需培训，整个监控过程全程自动化。不仅规范了工作流程，可监控消毒时间，还减少了手工操作，降低了出错概率，提高了工作效率。

4. 消毒供应室管理系统

基于无线物联网的消毒供应室管理系统，通过无线物联网网络，可以使医疗工作人员随时随地进行数据的记录。可提供涵盖消毒供应中心、手术室、病区、急诊、门诊病房等全院级消毒物品的闭环追溯管理，支持集中式灭菌或多级供应室等管理模式。可提供科室自备包、外来器械、植入性材料、一次性耗材、监测包等各类物品的集中一体化管理。同时，由于使用无线扫描等专业设备，减少了人为记录的环节，可以大大降低出错的概率。在记录数据的同时，将实时对工作人员的操作以及医疗器械清洗消毒工作进行详细记录，为日后的追溯工作提供了很好的基础。考虑到医院的不同经济状况，以及对系统的不同要求，此系统实现了既支持移动网络方式，也支持不具备移动网络条件的消毒供应室管理。

消毒供应室管理系统由供应室消毒监控管理及若干可以独立运行的子业务组成，大部分功能采用移动数据终端模式操作。主要包括供应室消毒监控管理、消毒物品病人追溯管理、手术物品清点管理、供应室库存管理、清洗灭菌设备监控、环境监控、供应室护士绩效管理、供应室资产管理等。

5. 医疗废弃物管理系统

医院业务开展过程中产生的医疗垃圾含有病细菌、病毒等有害物质，为防止污染环境，需要对医疗废弃物的收集、转运、销毁过程全程监管，杜绝可能出现的漏洞，切实防止因医疗废弃物在收集、转运、销毁过程中传播各种病毒和其他致病菌源。

医疗废弃物管理系统遵从《医疗废物管理条例》管理标准和规范，实现对医疗废弃物在院内流通环节中的收集、分类、打包、称重、运输、存储、处理等全过程追溯管理，借助条码技术和无线网络技术，对医疗废弃物的回收、入库、出库等业务进行精细化处理，运用物联网 RFID 技术，实现对医疗垃圾车全程定位跟踪管理，防止医疗垃圾车因为人为差错进入医疗通道引起传染病传播或环境污染；该系统为卫生行政部门和环境保护部门进一步完善医疗废弃物的宏观管理和相关政策制定提供科学依据，并最终实现 POP（持久性有机污染物）减排的目的。

6. 冷链管理系统

医院的药剂科、检验科、实验室临床药物、标本、检验试剂的高质量储存，包括输血科的血液及血液制品的高质量储存，是医院临床高质量及临床安全最基本的衡量标准，是衡量医院临床检验及管理工作水平的一个缩影。试剂、标本、血液质量直接关系到临床检验及临床用药的安全性和有效性。加强冷链设备管理是提高临床试剂质量、检验质量、血液质量的重要措施之一。

无线冷链管理系统，实现 24h 不间断的温度监测、控制、记录和处理，实现不同地点众多冰箱温度和室温的统一管理，可提高温度监控的自动化程度和工作效率，对确保环境条件和检验质量满足医院高标准要求具有重要的应用意义。系统对医院临床科室的医用冰箱温、湿度进行监控，将所有信息集中传输至所指定的监控中心，实现对药品、检验样品、试剂、血液等的存储环境温、湿度数据进行采集、存储，历史数据的分析、统计、处理，实时报警等功能，为温、湿度改善提供科学依据，从而保障存储环境良好。

7. 病房环境管理系统

每个住院病房都安装温、湿度感应芯片模组的物联网模块，可实时采集每间病房的环境信息，进而对病房供热、制冷、新风等功能运行提供数据支撑。自动采集所有住院病房的温、湿度数据，每个科室提供独立的温、湿度变化曲线，根据人体适应能力及时提醒管理人员做相应的调整，为患者提供舒适的住院环境，提高患者满意度。

第 7 章

智慧医院应用场景——协同诊疗

随着信息技术的迅速发展，远程医疗服务的实现为患者和医生提供了更加便捷和高效的医疗协作与诊疗方式。智慧医院的协同诊疗包括远程门诊、远程会诊、远程查房、远程监护、远程诊断、远程教育、远程手术示教和远程急救等几个重要部分。

7.1 远程门诊

随着计算机技术和通信技术的发展，远程医疗技术集医学、计算机技术和通信技术于一体的高新技术的产物也随之产生。信息高速公路的发展，使遥远的两地之间不仅能传送电子邮件、文件、发布公告、查询信息，还能够传输声音和图像，这就为远距离医疗诊断打下了基础。所谓远程门诊就是多媒体计算机通信网络、电视会议系统、现代医学等高新技术的综合应用。大城市、大医院、医学研究部门、中小城市医院和县镇小医院及乡镇诊所等可借助通信技术将计算机联网把病人的资料传输给不同地点的医学专家，专家们共同完成对病人病情的诊治，通过电子会议系统以及相关的应用程序进行诊断，然后给出诊断意见和治疗建议。

远程门诊的具体工作流程包括以下几个方面：

1）预约挂号：系统分为登记和预约两种模式。患者类型有初诊和复诊。初诊患者的个人基本信息需要人工录入，复诊患者只需输入唯一标识码即可自动关联出历史检查信息，并自动将表单填写完毕。另外，申请医生还需录入患者的临床信息。系统也提供上传附件的功能，可将患者的影像扫描件、手写申请单等上传。另外，对于一些不便于用文字描述的信息，还可以选择录音上传的模式。登记完毕后，选择科室或专家，并将全部申请信息提交；门诊结束后，申请端可以对患者进行随访，患者还可以对本次门诊过程进行评价打分。

2）专家接诊：专家登录系统查看分配给自己的门诊申请，查看患者信息，根据需求选择诊断顺序进行诊断。专家进入视频会议，跟患者面对面交流，根据申请端实时传输过来的患者生命体征信息，编辑病志。也可以选择手写病志上传的方式提交诊断结果。

3）线上问诊：专家进行问诊时，接入视频会议系统，除患者与专家两路视频以外，申请端还可以接入五官镜、便携式超声、血糖测量仪、远程听诊器等便携式检查设备，所采集到的信息通过辅流的方式实时传递到专家端。另外还支持文字、图片、附件等的实时传输。根据当前诊断或历史诊断，对患者下达诊断意见并开具电子处方。

远程门诊可以极大地方便患者，特别是那些居住在偏远地区、行动不便或无法亲自到医院就诊的患者。同时，远程门诊也可以减轻医院的压力，提高医疗资源的利用效率。

7.2 远程会诊

远程会诊是远程医疗中的重要业务之一，它通过申请医院和受邀医院专业医疗团队的远程连接，以进行诊断、治疗建议和专业意见交流。远程会诊业务对于紧急情况和需要实际操作的情况，仍然需要面对面的医疗服务。此外，远程会诊也需要可靠的网络连接和适当的技术设备支持，以确保会诊业务的顺利进行，远程会诊整体架构如图 7-1 所示。

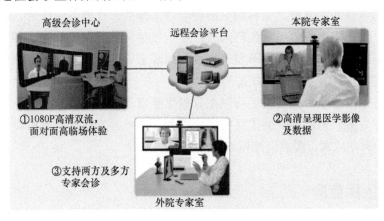

图 7-1 远程会诊整体架构

远程会诊主要是指由资深专家为患者制定个性化诊疗方案的过程，尤其适用于肿瘤、肾衰、心衰等复杂疾病的诊疗。针对肿瘤、疑难杂症、多系统多器官疾病，首先由本地医院医务人员结合患者的病情向在线会诊专家组提出远程多方会诊申请，会诊专家可以通过远程会诊室的视讯终端设备参与会诊。专家会诊时不仅可以观看到专家组其他会诊人员的音视频信息，还可以实时观看患者病历、生命体征数据等，为病情诊断提供依据，进而提出适合患者的最佳治疗方案并由本地多科室医生联合执行。该系统提供远程会诊申请、会诊管理、一对一会诊、多方会诊、病历共享、语音视频、专家管理、查询统计等主要业务功能。

远程会诊的主要特点是多学科协作为患者进行诊治，具体工作流程包括以下几个方面：

1）首先是会诊申请，申请医生在远程医疗系统上提交会诊申请。

2）会诊服务器接收到会诊申请后，将会诊申请记录以及该记录对应的病人电子病历存储在数据中心。

3）业务调度人员查看需要进行会诊调度的会诊，根据申请的会诊专家要求，安排相关学科的会诊专家，确定会诊的时间和诊室。

4）系统根据会诊申请要求（离线式/交互式），在交互式会诊要求下，自动调度视频服务器。

5）相关学科的专家和申请医生按照计划的时间和诊室进行综合会诊。在交互式会诊中，仅需要上级或下级医生打开病人相关记录，通过视频辅流方式进行交互式互动讨论；同时，上级医生可以远程控制下级医生的摄像头，进行转向或变焦操作，以满足会诊要求。

现代医学技术发展日新月异，特别是越大型的医院，其学科分类越细，出现更多的专科和亚专科。专科细分给患者带来专业诊疗服务的同时，也出现一些弊端。如不同专科的医生各自为战，他们往往只熟悉自己的专业领域，对其他领域不甚了解，这样显然不利于患者得到综合诊疗。对于病情复杂的患者还可以采用多学科远程会诊的方式。

通过远程会诊，基层医生可以充分利用专家资源，提供更全面、准确的诊断和治疗方案，为患者提供优质的医疗服务。同时，远程会诊也可以减少患者的交通和时间成本，提高医疗资源的利用效率。

7.3 远程查房

远程查房系统是利用计算机软硬件、网络通信设备、高清视讯设备，借助医疗信息采集与传输设备实现专家远程对患者的例行查房以及危重症病人远程监护的系统，通过远程查房系统医护人员可以远程监控患者的健康状态并且实施互动，及时进行交流沟通，实时获知患者的病情变化。

远程查房系统主要功能如图 7-2 所示，包括查房预约、远程查房和系统管理三大功能。

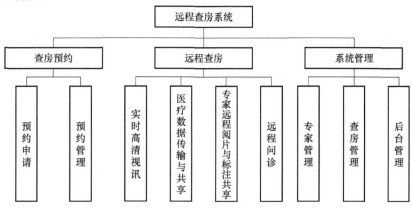

图 7-2　远程查房系统主要功能

1）查房预约：查房预约功能包括预约申请和预约管理。通过预约申请功能，基层医院可以提交、修改、退回、取消远程查房申请，同时上传患者的病历资料（包括检查、检验报告及影像等）。预约管理包括预约审核、预约过程管理、预约记录查询以及患者病史资料管理等。协作医院可以通过预约管理审核基层医院提交的远程查房申请，根据专家库资源安排远程查房时间，并通过电话、邮件和短信通知基层医院。利用大数据和人工智能技术可以实现查房预约的自动化管理。

2）远程查房：远程查房功能包括多方实时高清视讯、医疗数据传输与共享、专家远程阅片与标注共享、远程问诊等功能。远端专家通过高清视讯设备对患者进行远程问诊，同时与随行医护人员展开讨论。医疗数据传输与共享支持医疗数据（病历和检查、检验报告、心电影像资料）的传输、导入、存储、阅读和标注，借助查房推车或者查房机器人还可以实现患者床头医疗设备的数据采集与共享，实现患者生命体征数据的实时、连续、动态获取与传输。根据病情和治疗的需要，远端专家通过远程医嘱对病人在饮食、用药、化验等方面的指示。借助 360°全景摄像头、VR 眼镜，VR 技术可以实现专家身临患者床边的沉浸式查房，从而提高远程查房的效果。此外，基于人工智能的语音识别可以大大减轻医护人员的工作量。在查房过程中，医生和病人的对话可以自动识别成文字并保存到查房记录中，同时医生的口头医嘱可以直接生成查房医嘱。

在医疗大数据、语音识别、自然语言处理等技术的助力下可以进一步实现自动化查房，系统根据患者近期的检查、检验和影像等资料与患者进行沟通交流，并提供相关的医疗知识和建议。与传统的人工查房相比，远程查房不仅能节省医生宝贵的时间，更能保证医疗过程的准确性和效率。

3）系统管理：远程查房系统管理包括专家管理、查房管理和后台管理。专家管理即对专家资料的管理和权限管理，可对专家个人信息、会诊信息、查房信息等进行管理，基层医院的医务工作者可以从系统中查看专家的详细信息。查房管理包括患者病历资料管理和查房记录管理。后台管理主要包括查房过程监管、运行维护和安全保障等，是系统能够有效运行、医务人员顺利开展远程查房工作的保障。

远程查房作为远程医疗的重要组成部分，充分利用信息化手段，促进优质医疗资源向基层下沉，实现医疗资源的优化配置，同时提高了医疗效率，减少了患者负担，对于改善医疗服务质量具有重要意义。

7.4 远程监护

自从我国实施计划生育政策以来，独生子女现象与老龄化现象越来越普遍，整个社会呈现出一种"倒金字塔"形式的人口结构发展趋势。物联网技术的飞速发展下，ZigBee、RFID 技术也被广泛应用，特别是运用嵌入式技术作为控制中枢，利用无线网络系统来进行组网，实现信息的人机交互、数据的远程监测，为用户提供方便快捷的访问方式。

远程监护在智慧医院中扮演着重要的应用角色，无论患者身处医院还是家中，医疗专业人员都能够实时监测患者的生理参数和健康状况。远程居家监护如图 7-3 所示。

在智慧医院中，远程监护包括院内远程监护和院外远程监护。院内远程监护可用于重症监护和术后患者，医疗人员能够通过连接到患者的监测设备，实时追踪生命体征，及时发现异常情况并采取干预措施。而院外远程监护则更广泛应用于患者

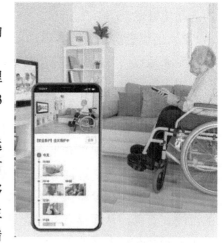

图 7-3　远程居家监护

日常生活，他们可以使用便携式设备（如智能手表、健康监测设备）来监测血压、心率、血氧等参数，并将数据传输到医疗机构，使医生能够实时评估患者的健康状况。另外，远程监护在管理慢性疾病（如糖尿病、高血压等）方面也具有重要作用，患者能够定期上传健康数据，医生则根据数据调整治疗计划并提供指导。远程监护的典型应用场景包括远程居家监护和院内远程监护。

远程居家监护在智慧医院中扮演着关键的角色，它代表了现代医疗护理的一项重大创新。这一应用领域的核心理念是，通过先进的信息技术和通信工具，将医疗护理延伸到患者的家庭，实现医护人员对患者的实时监测和护理，从而提供更个性化、高效和便捷的医疗服务。远程居家监护涵盖了多个方面，包括慢性病管理、老年护理、术后康复、远程诊断和虚拟医疗咨询等。它的应用不仅提高了患者的生活质量，还减轻了医疗系统的负担，特别在全球范围内爆发的健康危机背景下，显示出巨大的潜力。这一护理模式正在逐步改变着我们对医疗护理的看法，为未来的医疗领域带来了更广泛的机遇和可能性。

院内远程监护是智慧医院中的关键应用领域之一，它通过整合先进的信息技术和医疗设备，患者无论身处何地，医疗专业人员都能够实时监测和管理患者的生理参数和健康。院内远程监护如图 7-4 所示。这一应用旨在提高患者护理的质量、效率和安全性，为医护团队提供更及时、精确的患者数据，以支持更好的医疗决策和护理计划制定。在院内远程监护的应用中，最常见的情景之一是在医院内的重症监护室（ICU）和手术后监护室。

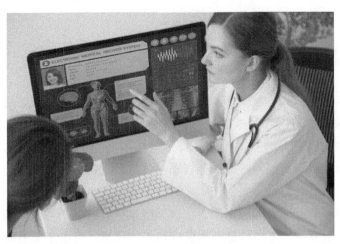

图 7-4　院内远程监护

在 ICU 中，患者可能需要紧密监测，以确保他们的生命体征稳定。传感器和监测设备被连接到患者身上，实时收集并传输心率、呼吸率、血压、氧饱和度等关键生理数据。医生和护士可以通过专用的监测站或移动设备随时查看这些数据，如果出现任何异常情况，系统将立即发出警报，医护人员可以立刻采取行动，确保患者得到及时的医疗干预。这种实时监测和响应系统对于重症患者的护理至关重要，有助于减少并发症的风险，提高生存率。此外，院内远程监护还广泛应用于其他医疗场景，如术后康复监护、心血管病房、新生儿监护室等。这些应用使医护人员能够更好地了解患者的生理状态，及时调整治疗计划，确保患者得到个性化的护理。同时，这也有助于减少患者需要频繁被检查的不便，提高了患者的舒适度和满意度。

远程监护领域未来将在多个方面得到进一步发展。首先，随着传感器、物联网和通信技术的不断进步，远程监护设备将趋向小型化、便携化和智能化，更适应不同场景下的患者的需求。其次，人工智能的应用将逐渐成为远程监护中的重要支持，通过分析大量的患者数据，人工智能可以识别潜在的健康风险，帮助医生更早地干预。此外，远程监护通过运用先进的软硬件技术，有望提高医疗服务的效率、质量和可靠性，为患者提供更全面的医疗关怀。其将有利于推动医疗服务向更个性化的方向发展。例如：医生可以根据远程监护获得的患者健康数据和历史记录，为每位患者制定特定的治疗方案和建议。在技术创新方面，远程监护需要医生、工程师和数据分析师等多学科的跨界合作，这将促进技术的不断创新和应用。总之，远程监护在智慧医院中的应用前景十分广泛。

7.5 远程诊断

远程诊断也称为远程医疗诊断，是一种新型医疗服务方式，通常指利用计算机通信技术进行医疗诊断活动，其典型代表为远程会诊和人工智能辅助诊断。前者在之前的章节已有介绍，而后者主要利用人工智能技术，对医学影像、临床数据和病历等进行深入分析和解读，以支持医生做出更准确的诊断和治疗方案。

人工智能辅助诊断的应用涵盖了医学影像分析、病历数据挖掘以及基因组学分析等关键领域，不仅能够改善医疗决策的质量，还能够提升医疗服务的效率。在医学影像分析方面，人工智能可以快速地识别和标记异常区域，辅助医生检测疾病，如肿瘤和病变等。此外，人工智能还能够快速处理庞大的病历数据，揭示不同患者之间的关联性，从而为医生提供更精准的诊断。在个性化医疗方面，人工智能可以分析患者的基因组数据，预测患病风险，并为医生制定个体化的治疗计划提供指导。人工智能辅助诊断的典型应用场景包括智能辅助决策和智能诊断。

1）智能辅助决策是一项借助人工智能和数据分析技术的创新应用，旨在提供更精确、迅速且个性化的医疗决策支持。通过对临床数据、患者病历、医学文献等信息的深度分析，智能辅助决策系统能够为医生和医护人员提供关键的信息和建议，以帮助他们做出更明智的诊断和治疗决策。在智慧医院中，智能辅助决策广泛应用于多个领域。首先通过深度学习和神经网络技术，系统能够快速准确地识别医学影像中的异常，如肿瘤、病变等，为放射科医生提供关键信息，缩短诊断时间，提高诊断准确性。此外，智能辅助决策也在病历数据挖掘方面展现出强大的潜力。通过分析大量的病历数据，它可以揭示患者之间的关联和模式，帮助医生更好地了解疾病的发展趋势，提前识别患者的风险因素，以便制定更具针对性的治疗计划。最后，通过分析患者的基因组数据、生理指标和疾病历史，系统可以预测患者的患病风险，并为医生提供制定个性化治疗方案的建议，更好地满足患者的特定需求，提高治疗效果。

2）智能诊断系统能够迅速而准确地分析医学影像、临床数据和患者病历，为医生提供可靠的诊断支持，从而大大提高了医疗服务的质量和效率。在智慧医院中，智能诊断的应用领域广泛而深远。首先，它在医学影像分析方面表现出色。通过深度学习和神经网络技术，智能诊断系统能够快速识别和标记医学影像中的异常区域，如 X 射线、CT 扫描和 MRI 图像，协助医生及时发现疾病迹象，如肿瘤、病变等，这对于提高早期疾病诊断的准确性至关重要。其次，智能诊断在病历数据挖掘方面也有显著贡献。通过处理大规模的病历数据，它可以自动发现不同患者之间的关联性和疾病模式，为医生提供更精准的诊断参考，同时减轻了医护人员的工作负担。

随着技术的演进，远程诊断在智慧医院中的发展也日益引人瞩目。深度学习和神经网络等关键技术将得到更为深入的应用，有望提升医学影像和数据解读的准确性。而多模态数据整合将成为一个重要趋势，人工智能能够将不同类型的医学数据整合在一起，从而提供更全面的诊断支持。总的来说，远程诊断通过技术手段提高了医疗效率，降低了医疗成本，减少了患者负担，具有重要的现实意义。

7.6 远程教育

　　远程教育是通过医疗教育专题课程，实现医学教育和培训内容的传输、学习和交互的一套服务系统，通常由在线学习平台、远程教学工具、医学教育课程和学习管理系统组成。远程教育适用于医学院校、医疗机构和医护人员的教育培训，涵盖医学知识、临床技能、医疗管理等方面。

　　远程教育系统功能如图 7-5 所示。远程教育系统建设具有为学员提供多样化的学习方式、跨越地域的学习机会、个性化的学习路径、教学互动和交流以及组织管理和评估等优点，通常具备以下功能：

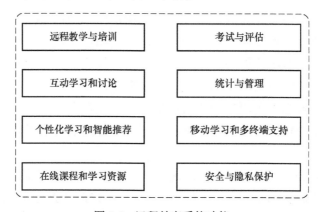

图 7-5　远程教育系统功能

　　1）远程教学与培训：远程教育系统通过视频会议、网络直播等技术手段，实现了远程教学与培训，医务人员可以在不受地域限制的情况下接受专业知识和技能的培训。教育资源可以从中心医院传输到基层医疗机构，提供统一的培训和教育标准，促进医疗水平的均衡发展。

　　2）互动学习和讨论：远程教育系统提供了互动学习的平台，医务人员可以与专家、教授进行实时互动。现有的 VR 技术在远程教育系统中可以提供沉浸式学习体验、远程实时互动、三维可视化教学、跨时空学习体验以及虚拟实训和演练等功能。这些应用可以提升远程教育的质量和效果，使参与者能够更好地参与学习并获得更深入的理解和实践经验。

　　3）个性化学习和智能推荐：远程教育系统根据医务人员的学习需求和兴趣，提供个性化的学习推荐和学习路径。通过学习记录和分析，系统可以智能地推荐适合的学习资源和课程，提高学习的效果和个性化服务的体验。

4）在线课程和学习资源：系统中集成了丰富的在线课程和学习资源，包括医学基础知识、临床技能培训、学术研究等内容。医务人员可以根据自己的需求选择合适的课程进行学习，随时随地获取所需的学习资源。

5）考试与评估：远程教育系统提供在线考试和评估功能，医务人员可以通过系统进行知识测试和技能评估。系统可以自动评估答题结果，并提供成绩和反馈，帮助医务人员了解自己的学习进展和不足之处，有针对性地进行进一步的学习和提高。

6）统计与管理：远程教育系统具备统计与管理功能，可以对学习情况、课程评价和教育成果进行统计和分析。通过数据分析，可以评估教育培训的效果和影响，为医院的教育决策提供依据。

7）移动学习和多终端支持：远程教育系统具有移动学习的特点，支持在手机、平板电脑等移动设备上进行学习。医务人员可以根据自己的时间和地点灵活安排学习，提高学习的便捷性和灵活性。

8）安全与隐私保护：远程教育系统注重数据的安全与隐私保护。采用安全的网络传输协议和加密技术，确保学习数据和个人隐私的安全性。同时，系统需要严格的权限管理和访问控制，确保只有授权人员能够访问和使用敏感数据。

远程教育系统的功能特点使得医务人员可以便捷地获取医学教育资源，实现学习的个性化和灵活性，促进医学知识的传播和学术交流，提高医务人员的专业水平和医疗质量。同时，系统的数据分析和管理功能有助于评估教育培训的效果和影响，为医院的教育决策提供科学依据，推动医学教育的创新和发展。

7.7　远程手术示教

传统手术示教是人员分批次在手术室直接观看，不仅容易给洁净手术室带来污染，对术中医生造成干扰，而且观摩效果不佳。为实现医院手术的教学、转播和技术交流以及远程医疗扩展等需要建立手术示教系统。手术转播示教系统远程传输手术室内视频、音频及医疗影像，实现互动式手术示教、手术观摩、手术经验交流，示教过程全程音视频录制，音视频文件自动存储在手术转播示教系统中，可供授权的医务人员随时查阅示教文件，手术转播示教系统成为医院信息化建设重要的一部分。

我国自 20 世纪 80 年代末开始进行研究性远程医疗试验探索，20 世纪 90 年代中期开始进行实用性远程医疗系统建设与应用，形成"多点开花、专域应用"的发展局面。其中，全国各地的高等级医院分别建立了连接国内其他地区医院的远程医疗系统，例如河南省远程医疗医学中心的建立逐步开通了面向全省多地区的信息网络架构和远程医疗业务应用。在国家相关政策引导和实际业务需求推动下，中原地区以河南省为代表，积极建设远程医疗信息系统，并紧密结合对口支援中西部欠发达省份的卫生工作，发挥了积极作用。远程手术示教的流程图如图 7-6 所示。

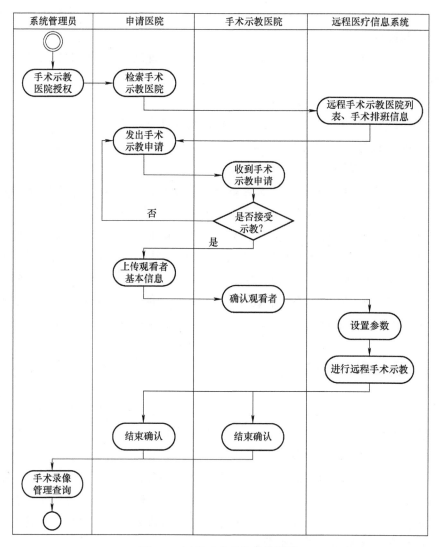

图 7-6 远程手术示教的流程图

远程手术示教系统投入使用，一定程度上缓解了医疗资源分布不平衡所造成的问题。同时，技术研究机构、医疗服务厂商与医疗机构密切合作，充分结合移动通信和物联网技术，探索远程医疗的新应用模式，展现出更加广阔的应用前景。总体来看，我国远程手术示教系统建设已经度过了局域性研究试用的第一阶段，正处于广泛应用的第二阶段，并将向新技术创新应用的第三阶段逐步过渡。

同时由于人工智能、云计算等技术的应用，以 5G 技术为核心的新一代基础设施建设的推广应用，医院可以建立自己的医疗云平台，搭建新的数字化手术示教系统。5G 网络性能提升，将为医疗健康产业拓展提供网络支撑，通过多样化和高质量的通信保障，给医疗信息化建设加速、医疗服务监管、医疗产业扩张创造了发展机遇。5G 通过与医疗健康行业的融合发展，将进一步推进移动医疗、远程医疗、互联网医疗、智慧医疗等医疗应用的深度与广度，使医疗服务在模式、内容上获得改进，能够为患者提供更丰富、优质、便捷的医疗服务。满足手术过程中多路医疗影像及数据的同步呈现。手术全景和医疗数据信息可同时达到音视频双流的效果，为远程手术观摩和手术示教提供高质量的视频保障。配合功能强大的录播系统，作为远程手术示教的有效工具。摄像机视角、可调控的屏幕高度，满足各类手术场景应用。学习观摩人员不仅可以全程纪实观看，还可以对录播进行反复观看。

7.8 远程急救

传统的急救模式院前与院内严重脱节，院前急救病人在被 120 急救车送达医院急诊室后，各项急救工作才开始。如果是危急重病人还需要相关科室进行紧急会诊，会诊医生即使很快到达，也丧失了宝贵的抢救时机。尤其是在处理重大突发事件时，这种急救模式的缺点更为明显。

由于传统基于语音呼叫业务的急救指挥调度系统已经越来越难以满足人们对更及时、更准确、更有效的急救服务的需求，因此数字化指挥救治中心在保留原有的通信指挥调度系统基础之上，利用 3G 无线技术将医疗信息无缝连接，对现有系统及其功能进行了全方位的提升，实现院内急救与院内救治的一体化。利用 GPS（全球定位系统）/GIS（地理信息系统）提高了救护车定位、识别、跟踪、导航的准确性，实现动态调度和管理，提高了救护车和救援队员的反应速度和利用率；应用 3G 视频监视系统零距离地实时监视急救现场和救护车上的抢救情况，大大提高了 120 急救指挥调度中心、医院急诊科对院前急救的掌控能力和远程支援能力；引入 3G 无线生命体征远程监护系统和专家分析会诊系统，实现在急救现场、转运途中和院内救治对患者生命体征信息进行全程不间断地监护，最大程度地减少伤残率、降低死亡率。

院前院内急救一体化的运作流程如下：

（1）院前急救现场

通过 3G 网络传输将患者的抢救治疗信息及相关检查及时快速地传递给医院急诊室，从而为患者进一步进行院内的治疗提供有价值的参考信息。信息的沟通主要体现在以下方面：

1）救护车工作平台与终端无线计算机、指挥救治中心数据库和专家指导信息平台连接。

2）指挥救治中心与医院急诊科工作平台连接。在系统的指导下，现场和途中转运过程中可以接受到最佳的抢救和治疗方案。同时也可以通过该系统与指挥中心或医院急诊科进行实时信息沟通，便于指导现场救治，提高了诊断和治疗的准确率。

3）救护车终端计算机能够采集和传输患者的基本信息、生命体征和多参数监护数据（包括多导心电图以及现场图像）；救护车终端计算机工作台具有诊断、治疗和用药指导模型，可以根据院前急救现场采集的信息做出初步诊断和治疗，同时可接受指挥救治中心和医院急诊科传来的指导信息。

4）救护车终端计算机具有城市所有医院各类与急救有关的信息，包括急救能力和收治能力；救护车终端计算机具有数字化地理信息系统，便于指导救护车快速到达现场或医院。

（2）院前急救平台

针对院前急救医生资质较低的现实问题，远程医学系统可以迅速建立急救现场与院内专家的互联，得到高水平专家的应急救治指导。首先，在突发公共卫生事件发生后，指挥救治中心接到救治指令，救护车会前往事发地点。在救护车到达现场的第一时间，将监护仪与指挥救治中心进行连接，把监护仪波形通过 3G 网络直接显示在指挥救治中心大屏上，同时将监护仪数据自动保存并永久存储。针对不同的环境，在救护现场提供两种装备，急救车上利用固定式的摄像头，对于救护车无法到达的地方，比如高楼、车辆堵塞的车祸现场、山区等，利用专用的穿戴式装备，将音视频同步传输到指挥救治中心。

在转运过程中，系统提供救护车内医护人员与医院进行双向的语音视频交流功能，可以在转运途中提供远程急救指导。救护车内千万级像素的图像的自动拍摄和上传功能，在有限网络带宽条件下，能够提供静态高清画面，更好地将救护车内患者的生命形态、体貌特征、病情反应等情况及时传送回医院。另外，车载病历快速处理平台在转运过程中也起到极大的作用。由于在救护车上处理危重患者时，医护人员处理患者抢救病历的时间有限，此时通过车载病历快速处理平台，利用平板电脑，按照触屏点选的方式用几十秒的时间可将完整的病历处理完，这样既能节省时间又能将这些病历数据进行二次利用传输给院内急救中心，给医务人员一份完整的院前急救的数据，完成院外到院内的衔接。

同时车载的另一个子系统——专家知识库，帮助随车医生在面对不擅长的病情时，能够将各项流程在抢救前温习一遍或学习一遍，及时有效地提高急救医生的急救效果水平。同时救护车能够将车内的检查数据及时传输到指挥救治中心，并进行急诊手术的预约，协助院内医护完成 ICU 的提前准备工作。

（3）院内急救平台

基于远程医疗平台的院内急救平台示意图如图 7-7 所示，在院内的指挥救治中心大屏上，可以利用救护车上的 GPS，准确查看所有救护车的位置，为医院的接诊做好准备。而院内还有一块液晶电视机，将显示救护车上监护仪实时的波形。同时还可以把数据采集到服务器，以趋势形式显示在平台里面。同时利用 3G 网络，可以将患者局部的高清图像及时传输给院方专家。利用车内音视频和专家进行远程交互，对车上的抢救医生进行远程的紧急指导，如危急患者在被堵车的路上，患者病情发生变化，车上的抢救医生没办法进行处理时，远端医院的专家即可进行远程的指导进行抢救。

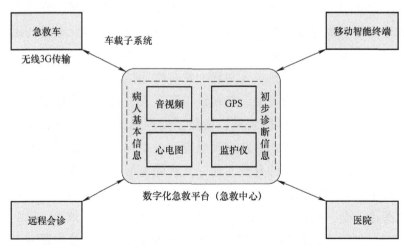

图 7-7　基于远程医疗平台的院内急救平台示意图

同时音视频对于指挥救治中心来说，可以作为一个领导决策指挥系统，对抢救现场快速做出决策；而对于医院来说，对需要的患者可以提前进行专家会诊，为患者的抢救赢得宝贵的时间。

第 8 章

数字技术在智慧医院建设中的应用

8.1 物联网技术在智慧医院建设中的应用

8.1.1 医疗物联网的总体规划

随着社会的不断进步以及信息化技术的不断发展，医院的网络建设从最初以业务功能为主的有线网络时代，演进为以业务流程为主的无线网络时代，再逐步演进为以业务对象为主的物联网时代，基于"以患者为中心"的主旨，持续营造和谐的就医环境。

医疗物联网是通信网络在医疗场景下的延伸，即通过感知和通信技术，将各类传感器、执行器、基础设施、医疗设备、各类智能化装备与医院信息系统联接在一起，支持医院运营过程中的数据采集、传输、处理、存储和分析应用，从而实现医疗场景中人与物、物与物通信的网络。在智慧医院中，医疗物联网用于实现任何时间、任何地点下，人、机、物等医疗生产要素的互联互通，进行医疗数据的采集、传输、处理以满足医疗智慧化的应用发展。医院利用物联网技术，旨在实现患者、医护与药品、器械、医疗设备、医疗场所等资产系统之间的有效互动，使医院能够按照一定的标准和管理规范进行有序的、精细化的管理。通过在有序控制下进行高效运作，保障医院的基本医疗安全，提高医院的医疗质量、医疗水平和工作效率。除此之外，医院还可以把整个治疗环节（院内治疗、院外随访），通过物联网串联在一起，使得物联网数据可以通过机器学习、数据挖掘技术，对存储的海量数据进行挖掘，从管理决策、运营分析和预警三个方面，为医院的决策层、管理层和执行层提供相应的决策支持和数据分析，以便医院更好地开展临床业务和管理工作。

医疗物联网建设本着"顶层规划、分步实施、松耦合部署"的原则，采用基于数字化医院框架的先进理念设计，以满足医院各种应用的需求。医疗物联网的总体架构如图 8-1 所示。

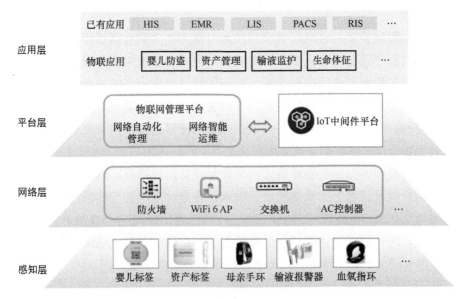

图 8-1　医疗物联网的总体架构

在医院现有基础网络的架构上，部署以 WiFi+IoT 为主的局域网，建立信息传输的硬件平台，为系统应用前端配置智能终端设备，实现应用的实时化和信息的移动化。同时，采用中间件技术建立面向服务的通用数据交换平台，部署物联网管理平台整合医院的各个信息子系统，为医院的应用系统提供统一、标准的接口，便于现有应用系统的维护和未来系统的扩展。通过智能识别技术应用来构建医院患者、药品、资产等信息的主索引，通过条码扫描、RFID、高精定位等新技术及时为医院的信息化建设提供准确的定位信息确认和识别系统，从而杜绝传统人工判断和识别所产生的差错识别错误事故。

根据医院信息化的建设需求，首先部署覆盖全院的物联网接入点（Access Point，AP），不同于传统的 WiFi AP，物联网 AP 除支持 WiFi 功能外，还集成了 IoT 功能模块，比如蓝牙、ZigBee、RFID 等，以单一硬件设备一体的硬件实现物联网的感知和通信功能。在此基础上，通过陆续上线物联网应用系统，最终实现医疗物联网整体框架的搭建。随着信息化的不断发展以及新的医疗信息化产品的不断衍生，通过以已有的物联网 AP 为数据总线，将所有系统数据整理规划，实现医院的统一化管理。

1. 医疗物联网管理平台

医疗物联网管理平台通过物联网技术将医疗设备、医疗信息系统和互联网连接起来，实现医疗设备之间、设备与人之间的互联互通，以提升医疗服务的质量和效率。

医疗物联网管理平台利用物联网技术对医疗相关的数据进行实时的收集和分析，可对医疗设备、环境参数等实现实时监控，实现对医疗设备的自动化、智能化管理，提高设备的使用效率，确保医疗过程中设备的安全性和有效性。医疗物联网管理平台还可以集成院内各种医疗设备、信息系统和院外互联网的数据与资源，实现数据的互通和共享，为医院管理层提供决策支撑，优化医疗资源的配置，提高医疗服务的效率和水平。

医疗物联网管理平台能够通过大屏满足业务监控情况、风险预警情况、感知设备运行情况等各个子系统的展示需求，集成并管理医院物联网应用系统模块，如婴儿防盗、医疗设备定位、住院患者的日常护理等多个模块。

总之，医疗物联网管理平台是医疗信息化发展的重要组成部分，它可以提高医院的管理效率和服务质量，为患者提供更好的医疗服务。

2. 物联网中间件平台

所谓中间件，是介于硬件与应用系统中间的软件产品，具有承上启下的作用。它通过将设备数据信息集成并上传给应用软件，实现硬件与应用系统之间的沟通交互。物联网中间件平台的主要功能是对物联网数据进行接收和转发，主要目的是解决设备接入、系统融合互联互通的问题。医院中的各类设备来自于不同的厂家，各自采用不同的通信技术和数据格式，因此如何将所有设备数据进行高效的采集和统一管理成为一个难题。物联网中间件平台通过提供统一的设备和数据管理服务，面向上层不同的应用提供统一接口，可以使采用不同技术的各类设备实现高效的接入，将采集到的数据转化成统一的数据格式并保存到数据库中。同时，物联网中间件平台还提供标准的数据接入接口，实现物联网数据的统一管理。

3. 医疗物联网网络

这里所描述的医疗物联网网络是指医疗物联网的通信网络，其作用是保障设备物联数据高效、可靠、安全地传输，是医院物联网络的"神经网络"。随着医院业务的不断发展，面向智慧医院建设，当前传统医院的局域网模型已经无法匹配医疗物联网的发展。在构建智慧医院网络整体架构的过程中，医院针对医疗物联网需进行统一规划建设，将 5G、WiFi、RFID、蓝牙、有线等多张网络融合为一张网络。通过建设固移融合的医疗物联网，避免网络的重复建设。通过统一安全接入规范和安全管控措施，实现全院设备的无盲区化安全管理。为了确保边界清晰，医疗物联网和医疗门诊住院等内网之间需做物理隔离，使业务互不影响。为此，可采用 VxLAN 技术实现一网多业务承载，对不同的业务划分不同的虚拟子网保障业务隔离安全可靠，使物联网具备灵活接入能力，各医疗机构按需接入，不影响已接入业务。

网络作为医疗业务的基础 ICT 系统，支撑和承载所有医疗业务流量，连接前端设备至后端数据中心，保障使能医疗业务连续运行。在整个医疗业务中起到十分关键的基础作用。

4. 统一的医疗物联网操作系统

医疗物联网的发展，需要解决好现有设备运行时长、设备互联互通、设备数据安全等系统性问题，其整体解决方案的落地实施离不开操作系统的支持，需要从操作系统维度提供整体性的解决方案。

OpenHarmony 是一个开源的分布式智能终端操作系统，在华为公司开源捐赠系统基本功能相关代码的基础上，经由全球开发者共建而成。OpenHarmony 是由开放原子开源基金会（OpenAtom Foundation）孵化及运营的开源项目，目标是面向全场景、全连接、全智能时代，基于开源的方式，搭建一个智能终端设备操作系统的框架和平台，促进万物互联产业的繁荣发展。OpenHarmony 操作系统具备的以下特性可以很好地满足医疗物联网的特性要求。

（1）可伸缩、低功耗

OpenHarmony 操作系统可以覆盖各类的终端设备，从输液器到护士巡检仪等设备都可以使用同一操作系统。OpenHarmony 还可以支持系统功能解耦，可随产品能力和业务需求裁剪，为医院终端设备提供统一的数据化底座。同时由于 OpenHarmony 由消费类产品孵化而来，在设计时对于待机时长、功耗指标异常敏感，因此通过休眠模式、节能模式、降频模式等逻辑判断模式切换来保障支持足够的电源续航能力。

（2）互联互通

OpenHarmony 操作系统可以通过分布式软总线技术实现互联，打破设备边界，解决数据孤岛问题，为医疗物联网提供更广泛的应用解决方案。分布式软总线通过设备间的自发现、自连接、自组网能力，实现配置和数据的自动同步，达到生命体征数据快速收集、病情预警迅速响应的目的。

（3）安全可靠

OpenHarmony 设备的分布式连接和处理能力，对于设备间流动的数据隐私和网络安全保护提出了更高的要求。围绕"正确的人，通过正确的设备，正确地访问数据"的原则，OpenHarmony 建立了一套完整的安全体系，从硬件安全、系统安全、数据安全、分布式互联安全、应用安全、更新安全多个维度提供安全保障。

（4）数据模型统一

传统医疗场景应用与设备的业务结合度很高，导致设备数据模型私有化，应用和设备耦合，数据模型呈碎片化发展。OpenHarmony 系统抽象化设备实体，定义统一的物模型协议，规范数据定义的方法，构建南北向数据⊖互通的基础。以物模型为底座，南北向通信实行统一协议，灵活部署，统一管理，统一授信，有效屏蔽不同厂商带来的差异，提高了生命数据收集的效率，降低了数据流转的安全风险。

8.1.2　物联网在临床医疗中的应用

医院病房，尤其是 ICU，需要实时采集病人的生命体征数据，包括实时心电、心率、血压、血氧饱和度、尿样等，以便更准确地掌握患者病情并采取及时、准确的救治措施。生命体征类设备包括监护仪、呼吸机、麻醉机、血气分析仪等，这类设备用于实时监测患者的生命体征，其数据是随时间源源不断产生的流式数据，具有较强的时序性，需要按照其时序性来采集患者生命体征数据和波形数据。这类设备数据属于动态数据，带宽中等，一般带宽在 10Mbit/s 以内，具有时延敏感的特点，因此对于网络的实时性、可靠性提出了较高的要求。

1. 统一的设备接入

生命体征数据采集相关设备形态多样，采用了不同的通信与联接方式。远程生命体征监测系统全景图如图 8-2 所示，如生命体征类设备（如监护仪、呼吸机等）接口为 RS232 串口、RJ45 以太网口等类型；而穿戴式医疗设备（如动态心电监护、手环等）则采用蓝牙、WiFi 等无线传输技术，多种多样的通信方式很难通过统一的方式接入网络。各类设备厂家提供了基于各自协议的接入网关设备，导致统一接入更加困难，网关多造成多张小网并存，形成孤岛。

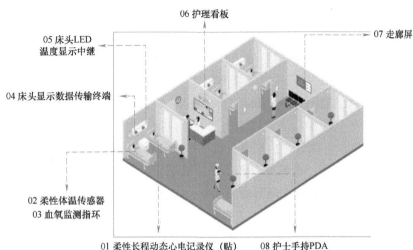

图 8-2 远程生命体征监测系统全景图

为实现生命体征数据采集的灵活性和便捷性，基于先进的 WiFi6/WiFi7 无线技术的医疗物联网，融合多种设备协议，进行医疗物联一张网的统一规划建设，实现全场景的物联融合接入。物联 AP 基于 WiFi AP 与 IoT 多协议射频融合，实现了 All-in-One 无线站点，对医院只需一次建网，即可以实现院内全场景的医疗终端的无线化接入。物联网统一体征数据采集示意图如图 8-3 所示。

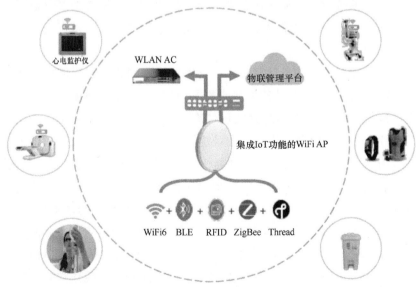

图 8-3 物联网统一体征数据采集示意图

传统医院还存在一些不具备联网能力，但往往具备 232 调试串口的设备。这种情况下，可通过在这些设备上附贴上一个 WiFi CPE，将 RS232 信号转换为 WiFi 信号，再通过 WiFi 信号与 WiFi AP 通信，从而实现了有线设备的"剪辫子"，以方便医疗设备数据的移动共享。同样地，具备 RJ45 以太网口的设备也可以通过 WiFi CPE 接入医疗物联网，实现实时数据的采集和分析。

远程生命体征监测系统的核心产品由多参数生理参数测量仪和中央监测系统构成。多参数生理参数测量仪监测的参数包括心电、体温、血氧饱和度、血压、心电、脉率、心率等，由采集设备如传感器、记录仪、手持 PDA 等进行采集后送到床头显示屏、走廊屏以及护理看板进行实时地监控。医护人员可以通过远程生命体征监测系统实现对患者 24h 无间断的生命体征实时监控记录及异常报警处理。

2. 统一的网络接入

医院大量的医疗应用需要从医疗设备上采集数据，一个设备的数据需要在多个应用间共享使用。当前医学影像类的医疗仪器设备如 CT、MR 等，其数据接口已经普遍采用了医学数字成像和通信标准（Digital Imaging and Communications in Medicine，DICOM）。这类医疗仪器的集成技术相对较为成熟，可以直接跟上层应用系统对接；而其他非影像类医疗仪器设备如监护仪、麻醉机、呼吸机等产品却没有采用统一的标准接口，导致这类医疗仪器的信息集成存在接口复杂、可扩展性差等问题。如果由每个应用直接对接各个设备来采集数据，则应用开发工作量大，设备也难以支持多个应用来采集数据，需要有统一的接入网关来减少繁琐的对接。

医疗物联网采用了边缘计算技术，在医疗物联网边缘部署数据采集（数采网关）。数采网关上的医疗设备款型的数采 APP 通过私有协议连接医疗设备采集数据，再转换为标准的 HL7 格式后，集中分发到各个上层应用，上层应用不再需要关注具体的医疗设备款型，只需要基于标准的 HL7 格式获取数据，降低了上层应用的开发难度，同时也让数据在多个应用间共享，避免烟囱式建设。

医疗物联网统一数据采集网关如图 8-4 所示。医疗物联网统一数据采集网关需要支持多种款型、多个设备的同时接入，需要支持如下的基本功能：

1）通过在一个数采网关部署多个医疗设备款型的数采应用，并通过容器进行隔离，可实现一台网关采集多个医疗设备数据，降低部署复杂度和硬件成本。

2）边缘数采网关支持医疗数据本地缓存，当承载网出现异常时，也能保证数据不丢失。

3）边缘数采网关在边缘终结医疗设备私有协议，并通过标准的 HL7 格式加密回传数据中心，降低数据泄露风险。

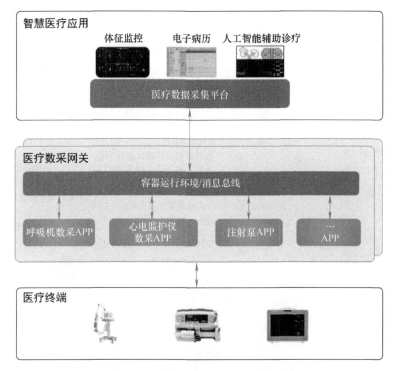

图 8-4　医疗物联网统一数据采集网关

3. 统一的物联网数据标准

在数据层面，医疗设备没有统一的物联接口标准，每个设备使用各自的 API 或协议，如 HL7、Benelink、MEDIBUS 等协议，过多的协议使得医疗设备和应用很难做到互联互通。

借助物联网技术，医院可将 ICU 的监护仪、呼吸机、麻醉机、输注泵、血气分析仪等各类生命体征监测与支持类设备联网，获取设备运行参数、患者体征和波形数据，以统一的接口和数据标准上传至物联网云平台，实现以数据驱动的各种 ICU 应用场景部署。基于实时生命体征数据，开发患者病情智能化预测预警模型，可提前 6~8h 预测患者病情恶化，具有重要的临床价值。通过远程生命体征监测系统，医护人员无需每日多次接触测量患者的体温、心电、血氧等各类数据，可有效减少医护人员的工作量，同时有效防止交叉感染情况的出现。

（1）婴儿安全保障

当前，医院在婴儿临床护理及安全保障方面还面临一些问题。首先是婴儿病房管理困难，虽然医院采取了诸如限制探视时间、限制探视人数、控制闲散人员等措施，但是在实际情况中由于家属往往会怀有探望母婴的急切心情，在实际管理中很难做到严格监管；其次是医院仍然存在婴儿抱错、被盗的隐患，如进出大门为敞开式，人行楼梯可以直接通往病房区，不同母婴室的人员可以随便窜访等，一旦造成婴儿丢失的重大事故，医院将面临婴儿家属巨额索赔、社会影响恶劣等严重情况。婴儿安全保障系统全景图如图 8-5 所示。

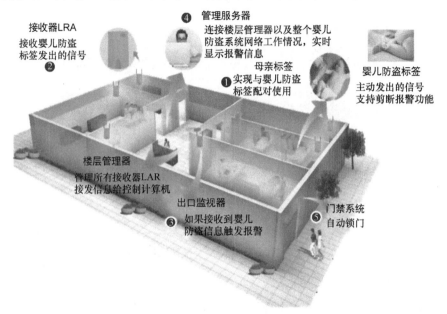

接收器LRA
接收婴儿防盗
标签发出的信号 ❷

❹ 管理服务器
连接楼层管理器以及整个婴儿
防盗系统网络工作情况，实时
显示报警信息

母亲标签
❶ 实现与婴儿防盗
标签配对使用

婴儿防盗标签
主动发出的信号
支持剪断报警功能

楼层管理器
管理所有接收器LAR
接发信息给控制计算机

出口监视器
❸ 如果接收到婴儿
防盗信息触发报警

门禁系统
❺ 自动锁门

图 8-5　婴儿安全保障系统全景图

婴儿安全保障系统将定位及视频监控系统联合起来，具备婴儿安全全程监控的功能，整个系统由婴儿身上佩戴的电子腕带、安装在医院安全区域信号的接收装置、安装在医院全域的出口监视器以及系统中心管理单元来实现，当婴儿电子腕带长时间不在监控范围之内，系统提示报警信息；通过母婴标签配对，结合门口告警机制，婴儿未经授权擅自抱离病区时自动触发出口报警；当佩戴标签的母亲抱错婴儿，系统也会有报警提示。系统还具有防婴儿电子腕带剪断报警和出口报警两种机制。当小偷想把婴儿腕带剪掉时，系统就会由于电子标签信号丢失而触发护士工作站服务器的剪断报警；如果小偷抱着带有电子标签的婴儿到出口时，出口监视器能够捕捉到婴儿的信息，触发出口报警，同时自动锁住出口门的电子锁。上述通过对系统中的婴儿信息与电子腕带的信号对比来判断婴儿安全状态，不仅防止婴儿被抱错，而且从根本上杜绝婴儿被盗现象，有效保护了婴儿安全，保障各方权益，进而提高医院的管理水平。

婴儿电子腕带是一个小巧的 RFID 发射装置，但包含了先进的科技和精巧的人体工程学设计。电子腕带具有可靠的防破坏特性，从戴上标签开始，电子腕带就不断地自动发射出信号，以便系统随时进行监控。未经授权，任何试图取下或破坏标签的行为都会触发报警。电子腕带借助人体工程学设计，且不包含刺激性物质，不会导致婴儿的皮肤过敏或使其受到伤害。系统无线发射功率远小于无线对人体安全的标准功率。电子腕带可以进行大小调节以适应不同婴儿，但不可重复使用。由于新生婴儿在出生后的数天内会因迅速失去体内多余的水分而减轻体重，电子腕带还可以随时根据婴儿体重的变化而调整。信号接收装置是一款 RFID 阅读器，可以接收一定范围内婴儿电子腕带发出的信号，实现对每个腕带工作情况、婴儿位置以及信号配对情况的实时监控。系统不断监控读卡器的工作状况以确保最高的系统安全，无论何种原因导致读卡器不能正常工作，系统都会发出警报。在实际的部署中，为减少网络的重复建设，降低网络部署和运维成本，可以将 RFID 阅读器集成到 WiFi AP 中，形成通信+IoT 一体化的设备（物联 AP），从而简化网络结构，减少建设部署时间，进而节省物联网的综合建网成本。出口监视器是婴儿防盗系统中专门用来监视、控制出口区域的设备，通常安装在受控区域（例如妇产科病区）各出口附近。一旦携带婴儿电子腕带的婴儿进入某个出口监视器的控制区域，系统立即报警。出口监视器可以外接出口报警器，能够实现声光形式的出口报警，还可以外接电磁门禁，实现出口门锁的自动关闭开关。系统中心管理单元用于处理和存储各种信息，集中管理各楼层的婴儿防盗系统，实现包括系统日志存储分析、显示各楼层设备和系统的工作状态、触发短信平台工作等功能。系统中心管理单元包含消息服务单元和报警单元等功能模块。 消息服务单元接收系统中心管理单元的命令，发送短消息至护士和家属的手机，做到第一时间通知相关人员异常情况。报警单元安装在保安中心，与出口监视器一样，可以触发声光报警设备响应，并关闭电子门禁。

在婴儿安全保障系统的实际部署场景中，在正常情况下，婴儿所配带的电子腕带发出的无线信号会被安装在物联网网关的阅读器所接收；而在婴儿被盗或被误抱的情况下，婴儿电子腕带发出的无线信号会被出口监视器所接收。各阅读器和出口监视器通过网络汇聚到放置在弱电间的通信网关。婴儿安全保障系统还提供开放标准的接口，与医院视频监控系统相联接，一旦出现异常情况，系统将自动触发视频监控系统调用事发区域的监控摄像头实时视频，帮助医务及安保人员定位事发区域，了解现场情况，第一时间采取及时有效的措施，避免伤害或者损失的发生。

（2）智慧医护赋能

医护是医院的核心业务，通过专业的医生、护士与患者间的互动交流，为患者提供诊断、治疗、护理等医疗服务，其中护理为其主要的业务场景。当前医院在护理方面还存在诸多的问题，比如：①医护人员对患者信息的查阅需要从医院的多个系统中进行查询、手抄后再汇总，并以口头的方式向患者及其家属进行传达，效率低下，信息不及时，时间浪费在重复的人工操作上。②医护人员管理的数据仍然停留在传统的纸质记录，并手工录入系统中或者进行纸件归档，效率低下，而且容易出错。这导致了护理人员需要花费更多的时间和精力来处理繁琐的事务，无法专注于提供高质量的护理服务。③医护人员的绩效分配、人员奖惩、资源统筹等管理需要周期性人工进行数据的统计和分析，制定方案策略，工作量大，分析周期长。④医护人员之间以及医护人员与患者之间缺乏有效的沟通，这导致了信息传递不畅，影响了护理工作的及时性和准确性。

医院医护业务发生的主要场景是在智慧病房，在智慧病房管理情境下，物联网方案至少包含两个方面，一方面是一些新兴 IoT 方案的部署与应用，如输液监测系统、人员定位系统，为病区带来各种新的实用性工具性思路；另一方面是一些传统系统，如病房呼叫系统、病房视频系统、远程探视系统的物联网化功能升级，以获得新的交互内涵。两者有机融合、交叉发展，从而形成了物联网方案在病房管理工作中的新动能。

物联网各系统在数据汇总与盘活流转、业务辅助与支撑、指标统计与发布等层面，充分与病房管理业务相融合。

物联网系统与多个医院信息系统的互联互通，可支持从多个信息系统中汇总与病房管理、运营、服务相关的多种数据，借助病区自助终端、患者电子床头卡、床旁交互平板、电子门口牌、护士站工作大屏等多处终端，实现数据的自动同步，支持自动生成可调阅、可查看、可交互的各类界面，使病房管理中患者信息同步、护理标识同步、诊疗医嘱同步等进程大大加速，提升病房管理周转效率，降低人工执行的数据流转可能带来的风险与失误；借助输液、体征采集、人员定位、电子工牌、床旁交互设备、门旁交互设备、护士站工作大屏等物联网系统，充分支撑输液管理、体征管理、人员定位与巡更管理、护理文书管理、健康宣教管理、交班管理、排班看板管理等多个护理管理业务。相关数据可根据护理实际使用要求，将所测数据依据功能逻辑，回传到电子病历或患者信息类系统中；借助部署于病房各个角落、各个场景中的物联网终端，可将品管圈（Quality Control Circle，QCC）指标、绩效指标等多个管理指标体系的共性指标与个性指标所需的原始数据进行分类、实时统计汇总。并通过算法设计，直接呈现整个病房管理过程中的所有关键指标，进行日常看板式发布。这些终端作为科室管理的主要抓手，能够有效支撑病房管理的绩效分配、人员奖惩、资源统筹等核心动作。

在病房管理中，音视频技术是沟通交互的核心，也是远程诊疗、探视、监护、巡查的底层支持技术，其性能发挥高度依赖医院网络状态。该技术可保障相关业务在不同带宽、不同丢包率条件下，实现自适应调节，确保多路音视频通话高并发、低延时（≤150ms）地顺畅进行，非常适合战时、应急、疫情、方舱、临时改造等背景下的专家远程会诊、部署指挥等场景；另外，该技术适应几乎所有主流操作系统，可与当前主流的音视频协议扩展对接，支持公有、私有或混合云部署，可对不同应用环境提供最佳的适应支持。

总之，多种物联网技术的引入，可支持病房综合管理，实现医疗辅助、业务管理以及患者服务的全面提升，确保护理数据与信息在各场景中的自动同步与运行，实现对工作业务流程的自主驱动、主动发现、及时预警和提前干预病房管理中的各种风险，提升综合护理管理质量。

8.1.3　物联网在医院管理中的应用

随着信息化技术的演进和经济的飞速发展，医疗卫生体制也在持续变革中，群众对医疗服务的要求也在不断提高。尽管很多医院在医疗服务方面已经取得了较大的进步，患者满意度也不断提升，但是，部分医院在医院管理上仍存在着诸多问题，主要表现在医院管理形式滞后、绩效评估体系落后、对医护人员继续教育认识不足、对就医人员的在院管理混乱等，严重制约了医院的发展。因此，在医疗市场多元化的新形势下，医院只有改变传统的管理模式，不断提高管理水平，强化竞争意识，做到精细化管理，才能更好地为患者提供医疗服务。而借助医疗物联网技术，医院可以在人员管理、资产管理、智慧药房管理以及后勤管理等方面大大提升管理效率和水平。

1. 人员管理

很多大中型医院，作为大型组织机构，院区占地面积大，建筑通道错综复杂，内部科室繁多，因此医院往往需要设置专门的导医台、导诊员为患者及其家属提供人工导航导诊服务，从而浪费了医院宝贵的人力资源。医院又是一个24h 不间断运转的机构，人员流动性非常高，人员构成复杂，因此为了尽量减少病患者之间的交叉感染，通常需要在医院病区划定电子围栏，实时监控传染病人的行踪，防止传染病人误入医护人员专用通道，同时需要与门禁系统相结合，严格实行隔离措施。除此之外，医院病房区域往往还存在一类或多类特殊的病人，如精神病人、残疾病人、突发病患者等，他们的自我管理能力比较差，需要耗费医院大量的人力资源去全天监护，且效率较低。

智慧医院利用医疗物联网技术，在医院内合适的位置部署各种智能传感器和电子标签，通过物联网与医院信息系统联接在一起，进行医疗数据采集、传输、处理、分析及应用，从而实现对医护、患者、家属等人员的实时定位、追踪和管理。比如，通过对人员的实时定位，可以帮助医院更好地实施人员管理，优化资源配置、改善医疗服务流程、提高医疗质量和安全，提升患者就医体验。

定位技术是医疗物联网人员管理系统的关键技术。通过实时定位技术，医院可以精确掌握医护人员和患者的位置信息，从而优化人力资源配置，提高工作效率。例如，当某个科室出现患者流量高峰时，医院可以及时调配其他科室的医护人员前来支援；通过实时定位和追踪技术，医护人员还可以及时发现特殊病患的异常问题，如跌倒、走失或者离开隔离区等，从而可以帮助医院快速响应紧急医疗事件，提高救治效率，保障患者安全。

人员管理系统由终端电子标签（Tag）、物联网 AP、边界管理器、计算机、数据库和应用软件等关键设备组成，物联网定位方案架构图如图 8-6 所示。

对人员的定位，根据精度、覆盖范围以及终端功耗的需求不同，可采用WiFi、蓝牙、UWB 或者 RFID 等技术来实现。物联网 AP 或边界定位器作为电子标签的定位设备，其激活标签的距离在 3～5m，不同的定位器都有自己唯一的地址码。当医护人员或患者带着半有源低频激活标签（电子标签）进入定位器区域，使电子标签被激活后，标签开始正常工作，向外界发送标签的 ID 号，同时也发送出激活标签的地址码。这样，通过定位器的地址码，我们就能够定位出标签所在的位置。当标签从一个区域被拿到另一个区域时，上传上来的定位器地址码也会随之变化，从而形成了完整的定位体系。而标签上传的数据，被大范围内的物联网基站接收到，将信息上传至管理中心进行处理，完成了整个定位过程。人员定位标签类型多样，包括智能胸卡、患者腕表、特种腕带等，可按照实际需求进行调配。

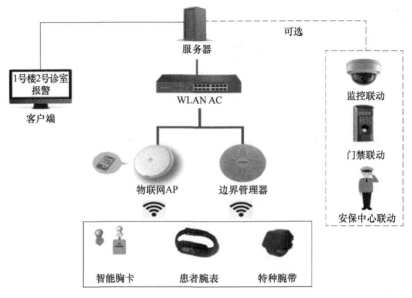

图 8-6　物联网定位方案架构图

人员管理系统基于定位能力，可实现的功能包括：

1）人员身份识别及实时位置定位：通过患者佩戴的手环识别患者的身份，实时感知患者的位置，并在系统中实时显示患者的位置信息。

2）人员进入非法区域自动报警：在重要关口，可事先设定通过权限及时间段权限，未经授权人员非法闯入限制区域，后台系统自动报警并弹出事发点视频窗口。

3）非授权离位报警：未授权人员不得擅自离开设定区域，一旦非法离开，系统自动报警，离开人员身份信息、位置信息自动显示。

4）移动路线回放：管理人员根据权限范围可以查询某一区域人员或者某一指定人员在某段时间的移动路线。

5）紧急报警求助：当患者感觉身体不适或者需要紧急求助时，可以按动手环上的一键报警按钮，护士站系统接收报警信息并提示护士进行处理。

6）查询统计和报表功能：管理系统能自动生成符合管理者日常管理所需的各种图表，帮助管理者分析统计一段时期以来的患者的活动情况，以及各类报警事件的发生情况、发生频率、发生地点、发生原因等管理所需的各类要素。

智慧医院基于物联网定位技术的人员管理，不仅有助于提高医院的管理效率和服务质量，还有助于保障患者安全、促进科研和教学、优化资源配置以及提高员工满意度。随着科技的不断发展，相信未来会有更多先进的定位技术应用于医疗领域，为医疗服务的发展带来更大的变革。

2. 资产管理

（1）资产管理的现状痛点分析

医院内各类资产种类多、数量大，部分重点资产价值高，同时医院器材和设备等固定资产很多都具有可移动的特点，很多科室设备和仪器的互借、调度、归还等工作还需要手工操作，烦琐、效率低且容易出错。总的来看，当前医院的资产管理主要存在以下难题：

首先是资产位置查找难，查找时间长，耽误医疗救治。比如医院的急救医疗设备（如呼吸机、氧气装置等）在急救时需要第一时间被找到，而当前医院大都通过人工记录，在交接班时如果没有交接清楚，就容易出现因无法快速找到相关设备而影响到急救的及时性与效果，这对医疗设备的管理工作提出了极高的要求。

其次是资产盘点效率低、准确性差。当前医院资产盘点周期多以周为单位，盘点多采用人工方式，每次盘点工作需要发动全员统计，费时费力；且人工盘点容易出错，造成账实不符，导致医院资产数量模糊家底不清的尴尬局面。

随着医院资产数量的增长，上述资产管理的种种问题会越来越突出。

为了实现对医院内重点资产和其他各类资产的精细化管理，提升资产利用率，保障资产安全，医院需要设置专门的资产管理功能系统，实现资产从入库、出库、转移、盘点、资产安全、资产台账（HRP 系统资产对接）全过程的闭环跟踪管理。

（2）资产管理在智慧医院中的应用场景

智慧医院的资产管理系统利用物联网技术，可以高效地实现从物资进货、入库、领用、使用登记、收费和收回等各个环节进行严格的监控管理，从而提升医院的物资管理水平，提升医院的社会效益和经济效益。

资产管理在智慧医院中通常需要实现如下功能：

1）资产出入库管理：在资产入库阶段，即对每个资产进行信息录入建档，具体信息包括资产名称、资产类别、资产归属、资产标签、维护人员等。其中，资产类别需支持新增与维护管理，以便将后期新增设施纳入管理范围。当资产需要出库使用时，需要生成出库领用记录，记录资产出库时间、领用人、资产去处等详细信息。如果为异常出库，则直接联动报警，提醒相关人员处理。考虑到院内各类突发情况，若时间紧急，则会出现各科室借用资产的情况。通过资产转移进行管理，资产可由当前归属科室转移至其他科室或管理处调用，省略重复出入库操作，提升管理的便捷性。

2）资产盘点管理：为了帮助院内管理人员及时了解院内整体资产情况，需定期或在需要时进行资产盘点。若发生盘点异常，则告警触发工单，并会将工单自动下发至相关人员，联动线下及时处理。盘点结束后，将生成盘点记录。该系统还支持工单派发记录的查询统计及详情查看。资产盘点结束后，将生成相应的资产台账。首先，需通过与HRP系统对接从中获取资产数据，然后根据资产分类、不同资产类别、资产状态、资产环节、所属部门等各维度对资产数量进行统计，并对资产使用情况进行智能分析，包括不同类别资产用量、报损、折旧计算、资产利用率统计等，并生成相应的统计报告，统计报告支持查询与导出，帮助院方更好地对资产进行管理，辅助医院进行资产采购决策等。

3）资产定位及轨迹管理：为了提升资产管理的直观性和便捷性，需支持资产位置的GIS呈现，直观展示资产在院内各科室的分布情况。考虑到资产的安全性，为防止资产的不明丢失，提升贵重医疗器械、高值机械化诊疗设备的使用效率和价值，对于院内所有资产，其领用、流转过程均需进行严格管理，并关联科室及责任人。同时，基于RFID、蓝牙等定位标签对资产进行实时定位和轨迹跟踪回溯，供管理人员判断分析。当资产超出安全边界或遇到异常情况时，直接进行报警，以保障院内资产安全。

（3）资产定位管理系统的架构及组成

资产定位管理系统通过利用条形码、RFID、无线网络、边缘计算技术和等技术与智能设备搭建而成，主要包括物联网模块、资产定位标签、边界管理器、资产管理平台以及应用系统。资产定位管理系统架构图如图8-7所示。

物联网模块：提供125kHz/425MHz/470MHz/2.4GHz等频段的RFID/LoRa/蓝牙/ZigBee协议接入能力，用于接收标签信号。

资产定位标签：采用防拆卸设计，每个标签具有唯一的ID标识，在系统内进行设备匹配绑定后粘贴于对应设备上。标签周期性自动发送信号，以便系统实时对设备状态进行监控、定位，提供全方位的设备定位与追踪管理。

边界管理器：是资产管理系统中安装于边界区域的设备。一旦资产定位标签进入该区域，即触发系统报警，并将报警信息转发至对接的视频监控系统和门禁系统进行联动，实现视频监控、声光报警及控制自动门关闭，确保资产安全。

资产管理平台：为保证实时掌握物品的库存准确数量及物品的存放位置、物品的状态信息，实现从物品的入库、库存实时盘点到物品储库的全过程管理，通过使用 RFID 标签能简化繁杂的工作流程，能有效改善资产全生命周期的管理。对仓库到货检验、入库、出库、调拨、移库移位、跟踪、资产盘点等各个作业环节的数据进行自动化的数据采集，保证仓库管理各个环节数据输入的速度和准确性。资产进出敏感区域以及在敏感区域的活动，都将通过被系统授权或者拒绝，并记录后才可以进入。物品与人员实时数据都将送往后台进行处理，并可与外部系统（比如 HRP 系统、视频系统、监控报警系统等）进行对接，通过系统联动，满足更多的资产管理需求。

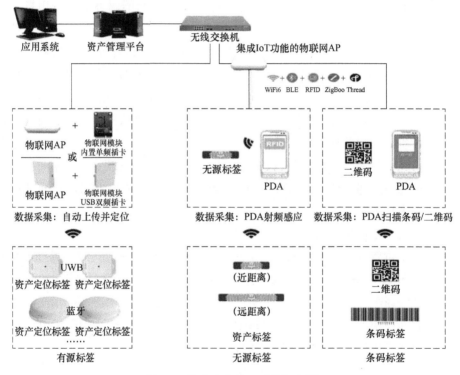

图 8-7　资产定位管理系统架构图

　　应用系统：提供系统管理、资产出入库、资产盘点、资产查询、电子围栏报警、资产统计等功能。

　　利用物联网技术构建的资产管理系统，可对资产所在位置进行监控和追踪，实时监控资产的位置信息及运动轨迹，并通过越界报警、信息不符报警、消失报警、低电量报警等多种报警形式，达到固定资产引进、查找、清点、安全监管等全生命周期管理，以及固定资产使用状态的全程跟踪与安全保护，有效解决医院固定资产的管理难题。

3．智慧药房管理

（1）行业现状及发展趋势分析

药房管理为医院信息系统的重要组成部分。近年来，HIS、HRP 和 SPD 陆续覆盖到医院中心药房、药库，但药房药师、医护人员耗费在药事管理工作上的时间较多，距离真正的智慧药房"智能管理、去中心化、卫星药房"的要求还有一定的差距。当前药房中的药品管理模式还存在以下的问题：

1）人工摆药、发药和领药，无法实现日清日结，管理无抓手。

2）传统保管药品的保险柜、药柜存放保管不易，药品效期难保障。

3）取药流程效率低下，护理病人时间有限。

4）护理病区可用药品受限，频繁出入中心药房取药。

5）药品记录采用手工方式，盘点药品耗时费力。

6）病区紧急用药给药不及时。

7）夜间用药不断，人工成本高。

8）操作系统非本土版本，存在数据安全风险、无法自主可控。

9）智能装备分布区域少，无法真正实现全院药品闭环管理。

10）信息孤岛难沟通，医护、医用物资、时间、病人等信息碎片化，数据分散难以有效治理与分析。

随着科技的不断发展，为了解决以上药房管理中存在的各类痛点问题，智慧药房管理系统也应运而生。智慧药房管理系统作为传统药房整体智能化解决方案，多用于医院内的门/急诊药房、静配中心和院外卫星药房之间，通过智能设备与系统来优化传统药房的工作模式，保障药品、医用物资的高效流转。而搭载"智能药品管理系统"的智能药品管理柜则是一种提高药品储存、分发和信息追踪的智能终端设备，一般被广泛灵活地运用于各类医疗相关场所，是智慧药房的重要组成部分。

"智能药品管理系统"最早于 1989 年开始应用于北美，目前在北美市场落地使用率超过 95%；亚洲则以新加坡为首，其公立医院已达到 100%配备的使用率。当前我国"智能药品管理系统"行业发展已完成市场的认知和培育期，随着我国"医疗新基建"带动行业需求快速增长以及有关政策推动项目落地，智慧医院的建设也持续对智慧药房的发展和普及提出新的需求。

（2）典型应用场景

在智慧药房场景，围绕药库、门诊、急诊、住院、针剂室的毒麻精药品和贵重药品管理解决方案，可实现如下应用：

提供对毒麻精药品与贵重药品电子化管理，避免人工录入导致的差错；可对接 HIS 药库系统，对药品数量、批号实现信息电子化管理，实现药品信息自动存入系统；可对接医嘱信息，支持平级库存药品移库取药操作；可关联患者、操作人员、药品等信息；支持快捷方便的盘点功能，系统引导盘点，自动保存盘点记录；提供电子智能锁功能，免去随时携带钥匙的困扰；提供药柜内药品状态实时监控与预警提示；可实现自动提醒补药并自动生成补药清单；提供定制化报表功能。智慧药房管理系统避免了库存预测机制下为应对需求波动造成的库存积压，有效地避免了药品浪费现象的发生，能最大程度地提升医院药品内部领取、应用以及存储的对应供应链的精益化管理能力。

在手术室药房的智慧麻醉场景，针对手术室麻醉科的药品使用特点，在以上应用功能的基础上，还可实现提供手术用药计费提报功能，提供电子麻方打印、毒麻精药品双人复核等功能。

在智慧病区药房场景中，针对急重症、普通病区药品使用特点，可实现如下应用：病区通过整合式智能病区药品管理柜及系统，实现 24h 病区内药品的不间断供应；可以实现特殊用药、高值贵重药品及病区内药品的分布管理；可对病区内毒麻精药品进行单支追溯管理；可对冷藏类药品进行计数管控和对药品温湿度进行实时监控，并上传至中央药品监控端；可对大液体类进行柜体外计数管理。对所管理药品对接 HIS 药库，实现药品批号、数量电子化对接；通过药品管理系统平台实现全院共享，及时解决病区内临时医嘱、夜间用药和紧急用药等问题。智能分布式病区药品管理系统可根据患者实际药品使用量，从药品使用端进行药品供给流程的有效优化。

（3）智能药房管理设备

智能药房管理系统智能化设备如图 8-8 所示，智慧药房管理系统通过与医院 HIS、EMR、HRP、SPD、手术麻醉等各业务系统对接，打通医院信息平台与药品管理平台，实现对系统内所有智能设备的动态监控、可视化数据呈现；信息化平台的输出结果和具有业务价值的数据，按医院规划和实际需求，在各科室/病区内实现应用与流转。

智能终端设备集成 IC 卡、指纹仪、人脸识别、热敏打印机、扫描枪、称重计数模块、智能控制板等多种模块，横向可扩展级联更多的柜体、内部可灵活配置不同的存储单元，以满足毒麻精、普通药品、针剂、口服药、大液体等不同毒理属性、不同包装的药品管理，为医护工作者带来一站式的智慧装备全面升级。以音视频、人工智能、大数据、物联网等先进技术，实现人脸识别、电子签名、药品批号效期推荐等多种应用。在质量管理与患者体验提升方面，由传统的药房摆药升级为智能药柜摆药，很大程度上实现了库存优化、减少差错、减少退药、用药及时等目标，为医生、护士、管理者与患者等多级角色间带来智能化的交互体验。

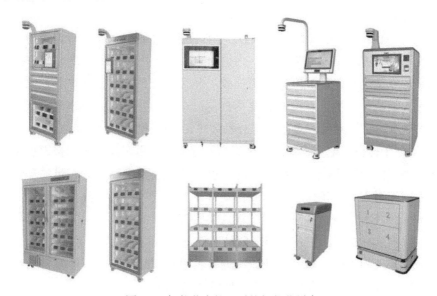

图 8-8　智能药房管理系统智能化设备

4. 后勤管理

（1）院区安防管理

综合安防是保障医院院区安全的重要基础。在智慧院区的综合安防场景下，通常需要满足以下多种业务需求：

1）实时视频监控：安保人员需要能够通过视频实时监控院区内状况，并且能够通过视频工具进行停止、抓拍等操作。通过自动切换巡逻视频，一人看护多个巡点，更高效并节省人力成本。考虑到一些异常情况的发生，还需具备录像回看功能，支持对指定摄像机指定时间段的临时视频进行查询、回看、截屏等操作。

2）人员布控管理：针对医院内医闹、号贩子等情况的管理，需要通过人员布控功能实现。首先需要建立人员黑名单，将医闹、黄牛等人员信息纳入黑名单库，同时支持与公安天网系统对接，获取危险犯罪人员信息，一并纳入黑名单进行管理。然后，对黑名单内的所有人员进行人脸布控监控，一旦院区内摄像头捕捉到黑名单内人员，直接联动报警，提醒相关人员及时处理。同时，支持回看调取相关录像，对人员轨迹和行为进行解析。

3）入侵检测：为了保障医院内所有人财物的安全，特别是在医院的一些重点区域，防止非法的入侵和破坏活动，在传统周界防护的基础上，通过应用智能视频分析技术，对入侵者进行探测、报警，同时联动调阅视频监控，确认报警是否有效，继而联动安保人员及时处理。

4）视频巡更：视频巡更模式通过自动切换巡逻视频，做到一人看护多个巡点，更高效且能够节省人力成本。为值班人员配备视频巡更功能，值班人员按时间和地点浏览预先配置好的巡更视频，并且保存相应的巡更记录。此功能方便巡更人员执行巡更，不需要到现场查看，也能使管理人员知道巡更状况，且不用仅凭纸质记录查阅历史，这是对院区的安全管理的进一步加强。

5）电子巡更：电子巡更是管理者考察巡更者是否在指定时间按巡更路线到达指定地点的一种手段。传统的巡检制度的落实主要依靠巡逻人员的自觉性，管理者对巡逻人员的工作质量只能做定性评估，容易使巡逻流于形式。因此，急需改变传统手工表格抄录，对巡逻人员监督不力的管理方式。电子巡更可以很好地解决这一难题，使人员管理更科学和高效。

从技术架构角度，院区安防系统通常由视频调阅系统、入侵报警系统、出入口控制系统、无线巡查系统、停车管理系统组成。

（2）院区便捷通行管理

院区通行人员类型繁多，人流量大，为了实现院区内各类人员的便捷通行，提升日常通行效率，需要实施人员通行管理。首先，建立医护职工库、患者库、黑白名单等，实现人员分类管理，多人脸库的存储调用。其次，在人员管理系统中，智能化地配置每个人员的通行权限，支持不同种类的人员权限类型。在此基础上，可将每个人员与其能通行的区域位置相关联，并将关联关系传导给通行设施，从而实现院区人员通行权限的智能化控制。通过院区人员通行权限的统一管理和配置，医院可实现分权治理，使院区安全可控。

考虑到当前患者就医流程涉及的身份验证环节繁多，患者体验不佳。为提高患者就诊的便捷度，可利用刷脸就医功能以缩小等待时间。患者可通过刷脸进行各类操作，包括刷脸导诊、刷脸报到、刷脸缴费、刷脸就诊、刷脸治疗（人、证、脸），一脸走遍全院，做到真正的智慧通行。同时，还支持按患者姓名、就诊时间、就诊科室查询就诊记录，并支持该患者的数据汇总和历史数据查看。

另外，系统还支持智能便捷的访客管理功能，访客可以关注医院公众号进行在线拜访预约，预约完成后立即开始进行访客审核，被访的医护人员或者统一管理员对访客预约信息授权，预约人员可随时查看自己的预约状态，可通过微信通知和短信的方式接收审核结果，然后便捷进入院区，实现院区人脸智能通行。管理人员可在 PC 端进行访客信息录入、修改、批量导入等操作，进行访客黑白名单管理。访客预约时填写的车牌号，在预约审核通过后，车辆也可以直接进入院区，并且都会留下对应的通行记录（包括时间、地点、通行次数、相关被访人等），后期可进行访客通行记录查询，实现访客的无纸化信息化管理，加快院区的通行效率。图 8-9 所示为智慧医院便捷通行管理系统。

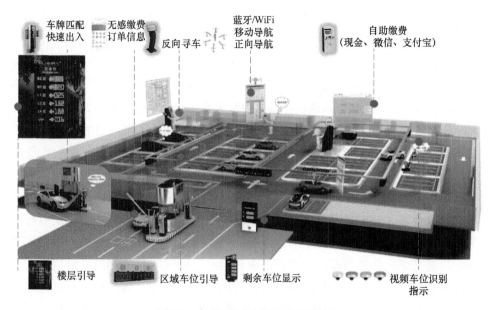

图 8-9 智慧医院便捷通行管理系统

针对院区内的停车场景问题，存在医院职工和就诊患者车辆两类，同时考虑到院内停车位比较紧张，为了保障院区内的车流稳定和行车通畅度，需要智能的停车管理模块，对相关车辆进行管理。通过该模块将车辆按照医院内部车辆、外部临停车辆进行分类管理，同时配备智能识别装置，实现车牌识别、智能停车缴费、车费代缴等功能。为了解决停车难问题，需通过支持车位预约管理，关联医院附近停车场，就诊人员在入院前可查询当前空余车位并进行预约，预约后智能导航引导至所预约的空余车位，高效利用医院附近停车场，让就医人员不再停车难。为了避免忘记停车位置或出现找不到车的这类情况，系统支持反向寻车功能，支持车辆通行记录和历史记录的筛查。为了防止出现行车拥堵状况，系统需支持院区内主干道车辆通行热力展示，一旦热力超过阈值则联动报警，提醒相关人员立即处理，以保障院区生命通道、应急通道畅通，提高车辆通行效率。

8.1.4　物联网感知新技术在智慧医院中的应用

1. 毫米波雷达感知技术原理及在医疗中的应用

对患者体征的监测，现有的测量仪器大多是接触式的，它们需要附着在患者身上才能进行测量和监测，这对于需要长时间连续监测的患者来说是不方便的。另外，在新型冠状病毒肺炎疫情的背景下，非接触式生命体征监测设备会变得更加重要，因为它将有助于最大程度地减少通过接触点和接触者造成的病毒传播，更好地确保医疗保健人员的安全。中国各大医院均在"十四五"时期提出利用新型传感器实现对生命体征数据的非接触探测。此外，预计到 2025 年，中国 60 岁以上的老人将达到 3 亿，高端医疗场景中对无感传感器也有较强的诉求。

如今的人类生产生活已经离不开各种传感器，作为人类"五感"的一种拓展延伸，传感器能感知到人体感知不到的细节。毫米波雷达便是一种被广泛应用且具有很大潜力的传感器。毫米波雷达即工作频段在 30～300GHz 范围内，利用毫米波波段进行探测的雷达，具有波长短、频带宽、分辨率高等特点。毫米波雷达会发射一定频率的电磁波，当这些电磁波遇到人体时，会被反射回来并被雷达接收。由于人体的运动、呼吸和心跳等生命体征会产生微小的位移和形变，这些变化会影响反射回来的电磁波信号。通过对接收到的反射信号进行处理和分析，可以提取出与生命体征相关的信息。例如，通过对信号进行傅里叶变换等处理，可以得到频率域上的信息，从而分析出人体的呼吸和心跳频率。通过对信号处理后的数据进行分析，可以提取出与生命体征相关的特征，如呼吸和心跳的幅度、频率等。这些特征可以用于识别人体的生命状态，如是否存在呼吸、心跳等。

基于毫米波感知技术的无接触式人员体征安全监测系统，支持对患者日常静态中大部分姿态进行无感检测，无需特定体位，可对睡眠过程中的微小动作，如离床、回床、翻身及坠床等动作进行识别并报警，并提供整夜的呼吸与心跳检测结果。另外，监测系统还支持其他外设拓展，如协同麦克风等外设进行打呼噜声音分析等操作，进一步提升无感检测精度。该系统主要应用于特需病房、康复病房或临床科室等需要持续监护患者的场景。毫米波雷达用于病房患者体征监测原理如图 8-10 所示。

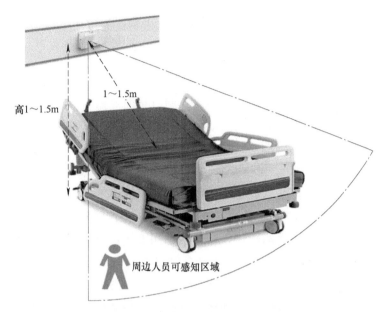

高1~1.5m

1~1.5m

周边人员可感知区域

图8-10 毫米波雷达用于病房患者体征监测原理

（1）关键技术一：弱生命体征相位信号提取技术

毫米波雷达测量得到的原始数据由胸腔周期起伏（人体呼吸和心跳引起）所产生的生命体征相位信号和周边环境反射体（如病床和地面等）所产生的静态信号叠加而成。在测量呼吸和心跳频率之前，首先需要从原始数据中消除静态信号以得到生命体征相位信号。当患者处于不同体位以及位于病床的不同位置时，生命体征相位信号的强弱不同，静态信号的大小也不一样。为了适应任意的患者体态和位置，该技术采用基于期望传播的消息传递算法，通过在最大下降梯度下快速搜索静态信号，迭代最大化生命体征相位信号的信噪比，实现弱信号的增强。此外，采用期望最大算法改进参数估计性能并降低计算复杂度，从而满足实时处理需求。

（2）关键技术二：高精度雷达设计

随着摩尔定律的发展，半导体器件的小型化和多元化为生命科学带来了新机遇，通过定制毫米波芯片，采用智能感知专用硬件架构和算法，医用毫米波雷达方案在成本、功耗、准确度等方面均拥有独特的优势，可以实现高精度、低功耗、小型化、非接触、连续性的生命体征探测。比如，目前已有多种可提升毫米波雷达精度的设计方法：通过对国产少通道雷达进行芯片级联方案设计，扩展雷达收发通道数，以增加雷达孔径；对现有通道数进行稀疏阵列设计，增加角度分辨率与波束赋形能力，可进一步降低系统复杂度与成本；配合高增益天线与超分辨算法，可极大地提升毫米波雷达的感知能力。

2. 毫米波雷达用于医院远程体征检测的优势

1）在检测精度上，作为高精度传感和检测技术，毫米波雷达能够捕捉人体细微的动作，并提供速度、距离、运动方向、角度等信息，实现精准细致的人体感应，例如在 76～81GHz（相应波长约为 4mm）下工作的毫米波系统，可以检测到毫米级的运动。

2）在环境适应性上，与基于视觉原理的激光雷达、TOF（Time of Flight，飞行时间）方案相比，毫米波雷达部件具备成本低、重量轻、体积小的优点，更重要的是毫米波雷达可以穿透衣物、木板、塑料、玻璃等物体，不受雨、雪、灰尘等外部环境条件的影响，全天候感知工作。而且，毫米波雷达不受光照条件的影响，可以在完全黑暗或阳光直射的眩光下工作。

3）在医院病房等场景中，人体检测是毫米波雷达的主要应用领域。考虑到视觉检测的个人隐私和数据安全问题，与图像传感器相比，毫米波雷达不会泄露人脸、环境等用户隐私信息，可有效保护患者的个人隐私。

3. 激光雷达感知技术原理及在医疗中的应用

基于激光雷达感知技术在医疗健康领域的应用处于相对前沿的创新探索阶段，以下是一些典型的应用场景及其技术特征：

（1）人体跌倒精准检测

易发生跌倒的人群主要为老年人，且大部分发生在卧室、浴室、卫生间等隐私保护要求较高的室内空间，这些空间无法安装视频监控设备。虽然毫米波雷达能够对人体姿态进行一定的检测，但从目前的技术水平来看，毫米波雷达在准确度上还存在着不足。根据 IDC 2022 年 11 月的"非接触式智能监测设备市场咨询项目"数据，检测精度、隐私保护是客户选择跌倒检测产品技术所考虑的两大因素。激光雷达作为智能感知领域重要的高精度感知硬件之一，有体积小、精度高、探测远的优点，通过采集点云数据而不暴露面容、体貌等信息，隐私侵犯程度小，且可生成三维图像，因此有望成为人体跌倒检测的优选技术。基于激光雷达在人体跌倒检测的创新探索如图 8-11 所示。

基于激光雷达+人工智能融合感知算法，可以实现高精度、高准确性的人体跌倒监测，实时发现人体跌倒等意外事故，并在被监测者跌倒时及时向亲属及监护人员报警，以便第一时间采取医疗救护等干预措施。相比于相机、毫米波雷达等感知技术手段，激光雷达实现的跌倒检测方案具有如下优势：

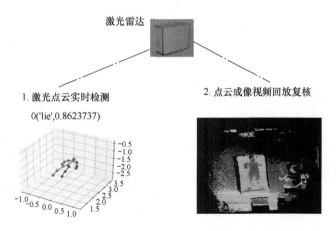

图 8-11　基于激光雷达在人体跌倒检测的创新探索

1）激光雷达可实现更好的可安装性，同时具有更高分辨率的三维成像能力，检测精度更高，检测速度快，躺倒、跌坐等复杂姿态均可检测。

2）激光雷达生成点云数据更加丰富，点云数据可与人工智能人体识别算法相结合，不易受其他非人移动物体影响，可支持更多复杂姿态检测、演进性更强。

3）激光雷达不仅可提供检测报警，还可同时提供点云成像视频，在保护隐私的前提下，支持视频回放复核，更好地减少跌倒误报率。

（2）患者人体姿态识别及医护人员动作质控

在病房中，患者的坠床、跌倒等均为高风险行为，需要及时发现并进行救治干预；在日常护理中，患者通常需要医护人员为其执行一定次数及时长的翻身、擦身、摇高床头等护理动作，患者需要按要求自行完成一定时长的坐立、平躺、俯卧、站立等康复动作；医护人员在执行治疗护理等动作的前后，都需要执行洗手、消毒等手卫生活动，以防交叉感染。而在目前的大部分医院中，患者人体姿态及医护人员质控监测普遍面临着如下痛点：

1）患者坠床、跌倒等高风险事件，坐立、平躺、俯卧、站立等医嘱要求动作缺乏有效持续的检测、监督及管理，单纯依靠人力的传统监测方案，无法满足巨大的患者人体姿态监测需求。

2）医护人员对患者的护理动作完成依靠惯性，管理困难，实际执行规范性差，容易影响治疗效果。

3）大部分医院的卫生质量管理更多依靠医护人员的自觉遵从，缺乏精准高效的智能检测手段。

4）在医院病房场景中，涉及患者、家属、医护人员隐私，不适合使用相机进行监测，否则将极易被投诉并引发医患纠纷。基于激光雷达的医疗应用场景验证阶段性成果如图 8-12 所示。

5种人体姿态检测，整体识别率>95%

 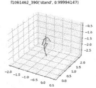

医院场景单人姿态识别

4个医护质控动作检测，检测精度>90%

洗手检测，降低院内感染率20%　　翻身检测，降低患者褥疮风险

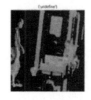 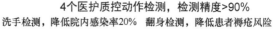

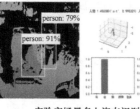

实验室场景多人姿态识别

擦身检测，降低患者皮肤病风险

已擦身：0s

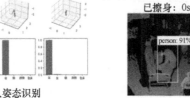

床头抬高角度检测，降低患者死亡率10%

病人角度：41°

图 8-12　基于激光雷达的医疗应用场景验证阶段性成果

基于激光雷达+人工智能融合感知算法，可在确保医患隐私不受侵犯的前提下，实现高精度、高准确性的患者人体姿态识别及医护人员动作质控监测，降低患者坠床、跌倒等二次受伤的风险，降低院内交叉传染风险，提高医疗护理水平。相比于相机、毫米波雷达等技术手段，激光雷达实现的患者人体姿态及医护人员质控监测方案具有如下优势：

1）不侵犯隐私，全场景覆盖：激光雷达基于点云计算，无人脸等敏感细节信息，不涉及隐私，可以部署在医院病房、卫生间等隐私敏感场所，实现全场景覆盖。

2）高精度检测：激光雷达成像能力强于毫米波雷达，角分辨率优一个数量级，可支持复杂姿态检测，当前人体姿态、医护动作检测的精度可达到95%。

3）全天监测，实时记录与统计：不受光线的影响，实现 24h 连续监测。点云数据结合人工智能，可实现实时记录、及时预警与状态统计，从而提升医院治疗效率，赋能医院精细化管理。

（3）医学诊断辅助

激光雷达在如下临床医疗场景，也有着重要的应用价值：

1）睡眠质量监测：睡眠呼吸暂停是一种常见且可能致命的睡眠障碍，会增加患心血管功能障碍、中风、糖尿病等疾病的风险。使用调频连续波激光雷达分析呼吸引起的胸部、腹部位移以及心拍间隔（指两次心跳之间的时间间隔），能够检测和记录异常呼吸模式，实现睡眠质量监测，有利于人体的身心健康。

2）步态障碍分析：基于激光雷达的步态测量系统可用于由帕金森、脑卒中等引起的步态障碍分析，辅助患者进行步态康复训练。

3）手术室场景三维重建：激光雷达用于场景三维信息采集，可实现手术室场景三维重建，有利于保障手术安全。

4）激光雷达在心脏位置估计、五官整形、假肢设计以及人体生命特征监测等方面也得到了应用和研究。

目前，基于激光雷达感知技术的医疗健康领域的应用尚未形成产品化商用，但有望在未来几年迎来爆发式增长。

8.2　5G 技术在智慧医院建设中的应用

8.2.1　5G 技术在智慧医院建设中的应用概述

随着 5G 技术的成熟、5G 网络的规模商用，以及 5G 技术与大数据、互联网、人工智能、区块链等前沿技术的充分整合和运用，5G 医疗健康越来越呈现出强大的影响力和生命力，对推进深化医药卫生体制改革、加快"健康中国"建设和推动医疗健康产业发展，起到重要的支撑作用。智慧医院的建设也将受益于 5G 的高速率、低时延以及移动性与大数据分析相整合的平台能力，让每个人在任何地方都能享受到及时便利的智慧医疗服务，满足人们对未来医疗的新需求。

国家政策积极推动医院加快 5G 信息化建设。2020 年 2 月，国家卫生健康委办公厅发布《关于加强信息化支撑新型冠状病毒感染的肺炎疫情防控工作的通知》，通知指出，加快基础网络升级改造，保障医疗信息系统平稳运行，确保疫情防控指挥体系稳定畅通。有条件的地方可运用 5G 等信息技术，提高定点救治医院网络稳定性和传输质量，满足患者救治工作需要；2020 年 3 月，国家发展改革委、工业和信息化部印发了《关于组织实施 2020 年新型基础设施建设工程（宽带网络和 5G 领域）的通知》，要求面向重大公共卫生突发事件的 5G 智慧医疗系统建设，开展基于 5G 新型网络架构的智慧医疗技术研发，建设 5G 智慧医疗示范网，建设包括医院内部网络、远程医疗专网、应急救治网络的 5G 智慧医疗示范网。通过 5G 建设，加快医院信息化转型，打造智慧医院。

5G 网络赋能智慧医院的三大场景如图 8-13 所示。得益于上下行的高速率、低时延、大连接、精准定位以及良好的移动性等网络性能，5G 技术在医疗行业的数字化和智慧化升级转型中也已经得到了广泛的应用。比如在院内，利用室内小站覆盖带来的无处不在的移动性、传输的大带宽和高可靠以及超大规模连接能力，5G 可被应用于院内数据采集及检测，包括医生查房、患者监护以及新生儿探视等业务；在院间，利用 5G 网络的广覆盖及高传输带宽，5G 可被用于医疗机构间的业务协同，助力优质资源下沉到基层，实现如远程超声、远程会诊及远程手术指导等应用；在院外，借助 5G 网络无处不在的移动性优势，可以实现如院外紧急救助以及危重患者转院等场景应用。

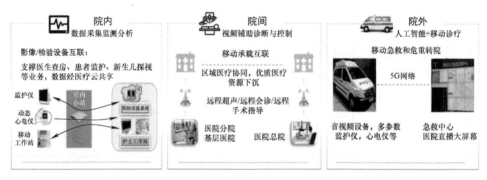

图 8-13　5G 网络赋能智慧医院的三大场景

总体来说，5G 在智慧医院中的建设，主要围绕实现以下三大核心目标展开：

1）打造覆盖全国所有大健康单位（医院、制药、药房、医疗设备、卫健委、医保局等）的一张 5G + 智慧医疗专网。

2）通过 5G 与物联网、大数据、人工智能等新技术的融合创新，优化医疗资源配置，提高医疗健康服务的可及性和人民群众的就医获得感。

3）基于 5G 的技术变革支撑未来医疗模式的变革，重塑医疗健康服务体系，加速医疗设备网络化、医疗数据信息化、医疗服务智能化的变革。

8.2.2　5G 技术在应急救援中的应用

院前急救是指在医院外对急危重症病人的急救，是指在短时间内，对威胁患者生命安全的意外灾伤和疾病所采取的一种紧急救护措施。广义的院前急救是指患者在发病时由医护人员或目击者在现场进行的紧急抢救，而狭义的院前急救是指具有通信器材、运输工具和医疗基本要素所构成的专业急救机构，在病人到达医院前所实施的现场抢救和途中监护的医疗活动。

作为急诊医疗体系的最前沿的一个环节，院前急救肩负着争分夺秒挽救生命的责任。院前急救以医院急诊科和医院内综合技术支持系统为坚强后盾，并与后两者紧密衔接，形成一体化医疗服务。院前急救应遵循就近、救急、安全、迅速的原则，做到组织严密、反应及时、操作规范。

院前急救中时间就是生命，急、危、重症患者死于原发病的不到 10%，多由于抢救时机的延误，并发症加重而死亡。严重创伤病人抢救黄金时间为 30min 以内，猝死病人抢救的最佳时间为 4min 以内。抢救危重病人，时间就是生命，而现场救护人员由于经验和治疗能力限制，难以开展必要的急救措施。在现场没有专科医生或全科医生的情况下，通过通信网络及相关的互联网技术开展院前远程急救，医院的专科医生或全科医生就可以远程指导现场急救人员开展必要的救治处理，同时，通过采集患者的体征数据做一些必要的院前病情诊断，也有助于院内医生提前做好救治方案及相关准备，从而提高救治成功率。

5G 技术以其随时随地的移动性，以及高带宽、低时延的特征，结合互联网相关技术，是实现院前急救的最佳方案。5G 救护车在现有救护车上装备 CPE 和音视频系统，还可以配备便携式超声等诊断设备，随时现场出诊。救护人员通过音视频系统将现场病人的情况实时回传到中心医院，由中心医院专家远程指导现场医疗救护。移动救护业务对 5G 网络的带宽需求是音视频+超声影像不低于 30Mbit/s，业务端到端时延小于 100ms。

应急救援场景的业务流量只有在急救车执行救护作业时才会出现，业务请求都是临时性的，持续时间不长，且救援地点不固定。针对这类场景，需要一种可以基于业务诉求按需使用，且可以动态调整带宽通道，动态保障医疗业务的网络通信服务。基于 5G 切片技术的 5G "优享"通道正是为这种临时性服务保障需求"量身定制"的，它可以给业务提供专有切片管道，实现不同业务的传输资源隔离，且能够动态调整，满足有临时业务诉求且移动连接场景的业务。5G 院前急救技术架构图如图 8-14 所示。

在特殊重大集会、重要会议、重要比赛、重要人物活动等情况下，院前急救要承担医疗保障和紧急救护的任务。因此，建立完善的院前急救体系和提高院前急救的医疗服务质量，对于保障人民的生命安全具有重要的意义。建设一张基于 5G 网络的医疗专网，满足院内、远程、急救协同的医疗服务，具有非常重要的意义。互联网医疗系统与应用国家工程实验室和郑州大学第一附属医院从本省医疗实际现状出发，在全国率先建设了一张 5G 医疗专网，打通了院内院外医疗服务协同的"最后一公里"，达到了"上救护车即入院"的目的。

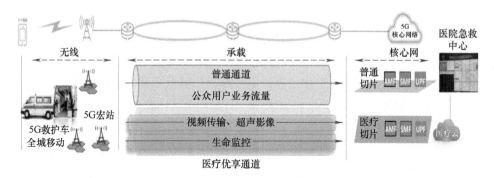

图 8-14 5G 院前急救技术架构图

郑州大学第一附属医院的 5G 医疗专网在院前急救方面发挥了积极有效的作用，郑州大学第一附属医院将 5G 技术应用于远程急救的场景如图 8-15 所示。在河南省的一个著名风景区举办的大型博览会上，一名中年游客突然急性心梗发作，同时出现胸闷、汗流不止等症状。院区医疗组立即启动医疗预案，通过 5G 应急救护系统初步诊断为急性下壁心肌梗死。病情危重，现场紧急调度最近的救护车进行危重转诊。在救护车上通过 5G 网络将患者体征数据实时回传县级医院并获得上级医院 5G 视频手术指导，前后仅用 1h38min 就完成救护、诊断和实施手术，使患者转危为安，成功上演了一场挽救生命的"生死接力"。

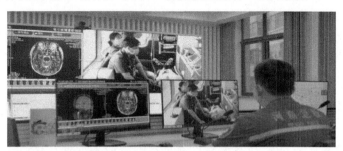

图 8-15 5G 远程急救（郑州大学第一附属医院）

8.2.3 5G 技术在远程医疗中的应用

1. 5G 远程超声

相比于其他医疗影像手段，超声的应用场景更广泛，但超声检查对医生的经验要求更高。根据国家卫生健康委数据，我国超声设备保有量约 22 万台，可支撑每年高达 20 亿人次的超声检查。然而，全国目前注册的超声医生仅有 12 万多人，缺口至少还有 15 万，整体超声医患比仅为 0.26/万就诊人次，其中，基层超声医生的缺口尤为严重，而培养一个合格的超声医生也需要大量的病例和时间。因此，有必要建立远程智慧超声系统，打破地域限制，发挥优质的医院专家优质的诊断能力，使得专家能够实时参与到基层医疗机构的超声诊断过程中，提高诊断的准确性和效率，为疑难杂症患者带来更好的医疗服务体验。

远程超声是一种利用现代通信、计算机及传感技术，将超声诊断设备上的图像实时传输至远距离的服务器或云端，实现超声诊断医疗信息的远程采集、传输、处理、存储和查询的医疗活动。借助通信网络连接超声检测端和医生端，超声专家在医生端可利用高清音视频系统，实现与下级医院的医生和患者的实时沟通，指导下级医院医生实时超声检测；若检测端采用机器人，则超声专家或医生可通过移动操控杆控制下级医院的超声机械臂进行超声检查，实现远程超声检查医疗服务的开展。

远程超声对于通信网络的传输带宽、传输时延以及传输稳定性都有很高的要求。远程超声业务需要一边传输高清的音视频数据，一边同时与下级医院进行交互，指导下级医院医生或者护士进行操作，或者通过远程操作机械臂进行超声检查。通常情况下，每台超声要求通信网络的上行传输带宽（从下级医院到上级医院）不小于 20Mbit/s，端到端传输时延小于 200ms；如果需要控制机器人机械臂，则控制时延需要小于 50ms。5G 相比传统 4G 网络的突出优势是大幅降低了传输时延，且时延的稳定性也大大提高。经过实际验证，两端医院在 5G 网络下时延可低于 100ms，上行带宽可达 100Mbit/s 以上，完全满足远程超声的业务需求。5G 远程超声技术架构图如图 8-16 所示。

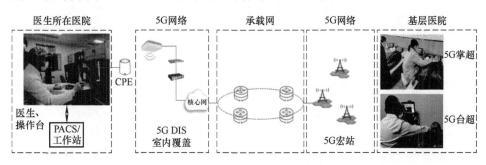

图 8-16　5G 远程超声技术架构图

随着我国 5G 网络的大规模建设，5G 覆盖已经达到县乡一级，5G 远程超声也已经在全国得到了应用，帮助广大基础医疗机构实现了高效、精准的诊断。如郑州大学第一附属医院利用中国移动部署的 5G 网络，远程操控基层医院的超声设备对患者做实时检查。为保证可靠的超声音视频传输带宽，以及控制远程超声机器人机械臂运动控制的低时延，中国移动利用 5G 切片技术，给远程超声医疗业务分配了一条专享通道。这条专享通道用于传输超声影像数据和机器人控制指令，可提供 100Mbit/s 以上的稳定数据传输以及 20ms 以内的稳定传输时延，可靠地保证了远程超声业务的顺利开展。图 8-17 所示为 5G 远程超声在郑州大学第一附属医院的应用场景图。郑州大学第一附属医院的这套远程超声系统可以让偏远地区的患者无需出远门，在家门口的医院就能获得医疗专家的诊断。

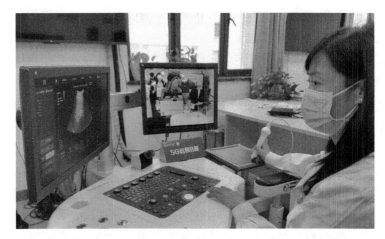

图 8-17　5G 远程超声应用场景图（郑州大学第一附属医院）

远程超声的本质属于远程医学的一部分，它不仅可以进行远程会诊，还可以实现远程教学、远程质控等功能，从而提高基层医疗服务水平。

2. 5G 远程会诊

我国幅员辽阔，70%人口分布在县镇以下医疗卫生资源欠发达地区，而我国医疗卫生资源 80%分布在大、中城市，医疗水平和资源极不平衡。即使在大城市，病人也多往三级医院聚集，一方面造成三级医院医疗资源紧张，另一方面造成低层级医院医疗资源的闲置。因此，在我国发展远程医疗是非常必要的。

远程会诊是远程医疗的主要业务，是指采用通信、计算机及互联网等技术完成远程医疗诊断、提供医疗信息和服务。传统的远程会诊采用有线连接方式进行视频通信，建设和维护成本高、移动性差。而在 4G 网络中，远程会诊最高仅可支持医患两侧 1080P 高清视频，而且存在实时性差、清晰度低和卡顿等问题。5G 网络具备高带宽、低时延的特性，能够支持 4K 远程高清视频和医学影像数据的高速传输与共享，可让医学专家多方在线开展会诊，提升诊断准确率和指导效率，促进优质医疗资源下沉到基层。

5G 远程会诊技术架构图如图 8-18 所示。医院依托运营商的 5G 网络部署医疗专网，利用 5G 的切片技术，可以构建 5G 远程医疗专享通道，以满足多种远程医疗业务需求，如远程会诊、远程超声、远程监护等。5G 远程医疗专享通道是一种基于 5G 切片技术实现的专用管道，与提供公众业务流量的普通管道相互隔离，能够提供高可靠性的保障带宽资源，可以满足 5G 医疗中院内和院间业务应用的需求。5G 医疗专享通道可支撑高清医疗影像数据采集、传输和指令回传等，可提供高达 100Mbit/s 以上的稳定数据传输，时延抖动控制在 2ms 以内，可以满足多种医疗业务同时开展工作。

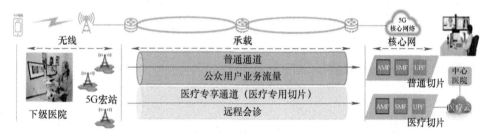

图 8-18 5G 远程会诊技术架构图

为解决广大人民群众"看病难"的问题，响应优质医疗下沉、医疗下乡的国家政策要求，互联网医疗系统与应用国家工程实验室和郑州大学第一附属医院联合中国移动和华为公司，率先建设了一张 5G 医疗专网，打通了基层医院与郑州大学第一附属医院之间的 5G 远程医疗专享通道。郑州大学第一附属医院利用 5G 医疗专网开展了诸如远程会诊、远程超声、移动查房机器人等多项远程医疗业务，有效地提高了医护人员的工作效率和基层医院的诊疗水平。

2020 年，在新型冠状病毒肺炎疫情期间，借助中国移动的 5G 网络，郑州大学第一附属医院完成了河南省 18 个地市、108 个县的 147 家新型冠状病毒肺炎医疗救治定点医院隔离病区远程会诊系统的建设，郑州大学第一附属医院应用 5G 网络技术实现远程会诊的场景如图 8-19 所示。全省所有的重症病人都能通过该系统得到省级专家的及时会诊，有效支撑了河南省在防疫期间的统一调度、远程会诊、方案共享、救治指导等工作的顺利开展。截至 2020 年 3 月 20 日，河南省级专家医疗组已经通过该远程医疗系统累计完成了 2000 余例远程会诊。通过优质医疗资源下沉，有效地遏制了新型冠状病毒肺炎疫情的传播。

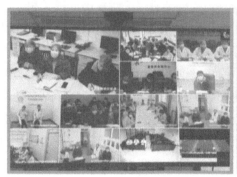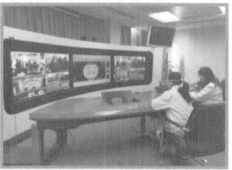

图 8-19　5G 网络技术实现远程会诊的场景（郑州大学第一附属医院）

随着 5G 医疗专网建设的完善和远程医疗应用的逐步成熟，健康关爱会走近千家万户，越来越多的患者完全可以足不出户就能享受到医院名医的诊疗服务。

8.2.4　5G 技术在智慧护理中的应用

1. 5G 自动查房

病人的病情千变万化，医生和护士通过查房能随时了解患者病情变化，做出及时而准确的治疗方案。传统的查房模式存在很多弊端，比如医生和护士在多个病房奔走，工作强度高，查房效率低；无法前往隔离病房、方舱医院等场所正常查房；在疫情期间，普通病房内查房医生和护士也会增加交叉感染的风险等。

借助移动查房车、查房机器人等终端设备，医生和护士可以灵活高效地进行远程查房，通过对接医院内 HIS，医护人员还可实时采集分析患者病情、生命体征等数据，同步录入病人信息，并下达医嘱，不需要在查房结束后再回办公室处理，从而提高工作效率。

随着 5G 网络的规模部署，多数医院也实现了 5G 覆盖，通过 5G 网络实现远程查房成为多数医院的选择。5G 自动查房的技术架构图如图 8-20 所示。

通过在移动查房车或者查房机器人中集成 5G 模组，或者通过外接 5G CPE，将移动查房车或者查房机器人连接到医院的 5G 网络上，5G 网络通过医疗互联网与医院的信息系统，如 HIS 和视频系统相连接，组成 5G 远程查房系统。医生和护士可以通过移动查房终端，同时借助手机、平板电脑等数字设备，便捷地采集病人的病情及体征等信息，并自动上传录入医院信息系统。

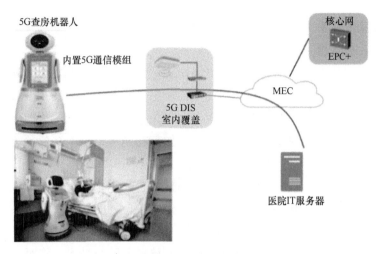

图 8-20　5G 自动查房的技术架构图

5G 自动查房业务要求的网络下载速率为 30Mbit/s 以上，主要为病房视频及体征数据的上传，以及病历等文件的下载浏览和修改。另外，该业务对于自动查房终端的接入数量也有要求，一般大型医院的自动查房终端在 100 台以上。

借助 5G 的大带宽和低时延的优势，自动查房还可以获得 AR 技术的加持。通过 5G 网络和软件平台将 AR 智能眼镜、智能手机、智能平板等终端相结合，使远端医生或者专家可实时接收传输现场的画面和虚拟信息，使远端专家无需到现场即可对现场医生或护士进行远程精准指导。通过 AR 系统做远程自动查房时，医生或专家可方便地将病患的虚拟信息调出，除了能够调出病历外，还可以查看包含超声、CT、MR 等医疗影像资料，在条件具备的情况下，甚至还可以构建出包含病患相关的 3D 模型，让病情得到更加直观的呈现。这些都将大大提升医生远程诊断的效率和准确性。

通过 5G 自动查房，可以大大减轻医护人员的工作负担，节省大量的人力、物力。5G 机器人可以按照预设的程序进行巡视，无需人工操作，从而提高了工作效率。在疫情期间，通过 5G 机器人自动巡查可以减少医护人员与病人的接触，从而降低交叉感染的风险。5G 机器人可以通过远程操控进行消毒、清洁等工作，确保病房的卫生安全。总之，5G 自动查房可以提高工作效率、及时发现问题、提升服务质量和减少交叉感染风险，对于改善医疗服务质量和提升病人满意度方面具有积极的作用。

2．5G 移动医疗监护

当前医院病房监护存在诸多的问题和挑战。首先是病房的看护效率低，医院需要大量的医护人员进行实时的监测和护理，但由于人力资源有限，往往会出现医护人员疲劳工作、压力过大等问题，从而影响监护质量和患者安全；其次是医患之间信息不对称问题较为突出，医护人员需要花费大量的时间和精力来获取患者的生命体征信息和病情变化，而患者则往往无法及时了解自己的病情和治疗方案，导致患者心理压力大，医患关系紧张；再就是医院病房是患者密集的场所，容易出现交叉感染的问题，如何在病房监护中有效预防和控制交叉感染的发生，也是一个需要解决的难题。

针对以上问题，医院需要采取一系列措施，如加强人力资源配置、优化监护流程、加强感染控制以及关注患者心理健康等。同时，随着移动医疗技术的发展和应用，移动医疗监护也为解决这些问题提供了新的解决方案。

移动医疗监护是一种利用现代通信、计算机及网络技术，将医疗监护设备与患者实时连接起来，实现远程实时监测、诊断和治疗的医疗服务模式。它打破了传统医疗监护在时间和空间上的局限性，使得医护工作者可以随时随地对患者进行监护，提高了医疗监护的实时性、灵活性和效率。

移动医疗监护的应用范围非常广泛，包括但不限于院前急救、住院患者护理、慢性病管理、老年人健康监测、母婴健康监测等。通过移动医疗监护，医护工作者可以实时获取患者的生命体征信息、病情变化等情况，及时进行干预和处理，从而保障患者的生命安全。同时，移动医疗监护还可以降低医疗成本，提高医疗资源的利用效率，为患者提供更加便捷、高效的医疗服务。

5G 移动医疗监护网络架构图如图 8-21 所示。在移动医疗监护中，常用的设备包括可穿戴或便携式多参数病人心电监护仪、动态心电图监测仪、胎心监测仪等。这些设备可以通过无线通信技术将监测数据实时传输到医护人员的移动设备或医院的信息系统中，从而实现远程实时监测和诊断。比如通过无线输液监护系统，可以由无线警报器通过传感器获得病人输液进度，在输液快结束时可以自动报警呼叫护士，病人再也不用担心时刻紧盯输液瓶，也不需要人工呼叫。还有针对突发性疾病患者的远程实时监护，在患者正常活动状态下也需连续进行生命体征监护，一旦发生突发性心脏病，生命体征监护装置将立即触发报警，及时通知医护人员到场实施救治。

病房医疗监护设备众多，虽然单个设备需要传输的数据量不大，但是在多个设备持续并发传输的情况下，对无线网络的流量需求仍然很高。另外，为达到对患者突发病症的及时响应、处理和救治，需要网络具备很高的实时性和可靠性。在 5G 移动医疗监护网络架构中，利用 5G 网络收集可穿戴以及多种监护终端的数据并将数据实时传输给监护中心或护士站的医护人员，可对患者生命体征进行实时、连续和长时间的监测。5G 网络具备的大传输容量特性，使其能够支持病房数百个体征采集终端；5G 网络具备的低时延特性能够让患者的远程监护变得更为及时。

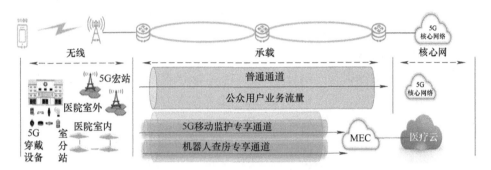

图 8-21　5G 移动医疗监护网络架构图

医院病房区域中患者、患者家属以及医护人员众多，会出现大量人员同时使用手机的情况。为避免 5G 网络出现拥塞而导致体征监护数据或报警信息不能及时上传至监护中心或护士站，需要为 5G 移动监护业务专门预留一条专享的通道，该 5G 移动监护专享通道利用 5G 切片技术实现，跟普通用户手机使用的公共通道进行隔离，同时相比公共通道具备更高的数据传输优先级，从而保证了该专享通道的带宽不会因公共信道的拥塞而受到干扰，保证了 5G 移动监护数据传输的稳定性和可靠性。

5G 网络还能提供高精度定位的功能。在室内环境下，5G 的定位精度能达到 1m 甚至更高，远远优于传统的 WiFi 和蓝牙系统。高精度的定位对病房监护极其重要，尤其对于如婴儿防盗、特殊病患（如精神病患者）的精细监护来说更是如此。依托 5G 的精准定位能力，5G 可穿戴监护设备可持续上报患者位置信息。远端医护人员可实时根据患者当前的位置和状态，做出及时的病情判断和处理，提供更加精准的护理和救治。

8.3　全光网络以及远程协作网络在智慧医疗中的应用

8.3.1　全光网络和第五代固定网络的应用

全光网络（All Optical Network，AON）是一种利用光纤和光电子器件来实现数据传输、路由、交换和处理的网络。全光网络的主要特点是信息传输、交换、放大等无需经过光电、电光转换，因此不受原有网络中电子设备响应慢的影响，有效地解决了"电子瓶颈"的影响。由于全光网络中的信号始终以光的形式存在，因此能大大提高网络速度和效率，降低信号传输时延和能量消耗。此外，全光网络对光信号是完全透明的，即在光信号传输过程中，任何一个网络节点都不处理客户信息，实现了客户信息的透明传输。因此，全光网络能够支持多种业务一网承载，简化网络结构，实现网络的"瘦身"。全光网络是未来的发展趋势，它能够提高网络资源的利用率，解决传统网络中的瓶颈问题，为未来的高速、大容量、低时延的网络应用提供强有力的支持。固定网络技术与移动通信技术代际演进关系如图 8-22 所示。

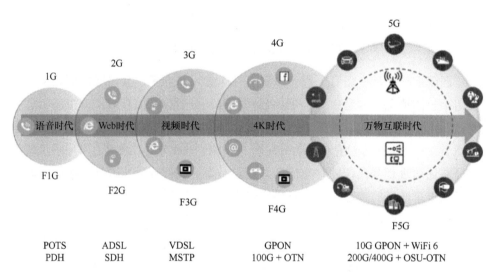

图 8-22　固定网络技术与移动通信技术代际演进关系

全光网络是第五代固定网络（The 5th Generation Fixed Networks，F5G）实现其性能特点的基础技术，F5G 是由中国提出，欧洲电信标准协会（European Telecommunications Standards Institute，ETSI）接纳，由业界广泛参与的新一代固定网络。F5G 的代表性技术是 10G GPON（Gigabit-Capable PON，吉比特无源光网络）和 WiFi6 等技术，其主要特点是超高带宽、全光联接、极致体验应用。F5G 具备大带宽、多连接和好体验三个关键特征。与 5G 移动网络不同，F5G 是固定网络技术，更注重于提供稳定、高速的网络连接，适用于需要固定接入的场景，如家庭、企业、园区等。F5G 的目标是实现千兆家庭、万兆楼宇和 T 级园区，以及赋能千行百业体验高品质网络。F5G 以光纤为介质，具有传输带宽大、确定性低时延、抗干扰性强、安全可靠等特点，尤其适合企业园区、数据中心互联等基础设施应用。相比传统的网络技术，F5G 能够更好地满足高清视频、大数据、云计算、物联网等新型应用对网络带宽、时延、安全性的需求。F5G 与 5G 是协同关系，有线网络和无线网络互相补充，为万物感知和网络应用赋能。ETSI 预测 F5G 与 5G 技术将一同开启万物互联时代，助力千行百业数字化转型。

总的来说，F5G 是面向未来的固定网络技术，将为人们的生活和工作带来更加便捷、高效、智能的网络体验。同时，F5G 也将与 5G 等其他网络技术相互协同，共同推动数字化转型进程，为经济社会发展注入新动力。

8.3.2　基于全光网络的医院多方会诊

随着医学影像技术的飞速发展，影像分析已经成为当前疾病诊断的主要手段，当前在医疗行业 70%的诊疗行为需要借助医学影像检查。病人每次检查会产生大量的图像，如一次 CT 检查影像数量会达到 500～800 张，MR 检查的数量达到 500～2000 张。在传统的基于以太网络架构的医疗影像系统下，影像数据上传时间长、医生阅片速度慢（几十秒到几分钟）、病人携片不方便、影像设备三维信息不能直接应用于临床诊疗等问题，极大地影响了医生的诊断效率和诊疗效果。

当前医院在医疗影像诊断中面临的挑战主要包括以下几个方面：

1）网络延时导致阅片卡顿，影响医生诊断效率。

2）传统二维影像对医生技能和经验要求较高，复杂病例场景下阅片难度大。

3）传统阅片方式不够形象直观，在医患沟通时，患者无法充分了解病情和风险。

4）在复杂病例情况下，需要多科室交互、联合诊断，而传统模式下科室间阅片交流不方便。

5）影像数据量庞大，医院面临影像存储空间不足，设备老旧，故障频繁的问题。

一般而言，大型三甲医院医疗影像业务对网络和数字化系统的具体需求见表 8-1。

表 8-1　大型三甲医院医疗影像业务对网络和数字化系统的具体需求

需 求 类 别	需 求 描 述
二维数据加载及显示	流畅阅片要求单片影像传输+存储时延小于 3s
	标准阅片要求单片传输+存储时延小于 1s
	极致阅片要求单片影像切换时延小于 100ms，所有类型阅片小于 200ms
三维数据展示	选择 DICOM 数据加载至三维窗口，满足标准、极致阅片需求
网络版阅片（文件方式）	优化阅片影像数据获取架构，新增影像数据缓存服务器，可部署在医院数据中心，或者按科室部署工作站，对影像数据进行缓存，以减少 PACS 的访问压力，以及减少 PACS 对接端口数，节约医院对接成本
网络版阅片（视频方式）	优化阅片影像数据获取架构，在全光网络的基础上，基于云桌面方案，结合实时建模、视频编解码、视频压缩、实时传输等技术，实现 4K/8K 视频的多科室互操作阅片
选定患者的数据	支持当前选定患者的数据
选定患者数据二维显示及分析	支持选中关注点测量 CT 值、支持箭头标注或文字标注、支持一键清除所有标注数据、支持自定义或选择已预设的灰度值
选定患者数据三维显示及分析	支持测量三维图像中的图像长度
	支持仅在二维视图勾画测量矩形、圆形、不规则形状的面积、周长以及标准差信息
	支持在三维视图进行箭头标注或文字
	支持删除所有标注与测量信息
	支持保存当前窗口到书签页或删除已保存的书签
支持在二维显示下操作影像	支持图片平移、复位、窗口调整、水平或上下翻转
支持在三维显示下操作影像	支持转动、平移、放大缩小图像、勾画套锁，使所有位于套锁范围内的体素均被隐藏
	支持所单击的体素孤岛被删除，其余体素继续保留，并在二维画面联动显示
	支持单击左右反转，隐藏的体素被显示出来，当前显示的体素被隐藏
	支持三维体素编辑操作
会议组织	通过阅片系统预约会议，在预定的时间发起会议呼叫并邀请与会者参加
会议控制	通过阅片系统启动会议后，能够随时结束视频会议支持用户在视频会议中的会场管控，随时邀请新会场入会，或挂断/重呼/移除当前会场
	支持用户视频会议中的语音管控，对当前会议进行静音/解除静音操作
	支持用户对会议中的任意会场进行广播操作，使所有与会者观看当前广播的会场画面
	支持用户能够对会议中的所有与会场进行轮播操作，轮流播放所有会场画面
	支持与会者在保证当前音视频码流正常传输的前提下，通过辅流共享医学影像的二维/三维分析画面与操作
传输时延优化改善	要求下载 50MB 数据时延小于 700ms，其他大小的文件线性计算
传输安全	链路安全，1+1 冗余保护，Type B/C 保护倒换小于 50ms，支持 AES-128 加密功能，支持硬隔离架构保障可靠性，支持 MAC、802.1X、Portal 认证

（续）

需 求 类 别	需 求 描 述
存储性能需求	数据库场景 IOPS>25000，延迟小于 1ms
	PACS 影像文件热数据读写带宽大于 1000MB/s，延迟小于 1ms
存储可靠性	提供 SAN+NAS A-A 双活存储，实现故障秒级切换
存储安全性	提供分钟级快照恢复功能，抵御勒索病毒和误操作
存储经济性	针对 PACS 热、温、冷数据提供智能分级存储，降低整体存储成本

为满足以上需求，医院需要对全院的网络、存储数据中心、阅片终端进行升级，或者新建全光网络、一体化阅片终端、存储数据中心，以提高医院的阅片诊疗效率。

基于全光网络的实时阅片系统架构如图 8-23 所示，该系统整体方案由 F5G 全光医院网络、双活存储数据中心以及一体化阅片终端三个部分组成。下面对此分别描述。

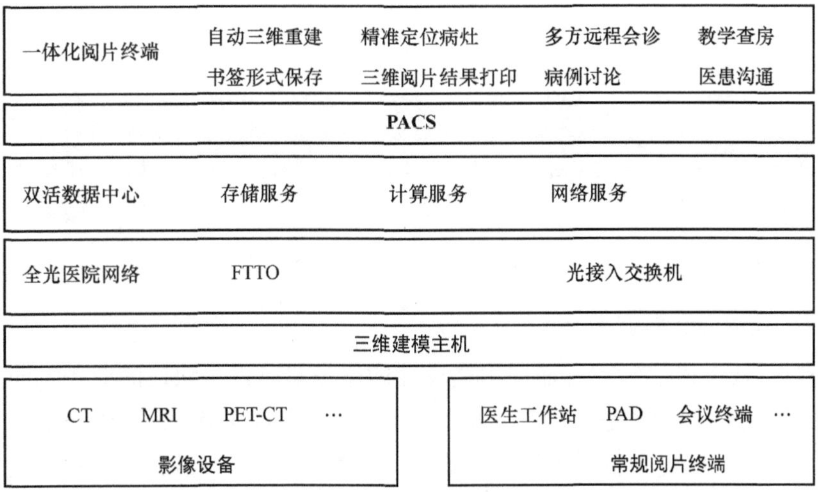

图 8-23　基于全光网络的实时阅片系统架构

1. F5G 全光医院网络

F5G 全光医院采用基于 F5G 的无源光局域网技术，其网络架构如图 8-24 所示。

基于 F5G 的全光医院网络具有网络架构简单、带宽大、时延低、传输安全性及可靠性高的特点，能够实现优异的网络性能，带来网络运维的简化，支持经济节能和绿色环保的建网目标。F5G 全光医院网络推动光纤进一步延伸覆盖

173

到医院的每一个场景，从光纤到医院园区，到病房、诊室、CT 室、阅片室，到医疗设备，再到办公桌面，最终迈向光联万物。

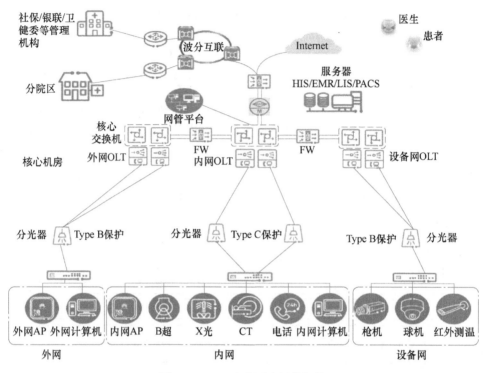

图 8-24　F5G 全光医院网络架构

2．双活存储数据中心

针对 HIS 和 PACS，需采用高性能的服务器以提供快速的业务响应。HIS 是全院的核心，因此要保障高可靠性，需要部署多台 HIS 服务器，采用共同双活工作模式，以提高整个系统的可靠性。在数据层面，通过存储虚拟化技术将两个数据中心的数据虚拟化成统一的资源池，实现从任一 HIS/PACS 获取的数据，都将被写到两套存储中，实现数据层面的双活冗余保护。配置一套大容量存储服务器统一存储结构化索引和非结构化影像数据，通过存储实现两个地理上分隔的院区（一个为主园区，另一个为分园区）保存影像、数据库、虚拟机实时副本。两个院区同时提供服务，支持应用、服务器、存储、链路端到端可视化容灾拓扑展示，支持计划性迁移和一键式容灾切换。将核心 HIS 通过存储镜像技术实现数据的双活部署，提升 HIS 业务的可靠性。通过融合存储将 PACS 数据库数据实现存储自动分层，热数据存放在高性能节点，冷数据自动归档到大容量节点。通过存储底层复制功能，将数据容灾到远程节点。HIS 和 PACS 双活存储系统架构如图 8-25 所示。

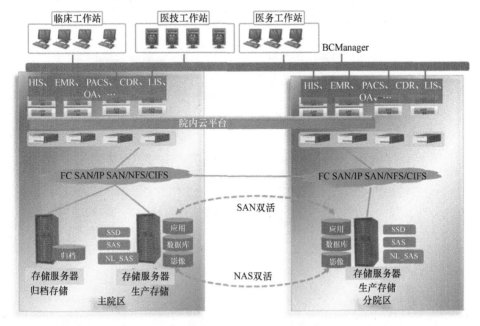

图 8-25 HIS 和 PACS 双活存储系统架构

HIS 和 PACS 双活存储系统采用"Active-Active"的高可靠架构，提供可被两地数据中心主机并发访问的共享双活卷，自动实现负载均衡，同时对外提供业务。

3. 一体化阅片终端（阅片宝）

传统的胶片或计算机阅片方式均基于二维断层影像，对医生的空间想象力和还原能力要求极高，低年资医生往往无法从二维影像中获得全面、准确的临床信息。从现实情况来看，患者到医院看病过程中，由于医疗影像的拍摄、存储、传输、查阅、诊断、输出、携带等，会带来一系列复杂而又无法解决的阅片难点，如二维黑白影像阅片难度大，容易误诊、漏诊和错诊，多人远程会诊时阅片交流困难，医生和患者及其家属沟通时无法充分表达病情和风险等。

针对医疗阅片的难点，一体化阅片终端（又被称作"阅片宝"）应运而生。阅片宝结合人工智能技术，大大提升了医疗影像后处理的能力，同时基于医学影像数据的智能三维重建，为医生提供了更加全面、直观、精准的临床信息。阅片宝与智慧屏有机结合，用触控的方式实现了多人交互，并通过远程会议功能实现远程影像实时交流。阅片宝的定位是医院临床科室级应用，集阅片、会诊和远程功能于一体，符合医疗规范和医生的使用习惯，操作简单，易学易用。阅片宝的应用场景如图8-26所示。

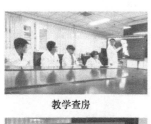
教学查房

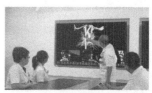
病例讨论

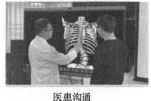
医患沟通

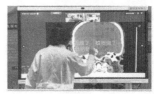
远程多方会诊

图8-26　阅片宝的应用场景

（1）教学查房

教学查房是所有医院里临床科室医生的常规性工作，高质量的教学查房对年轻医生的经验积累和专业训练非常重要。使用阅片宝系统，从二维阅片到三维影像，以更高维度和更广视野呈现丰富的影像信息，使临床诊疗技术更易于理解和掌握，医学知识的传播交流更加高效，有助于优化年轻医生的学习曲线和成长路径，节省学习培训的时间和成本。

（2）医患沟通

阅片宝独特的三维影像功能，让不具备医学知识的患者及其家属可以直观、准确地了解病情，对治疗方法和风险有充分的认知，既保障患方的知情权，也从客观上避免因理解差异而形成的医疗纠纷。

（3）远程多方会诊

疑难重疾的专家会诊，对疾病的诊治至关重要。使用阅片宝可以满足多人会诊、远程会诊的需求，其特有的触控交互、三维重建、标注同步等功能，更加直观、立体地显示病灶及周围重要脏器的三维结构，测量、批注等信息支持随时保存和调用，让专家们不再为看不清、看不全、说不清、道不明的技术难题所困扰，而专注于诊疗方案的沟通交流，这将会大大提高会诊效率，节省专家时间。

8.4　云计算技术在智慧医院建设中的应用

云计算技术是指通过互联网，以按需服务的形式提供计算资源，通常分为三种模式：基础设施即服务（IaaS）、平台即服务（PaaS）、软件即服务（SaaS）。IaaS 提供基础的计算、存储和网络资源，用户可以在此基础上构建和管理自己的应用程序环境。PaaS 在 IaaS 的基础上提供更高层次的服务，包括开发、部署和运行应用程序所需的平台和工具。SaaS 提供完整的应用程序服务，用户通过互联网访问并使用，无需关注底层的基础设施和管理工作。通过云计算技术，能够实现计算资源的高效利用，控制软件系统开发的成本，且随着业务量的变化能够及时地调整云计算资源的大小，以适应业务需求。在智慧医院建设过程中，云计算技术因其具有的高灵活性和可伸缩性，能够有效缓解医院灵活多变的业务量导致的资源浪费问题。目前，云计算服务已经能够应用于医院的各个业务系统的云部署（如 HIS、LIS、PACS 等系统的云部署），优化医院计算资源分配，减少计算资源的浪费。此外，云计算技术还能够支撑远程医疗服务的开展，实现医疗资源跨区域共享。

8.4.1　医院系统云部署

在当今数字化时代，医疗信息管理已成为医院管理和医疗服务的核心。随着云计算技术的迅速发展，越来越多的医院选择将医院的各个业务系统部署到云平台上，以获得更高效、安全和可靠的信息管理解决方案。传统的医院业务系统往往基于本地服务器和专用网络构建，存在着诸多挑战，包括高昂的硬件和维护成本、安全性风险、灵活性不足等。而云计算技术的出现为这些挑战提供了解决方案。云部署将系统移至云端，借助云服务提供商的弹性计算和存储资源，实现高效、安全、可扩展的信息管理。

建设医院业务云平台，首先通过对医院的业务系统进行调查评估，确定医院的规模、用户数量、数据量、安全性等方面需求。根据这些需求选择合适的云服务类型，并在医院的服务器上配置虚拟化的环境，创建虚拟机以及虚拟网络，以模拟云服务的环境。其次，再使用云管理平台软件对云环境中的资源和服务进行集中管理，对医院不同用户进行认证以及权限管理，确保仅有授权用户可以访问，提高系统的安全性。根据医院各个系统不同的数据量大小，采用不同的迁移策略，如在线迁移、离线迁移等。基于确定的迁移策略，使用数据迁移工具（如 AWS Database Migration Service、Google Cloud Storage Transfer Service 等）将业务系统的数据迁移至云环境的数据库或存储中。之后，将现有的系统程序代码和文件迁移到云环境中的应用服务器或者容器中，再根据所搭建的云平台特点和要求，进行必要的调整和优化，以确保系统能够正常运行，提升系统的可靠性。在迁移完成后，对系统进行全面的测试和验证，确保数据以及系统迁移的完整性和正确性。此外，建立双活中心，对医院系统的数据进行定期备份，部署各系统相应的灾备节点和应急方案，以应对突发事件和灾难，保障云服务的持续运行。对于常见的突发状况进行模拟，以验证系统的稳定性和性能表现。最后，将完成测试的各个业务系统进行逐步上线和恢复使用，监测系统运行情况，及时做出调整和优化。定期更新和维护系统软件和硬件，修复漏洞和安全隐患，确保系统安全稳定运行。对于数据迁移以及系统配置的过程进行记录，建立详细的文档和备份，便于日后维护管理。

医院系统云部署采用 SOA 分析方法，将多个业务系统置于一个统一云应用框架中，按角色分配工作职能；医疗机构可按需自定义系统。可满足医疗业务中预约、看诊、收费、发药、药库管理、经营分析等多环节的工作需要。与传统医院系统相比，云平台的操作简单，易学易用，无需复杂的数据准备工作，并满足多元化医院管理模式需要，能够提升医院信息化水平，降低了信息化建设和维护成本。通过云平台能够实现医院各部门之间的信息安全传输共享，加强了医院内部各部门之间的信息共享和协作，提高了工作效率和服务质量，提升了患者就医体验，实现了医院服务的智能化和个性化。

8.4.2　医疗计算边缘化

随着信息技术的快速发展，边缘计算技术正在逐渐融入各个行业中，为传统产业带来了新的变革和机遇。在医疗行业，边缘计算的应用正在推动着医疗服务向智慧化、个性化方向迈进，为医疗行业带来了前所未有的发展机遇和挑战。边缘计算是一种分布式计算模式，将数据处理功能移到数据产生源附近的边缘设备上，实现数据的实时处理和响应。边缘计算具有低时延、高可靠性、数据安全性等特点，适用于各种场景下对实时性和可靠性要求较高的应用。边缘计算技术为医疗行业带来了新的发展机遇。首先，边缘计算可以将数据处理功能移到医疗设备、智能医疗器械等边缘设备上，实现数据的实时监测和处理，满足医疗行业对实时性的需求。其次，边缘计算可以在源端对医疗数据进行加密和安全处理，保护医疗数据的安全性和隐私性，十分符合医疗行业的特性要求。此外，边缘计算还可以实现医疗设备之间的互联互通，提高医疗服务的整体效率和质量。

边缘计算技术能够处理来自各种医疗设备（如血糖监测仪和血压袖带）的数据，并及时向临床医生提供异常数据的提示，以支持先进的远程患者监测。在医院内部，当各种设备移动时，边缘计算系统能够实时管理这些医疗设备，确保其状态和运行情况的稳定。此外，边缘计算允许医疗数据在数据产生源附近的边缘设备上进行本地化存储与处理。这意味着医疗数据不需要经过互联网或云服务进行传输，可以直接在本地设备上进行处理和存储。例如，健康监测设备可以将患者的生理数据（如心率、血压、血糖等）直接存储在边缘设备上，而不是通过互联网传输到远程服务器上进行处理。这样一来，医疗数据就不容易受到网络攻击和数据泄露的威胁，提高了数据的安全性。

边缘计算系统通常会对医疗数据进行加密存储和传输，并采用严格的身份验证机制来确保只有授权用户可以访问数据。例如，患者的健康数据在存储到边缘设备上时会进行加密处理，同时只有授权的医护人员才能通过身份验证系统获取数据。这样一来，即使数据在传输过程中被截获，也不会被非法访问者解密和使用，有效保护了医疗数据的安全性。边缘计算系统还可以实时监控医疗数据的传输和处理过程，及时发现并处理异常情况。例如，当边缘设备检测到异常的数据访问或传输行为时，系统可以立即发出报警并采取相应的安全措施，如暂停数据传输或锁定设备访问权限，以防止数据泄露或滥用。这种实时监控和异常检测机制能够及时发现并应对安全威胁，保障医疗数据的安全。

边缘计算技术除了能够实现对医疗数据的实时监测和处理以及在源端对医疗数据进行加密和安全处理之外，还能够结合人工智能技术辅助医生对患者进行治疗。如今的手术室环境十分复杂，需要医疗团队同时处理、协调和管理多个信息源。例如，腹腔镜手术在外科手术中占有重要地位。腹腔镜手术利用小切口、精密手术器械和腹腔镜，进行腹部或骨盆微创手术。而腹腔镜则是一种带有光源和照相机的小管子，能够将手术中腹部或骨盆内部的图像传送到电视监视器。超低时延的手术视频流通过人工智能驱动的数据处理工作流，使外科医生能够专注于发现需要移除的异常、进行自动测量、跟踪手术工具、监控需要保留的器官，甚至实时检测出血情况。这种技术的应用，不仅提升了手术的精准度和安全性，也为医疗工作带来了更高的效率和可靠性。

人工智能增强型医疗设备为外科医生提供了基于数据的洞察力，使得医疗团队能够更灵活地应对手术需求。这些洞察力的提供有助于实现更为微创的手术方案，并缩短了患者的恢复时间。通过在传感器和流式数据使用开发工具包上构建人工智能模型，团队能够立即获取这些洞察力，甚至可以远程管理分布式医疗仪器的车队。除了手术室内的应用，许多不同类别的医疗和生命科学仪器也受益于边缘计算技术的应用。这些仪器包括 CT 和 MRI 成像扫描仪、超声波设备、放射治疗、冷冻电子显微镜和 DNA 测序仪。值得一提的是，下一代测序（NGS）技术，即大规模的 DNA 测序技术，能够在构成 DNA 的核苷酸碱基中发现变异。这些变异可能会导致基因的异常，进而影响蛋白质的编码，从而影响健康状况。现在，NGS 技术已经发展到可以使用打印机大小或手持设备大小，在候诊室或现场运行。通过边缘计算，NGS 技术能够在现场进行实时测序，帮助及时检测 DNA 中的致病变异。

8.4.3 云医院建设

我国医疗信息化发展经历了三个阶段。第一个阶段是以 HIS 建设为核心，重点解决的是医院基本的管理和收费信息化的问题；第二个阶段则从医院的管理转移到关注病患和医疗服务本身，这个阶段医疗信息化系统被进一步分割成包括临床就诊的 CIS（临床信息系统）、医学影像的 PACS、检验化验的 LIS 以及医院经营管理的 HRP 系统等，各类信息化系统的使用，让医院可以给患者提供更加精细化和个性化的医疗服务。第一个阶段和第二个阶段还是围绕着单体医院的信息化建设为主；第三个阶段，也就是在"健康中国"战略指引下，国家大力倡导和推动医疗资源共享的信息化建设，医疗机构开始构建诸如医疗影像云、远程医疗、分级诊疗、社区全科医生、区域医疗信息平台等，重点是为了解决医疗资源过度集中、医疗资源分配不合理以及全民健康全周期管理等问题。中国医疗信息化发展的三个阶段如图 8-27 所示。

从图 8-27 中可以看出，当前医疗的信息化发展已经逐步从互联网医疗迈向智慧医疗，互联网医疗主要覆盖医院的诊前和诊后环节，解决的是医院的"三长一短"的问题，比如当前普遍使用的便民挂号 APP、微信公众号等，提高的是患者就诊效率和医院的服务水平；而智慧医疗则将重点覆盖医院的诊中环节，是医疗信息化改革的深水区，重点是通过大数据、人工智能等高新技术来推动优质医疗资源流动、提高医院的医疗业务水平、扩大医疗服务范围、解决医疗信息不对称，进而全面改善医患关系。互联网医疗和智慧医疗都是基于云计算技术提供的医疗服务。

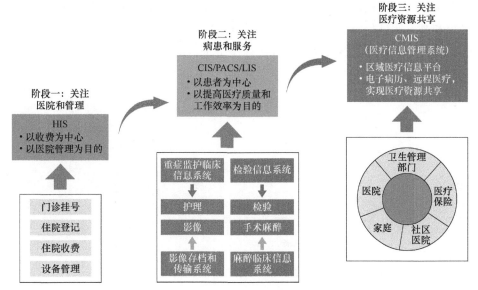

图 8-27　中国医疗信息化发展的三个阶段

云医院是指医疗机构基于云计算及其衍生技术提供超越传统模式的诊疗服务形态，包括面向患者的互联网医疗服务和机构间的医疗协作。云医院通过互联网、物联网、云计算等新一代信息技术来构造云平台，使得基层能够遵循大医院的标准和流程，同时所有医疗行为在云端能够被监控，能够按照标准的医疗路径约束基层医生的行为。这个平台可以包括医疗设备、公共影像中心、公共生化实验室以及公共健康评估平台，将大医院的优势医疗资源同基层医疗机构、专科医生、社区医生有机地整合，同时，还可以引入药店、保险公司等第三方机构接入平台提供完善的服务，为患者提供超越传统社区医院可以开展的服务，使得服务质量、服务内容和服务规范化得到改善和提高。

云医院的实质，依然是传统医疗向线上的迁移。它可以是独家医院的架构，也可以是一个地区医院的架构。云医院为医联体/医共体/医疗集团提供了多医院管理，支持双向转诊、远程诊疗、统一采购、统一财务管控、统一查询统计、一体化商业智能（Business Intelligence，BI）等管理功能。云医院平台架构如图 8-28 所示。

云医院平台架构是一个基于云计算技术的医疗服务平台，打造智慧医疗、智慧服务、智慧管理"三位一体"的智慧医院建设。云平台主要由前端、后端、数据库、云存储、云计算等模块组成。前端模块负责用户界面的展示和交互，后端模块负责业务逻辑的处理和数据的存储，数据库模块负责数据的管理和存储，云存储模块负责大量数据的存储和备份，云计算模块负责平台的弹性扩容和高可用性保障。整个平台采用分布式架构，具有高并发、高可用、高性能、高安全等特点，能够满足医院医疗服务平台的各种需求。

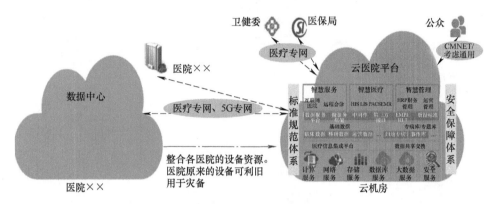

图8-28　云医院平台架构

作为智慧医院整体业务的重要支撑点，云医院平台建设遵循如下原则：

1）统一规划与分步实施原则：以医疗云为目标，对医院管理、临床信息化、电子病历、互联互通、医疗服务等多个医院信息化模块的建设目标、规模、内容、安全等进行统一规划。

2）标准化原则：标准化、规范化是系统开发和建设的前提条件和必要保障，也是系统与系统间兼容和进一步扩充的根本保证。应当遵循相应的国标、部标和行业标准，同时通过梳理形成医院自己的相应规范。

3）开放性与扩充性原则：系统采用开放性设计，在数据通信协议、数据标准、数据库系统、应用界面开发、接口设计等方面采用开放性设计。这样一方面保证系统能够与其他平台的应用系统、数据库等相互交换数据并进行应用级的互操作和互连性，另一方面也便于将来改造、扩容和升级。系统应能方便地扩展，可随着业务需求的变化而扩充，系统的配置也能相应地改变和延展，以支持有价值的新兴应用。

4）成熟性和实用性原则：应采用被实践证明为成熟和实用的技术和设备，符合一体化协同业务服务平台和微小应用的建设思路，满足医院当前和今后一段时间的总体应用需求，性能稳定，界面直观，具有易理解、易调试、易维护、易扩展、易复用的特点，最大限度地满足医院当前业务、信息化建设需要和未来发展的需求，确保耐久实用。

5）先进性原则：在技术选型时需要适度超前，选择既有技术领先优势又成熟的应用，并且已有成功案例的技术方案，以保证云计算、物联网、大数据、人工智能等智慧医院应用在一定时期内具有技术上的优势。在应用系统的设计上，借鉴医院以往各类信息化项目的经验与教训，同时注重参考行业最佳实践；在技术上，要采用国际上领先且成熟的技术，使得设计更加合理、更为先进。充分考虑现阶段医院信息化的特点，在注重系统实用性的前提下，尽可能采用先进的计算机软、硬件环境；在软件的开发思想上，严格按照软件工程的标准和最新的面向服务的理念进行设计，保证系统的先进性，所有应用系统的设计和实施将完全基于标准的三层体系结构。

6）安全性原则：使用的信息安全产品和技术方案在设计和实现的全过程中，必须有具体的措施来充分保证其安全性，以确保系统数据处理的一致性，保证业务和数据不被非法侵用和修改伪造，保证数据不因意外情况丢失和损坏。确保系统不被非授权用户侵入，数据不丢失，传输时数据不被非法获取、篡改，确认对使用者、发送和接收者的身份等，符合国家对信息系统信息安全等级保护（三级）的要求。

7）可靠性原则：系统在设计时将充分考虑系统对可靠性的要求，可采用多种高可靠、高可用性技术以使系统能够保证高可靠性，尤其是保证关键业务的连续不间断运作和对非正常情况的可靠处理。同时，对项目实施过程实行严格的技术管理和设备的冗余配置，保证系统运行的可靠性。

8）易用性原则：系统应具有一致的、友好的客户化界面，易于使用和推广，并具有实际可操作性，使用户能够快速地掌握系统的使用。

云医院以建设"互联网的医联体"为目标，通过在互联网上打造"无边界、无围墙"的医院，为患者提供无处不在、触手可及的个性化健康服务，为医生提供线上线下协同的业务平台，充分释放医务人员的生产力，助力优质医疗资源普惠基层。

云医院实现了传统医疗模式到云模式的转变，是对传统医疗的一种颠覆。发展云医院，既是一项利用改革、创新思维构造的公平、安全、高效的协同医疗服务体系的民生工程，又是医疗卫生主管部门强化行业监管、利用大数据进行科学分析决策，有效控制医疗费用持续增长的服务平台，有利于促进健康服务业的创业与就业。

8.5 大数据技术在智慧医院建设中的应用

大数据技术通常指的是处理、分析和解释巨量数据的技术和方法。大数据技术的战略意义不在于掌握庞大的数据信息，而在于对这些数据进行专业化地处理，提取出大数据的价值。有许多适用于处理大数据的技术，包括大规模并行处理（MPP）、数据库、数据挖掘、分布式文件系统、分布式数据库、云计算平台和可扩展的存储系统等。

8.5.1 医疗大数据平台建设

医疗数据经过长时间积累后，能够广泛运用到临床、科研等领域，但这些数据面临分散、结构化程度低的问题。大数据医疗平台旨在将医疗数据、医疗信息和医学知识整合在一起，为医疗机构、医生、患者等提供全方位的医疗服务和支持。不少医院虽然建立了集成平台，同时在集成平台的基础上了建立了临床数据中心，从业务的角度规范业务交换与传输，但是上述建设都是从数据应用本身为出发点，而不是从医院整体数据利用和管理为出发点，在数据挖掘、精细化运营方面，现有数据中心的数据质量、扩展性和应用性面临较大困境。因此，迫切需要对历史数据进行采集、清洗后构建标准化数据库，整合主要医疗系统数据，解决数据质量问题，并实现数据的结构化、标准化，使得原本复杂、分散及多系统来源的数据被整合起来以进行深度分析和高效利用。

国家高度重视医疗大数据的建设。国务院办公厅于 2016 年 6 月发布了《关于促进和规范健康医疗大数据应用发展的指导意见》，提出部署通过"互联网+健康医疗"探索服务新模式、培育发展新业态，努力建设人民满意的医疗卫生事业，为打造健康中国提供有力支撑。国家卫生健康委于 2018 年出台了《国家健康医疗大数据标准、安全和服务管理办法（试行）》，其目的在于为健康医疗大数据的标准、安全和服务管理制定相关的标准和规定。目前全国各地医院都在积极发展医疗大数据，但在医疗大数据平台建设方面，诸如数据标准、技术路线、大数据平台安全及大数据应用等仍然缺乏统一的、规范化的指导。2019年 6 月，中国医院协会信息专业委员会（CHIMA）组织专家撰写了《医疗大数据平台建设指南》（简称《建设指南》）一书。本指南的编制目的是为医院、医院管理机构、医疗大数据厂商提供医疗大数据建设、应用、运维工作的参考方案，帮助医疗信息工作者面对医疗大数据发展建设挑战、解决当前医疗大数据建设中的问题，推广医疗大数据的建设和应用。《建设指南》中提出的医疗大数据平台架构如图 8-29 所示。

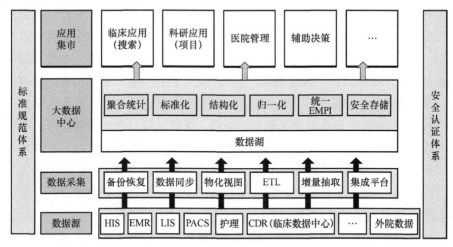

图 8-29　医疗大数据平台架构

《建设指南》中提出医疗大数据平台总体架构包括四层，即数据源层、数据采集层、大数据中心层、应用集市层。

数据源层主要指医疗大数据平台涉及的数据范围。根据医疗大数据平台的功能和应用，本层数据范围一般包括医院方面涉及临床医疗工作以及与患者有关的业务系统数据。常见的业务系统包括医院信息系统（HIS）、电子病历（EMR）系统、实验室信息系统（LIS）、影像归档和通信系统（PACS）、病理系统、超声系统、心电系统、手术麻醉系统以及其他检验检查类系统等。医疗大数据平台数据源层数据主要为结果性数据，一般不包括医院财务数据、患者基因检测数据等。

数据采集层实现了将业务系统源数据抽取到医疗大数据平台。目前医疗行业普遍使用的数据抽取方式有数据库备份恢复、集成平台、物化视图、数据同步工具、ETL（即数据抽取（Extract）、转换（Transform）、加载（Load））等。

大数据中心层为医疗大数据平台核心技术层，主要用来处理医疗数据，实现非结构化数据的结构化。通过数据采集层采集数据汇集到大数据中心形成业务数据湖，大数据中心的分析加工功能基于数据湖中数据完成分析加工进行处理功能，基本的处理功能包括数据整合、数据自动化处理、数据安全性保证等。

应用集市层以医疗大数据平台数据中心数据为基础，建设各种医疗大数据平台基础应用。包括但不限于临床数据搜索、患者全景诊疗视图、患者数据服务、临床科研应用、临床知识库、科室运营、临床辅助决策等。

从功能上来看，医疗大数据平台通常包括如下几个功能模块：

1）数据采集：支持将包括电子病历、医学影像、实验室数据和其他等各类不同来源的数据资源汇聚并存储到统一的大数据平台中，为数据分析、数据挖掘和数据共享提供基础资源。数据采集汇聚的主要功能是制定数据采集标准及处理流程，对结构化数据抽取入库，对非结构化数据进行结构化改造，主要包括病人的基本信息、病历信息、病程信息、医嘱信息、检验信息、影像信息、护理信息等内容，实现数据存储与共享，针对不同的需求提供更精细化、精准化的支持。

2）数据存储：负责存储采集到的数据，通常采用分布式存储技术，即将医疗大数据分散存储在不同的节点上，形成一个分布式储存网络。这种方式可以避免某个节点故障导致数据丢失的风险，并且可以提高数据的可用性和可靠性。

3）数据处理：负责对存储在数据存储层中的数据进行处理和分析，包括数据清洗、数据挖掘、数据建模等。

4）数据展示：负责将医疗领域中的大量数据以可视化或其他易于理解的方式呈现出来，使得医疗工作者、研究人员、政策制定者以及其他相关人员能够直观地了解和分析这些数据。数据展示功能包括数据摘要和统计、数据交互和查询、数据可视化，以及对数据进行预测和模拟等。

5）数据应用：负责将医疗大数据平台的数据和分析结果应用于实际的医疗工作中，如疾病预测、临床决策支持、医疗资源调配等。

6）数据安全：负责保障医疗数据的安全性和隐私性，包括数据加密、访问控制、身份认证等。目前，国家卫生健康委已经给出了构建数据平台的安全保障体系的方法和规范，医疗大数据平台建设应在遵循国家和行业标准，满足安全规范的前提下，结合实际情况，采用目前国内外先进的信息安全技术及有效的安全策略，实现医疗大数据的安全和隐私保护功能。

健康医疗大数据作为国家重要的基础性战略资源，它的应用发展将带来健康医疗模式的深刻变化，有利于激发深化医药卫生体制改革的动力和活力，提升健康医疗服务效率和质量，扩大资源供给，不断满足人民群众多层次、多样化的健康需要。

8.5.2 医疗专题大数据中心的建设

1. CDR 建设

CDR 是医院大数据平台资源层的核心构件，是医院为支持临床诊疗、临床质量管控，以患者为中心重新构建的一层数据存储结构。CDR 与直接支持医疗操作的前台信息库不同，其数据来自这些业务系统，但与前台业务流程无关。CDR 基于标准结构，将不同的协议传输数据、不同的格式存储信息进行结构性的优化处理，以达到快速提取的目的，可以更高效地把任意来源的任何数据转换成广泛应用的医疗行业标准格式，以方便医院进行临床诊疗活动的操作、存储、排档、浏览以及统计汇报工作。

医院各类信息系统（如 HIS、LIS、PACS、RIS 等）自动采集院内现有业务系统的临床数据，包括病人出生情况、既往病史、既往干预情况、体格检查、临床评价等。病人的临床信息来自医院现已存在的多种多样的应用系统。一般来说，它们是面向应用过程设计的，是由不同供应商提供的，具有不同的信息模型和软硬件平台，其功能必须满足管理与临床应用不同的过程要求。例如一个实验室系统，从医生开出医嘱，到条码打印和取得样本，样本传送与接收，上化验设备，化验过程的双向控制，化验结果的自动获取，报告的产出与确认，报告的发出与接收等整个流程是十分复杂的。CDR 的设计必须与复杂的业务处理流程分割，因为数据库内的化验结果表达必然是复杂多变的，而电子病历仅关心化验报告的最终结果。因此，如果数据中心仅保存从检验系统传递来的化验结果，那么电子病历系统就可以和复杂的业务处理流程相分割。

由于 CDR 和复杂的业务处理流程相分割，使得以后各应用系统的升级换代变得简单易行。然而随着业务流程的变化和信息化水平的提高，这种变化是会经常发生的，这也是医院信息化发展进程中最让人头痛的问题。CDR 的独立存在使得一个统一的、透明的以及一致化的电子病历信息模型的设计与实现成为可能。这样一个模型的存在对所有应用系统的开发商、系统集成、医生护士以及病人信息的进一步应用都十分重要。医院 CDR 架构如图 8-30 所示。

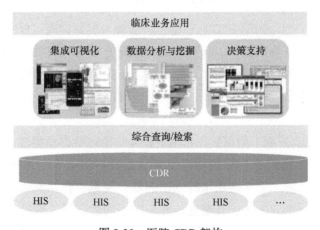

图 8-30　医院 CDR 架构

从图 8-30 可以得出，医院通过建立 CDR，可以实现临床业务应用，如集成可视化、数据分析与挖掘、决策支持功能，方便医生进行信息查询、检索，提高诊疗效率。

2．RDR 建设

RDR 是医院大数据中心的核心构件，是以专病数据模型为核心，以整合了 HIS、EMR、LIS、PACS 和 CDR 等系统的基础之上建立的科研数据存储库。

RDR 严格遵循临床科研业务要求，对结构化数据进行规范化、标准化和有效性校验，同时对大量的非结构化文本数据（如既往史、现病史、病程录、出院小结、超声报告、病理报告、放射报告等）进行医学自然语言处理，实现临床概念的归一化和后结构化，从而以专病数据模型为基础汇聚形成具有极大临床及科研价值的单病种数据库。医院 RDR 架构如图 8-31 所示。

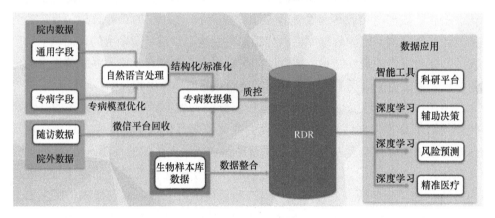

图 8-31　医院 RDR 架构

由图 8-31 可以得出，RDR 存储了从患者入院到出院过程中产生的相关数据，主要包括患者特征数据、病种数据、治疗方案与费用数据、治疗状态数据及在该过程中产生的管理类数据。经过数据治理形成的结构化、标准化数据，通过通用数据模型进行分类管理，可灵活支持面向临床、医院管理、科研等不同的业务。

RDR 的建设依赖于通用数据模型的建立，通用数据模型旨在将各业务系统对同一指标的不同表述进行统一。文本数据经自然语言处理技术完成后结构化，通过对应医学术语标准集进行术语的归一及标准化，保证信息提取的准确性及一致性，将不同表述经过数据治理后的不同表述纳入通用数据模型框架。以基于通用数据模型为基础，针对不同病种的个性化需求，进一步在专病范围内建立标准化模型，规范专病数据管理的基本信息内容，为专病数据管理提供一套术语规范、定义明确、语义语境无歧义并支持扩展的标准。

在对数据进行治理和质控的过程中，以患者为单位，结合人口学、病史、检查、化验、治疗、院外随访等信息，整合成集成专病全结构化数据，进一步以变量为单位对处理后的数据进行域和值的精确逻辑判断并进行数据清洗，结合搭配专病逻辑规则对其进行转化，处理完成的专病数据存储于标准数据模型中，构建一套完整的数据治理及质控流程，实现在数据收集、存储、搜索、发布交换等应用中的完整性、准确性、一致性和可比性，保证专病数据在应用和共享层面的有效性和最优化。

RDR 专病库不仅要符合支撑单个或者少量的科研场景需求，而且要尽可能多地满足科研应用需求，如研究者发起临床研究、回顾性研究、大数据挖掘、卫生经济学研究、临床流行病等。以疾病作为细分主题，科研应用为导向，通过数据挖掘构建一个覆盖临床全诊疗数据、非诊疗的科研数据，同时涵盖第三方数据源的可持续发展的专病数据库，借助庞大全量的变量字段集满足各类科研需求，同时灵活的数据挖掘技术能够帮助医生快速提取出所需的数据。

在构建专病数据模型时，首先需要定义专病数据集标准。专病数据集标准定义了病例所包含的各类信息，包括人口学信息、临床病史、检验结果（心肌酶谱、肿瘤标志物）、检查结果（心电图、心超报告、病理结果、分子诊断）、治疗方案、手术治疗、出院小结、费用信息、随访信息等领域信息，为病种数据模型的构建提供标准化数据基础。医院可根据工作的需要在后期建设各种专病库，如心血管中心、胸痛中心、卒中中心等数据集。

RDR 将院内数据和院外数据汇集成专病数据集，经过智能工具处理，可用作科研平台，支持科研人员进行科学研究；通过深度学习算法对大数据处理，形成辅助决策系统，为医生诊疗起到辅助作用；通过利用深度学习算法还能够用于风险预测以及精准医疗。

3. ODR 建设

ODR 是医院信息平台建设中的重要组成部分，其数据主要来源于医院各业务领域中实际产生的业务数据及管理数据，同时对管理业务提供数据服务与支持。医院 ODR 是整合医院运营管理活动的数据集，包括所有与医院运营活动相关的人、财、物的所有数据，将原来分散在人事系统、财务系统以及物资设备系统中心的数据进行重新组织整合，并围绕着医院运营管理活动所关注的人次、均次费用、平均住院日等指标，形成运营数据仓库及数据 CUBE（Data

Cube，数据立方体），为医院的运营决策提供数据支持，从而提高医院管理效率、降低患者诊疗费用。

医院日常运营数据分析系统的整个技术架构分为三层，分别为：

1）贴源数据层：来自医院各业务流程的数据汇集在贴源数据层，这里包括了全量、原始的数据，数据经过清洗后能够满足部分业务系统的查询需求，实现互联互通。

2）应用数据层：贴源数据层的数据经过加工、整理后形成应用数据层。根据医院的运营管理需求，围绕各项业务流程，规划资源管理、临床运营、经济运行等主题库。水平方向上可以为业务系统提供数据服务，垂直方向上可以进一步支撑医院运营管理各大主题的数据分析和展现等功能。

3）数据展现层：数据展现层是面向用户的访问入口。针对管理目标梳理归纳出各项业务指标和分析逻辑，对关键环节实时监控的数据进行分析后，以查询报表、定期报告、专项分析预测等多种方式呈现在用户面前，用户可以通过PC、手机、大屏等多种终端访问，获取数据分析的结果。

国内四大数据中心（IDC）服务商分别为世纪互联、光环新网、万国数据、数据港。2015—2018年，国内第三方IDC企业总体保持增长态势。国内第三方IDC厂商合计收入复合增速达到35%，整体规模保持快速增长的态势。受到技术革新的推动、市场需求的多样化以及新型冠状病毒肺炎疫情对全球生活生产的影响，全球数据中心需求持续扩大。至2022年，全球数据中心市场规模已扩大至746.5亿美元，同比增速为9.9%，近五年来增速保持在10%左右的较好水平。2018年我国数据中心市场规模为680.1亿元，2022年我国数据中心市场规模已增长至1900.7亿元，五年复合增长率近30%。随着高新技术、数字化转型、终端数字化消费等多样化算力需求的场景持续增多，算力需求将进一步增长，也将进一步推动我国数据中心市场规模扩大。

2020年1月17日，汇集中国北方地区约6亿人口的健康医疗数据，全国行业规模最大的国家健康医疗大数据北方中心主体落成。未来几年内，这里将汇集中国北方地区约6亿人口的健康医疗数据，覆盖从出生到老年的全生命周期。可以说，这里将是北方医疗数据方面的"最强大脑"。大数据库一方面可以为科学研究、产品研发、临床发展提供数据支撑，另一方面也可以为健康行业的发展引领方向。由此一来，该数据中心最终会吸引一批医疗机构和科研机构入驻，形成集聚效应。根据《全民健康信息化调查报告》对医院信息平台的基本功能统计数据显示，超一半医院已部署健康医疗大数据平台。

伴随着区域数据中心建设的推进和社会资本的不断涌入，企业增长活力持续迸发，我国医疗健康大数据产业规模不断扩大，从 2015 年的 18.67 亿元增长至 2021 年的 212.56 亿元，年均复合增长率约为 50%，初步统计 2022 年我国医疗大数据的市场规模约增加至 301.36 亿元。未来数据中心行业将逐渐转向云化、虚拟化的数据中心。随着云计算的普及，数据中心的架构将会发生变化。传统的物理数据中心将会逐渐转向云化、虚拟化的数据中心。这种转变将提高数据中心的灵活性和可扩展性，同时降低运营成本。未来的数据中心将更加注重自动化管理，以减少人力成本和人为错误。

8.6　人工智能和大模型技术在智慧医院建设中的应用

人工智能技术是研究使用计算机来模拟人的某些思维过程和智能行为的学科，主要包括计算机实现智能的原理、制造类似于人脑智能的计算机，使计算机能实现更高层次的应用。大模型技术指的是构建参数数量庞大、训练数据规模庞大的机器学习模型。这些模型能够处理海量的数据和复杂的问题。大模型技术可以通过深度神经网络、循环神经网络等算法实现，训练过程需要大量的计算资源和时间。

随着科技的发展，人工智能技术以及大模型技术在医疗领域的应用不断成熟、医疗健康的应用场景也不断丰富，为疾病诊断、检测和治疗模式带来新的变革。其中人工智能技术和大模型技术在医疗领域的应用包括人工智能辅助临床决策、人工智能辅助影像诊断、人工智能辅助超声诊断、语音智能随访、健康咨询大模型、用药推荐大模型等。

8.6.1　人工智能辅助临床决策

传统的临床决策支持系统（CDSS）核心为知识库和推理机，知识库存储着大量的编译信息，推理机根据知识库里的规则对资料进行自动整合、分析，再将结果提供给用户。基于知识库和推理机的 CDSS 根据已有的规则和知识进行推理，无法处理未知的情况或新的知识，难以全面准确地应对临床知识的复杂性和多样性。

基于人工智能的 CDSS 能够对医院海量的非标准化数据和非结构化数据进行结构化、标准化和归一化处理，并分析和提炼出各种人工智能模型，从而掌握语义搜索、辅助诊疗、风险预警等能力。人工智能辅助诊疗模型封装了特定业务逻辑和机器学习模型，支持基于临床数据的个性化预测；语义搜索引擎综合了自然语义处理和知识图谱技术，支持对电子病历后结构化文本和结构化数据的语义级搜索，可用于临床研究队列研究发现、语义检索等业务。依赖人工神经网络所具有的机器学习能力的特点，可以在人机交互、不断训练的过程中总结和明确知识，并利用知识为用户提供建议。人工智能辅助临床决策系统包含如下关键内容。

1. 多源异构医疗数据库

收集多中心多模态影像和检验数据、生命组学数据、结构化电子病历等数据集，研究疾病影像特征及临床特征，构建标准疾病分类数据库；组织专家组构建多病种标注标准及专家共识，构建人工标注及机器标注数据库；对建立多源异构数据库整合分析从而建立的工作流与工具集，搭建训练、测试、验证及临床评价平台及系统，并支持动态更新与拓展。

2. 临床辅助决策模型建设

根据疾病诊疗知识拆解决策树，并转化成相关规则引擎，确定疾病所需的变量及数据源对应关系；基于自然语言处理、数据预处理等技术，将院内多模态、多源异构数据进行结构化、标准化处理，并基于深度学习、大数据分析等技术构建人工智能算法模型库；基于人工智能大数据及疾病数据库，实现人工智能辅助筛查预警、临床治疗方案推荐等临床决策及预后预测和疗效评估功能。

3. 应用服务建设

无缝集成医院现有电子病历系统和人工智能辅助临床决策系统，实现了在线即时的临床辅助决策支持功能，其通过插件式的部署方式，提供基于应用场景的智能组件设计模式。并为 HIS、EMR 等上下文环境提供自然语言在线解析功能，能对电子病历信息自动识别与分析，实现实时提示与警示功能；针对半结构化或非结构化医学问题，可通过人机交互方式改善和提高决策效率。人工智能辅助临床决策同样有助于病案质量控制，例如上海瑞金医院在病历病案管理中采用了 CDSS，将医务人员和质控人员从高负荷的工作中解放出来。该系统利用人工智能实时检验门诊医生病历书写质量，对缺陷问题进行实时提醒与质控干预，为临床医生提供符合循证证据的诊疗建议，比如在预警患者禁忌、检验异常指标等方面发挥重要作用。这种事中监控可以让质控员根据人工智能提供的可视化数据进行日常监管和整改，让医生根据人工智能的实时提示对修正病历进行修正，优化诊疗方案，提升临床和管理效率。

目前，利用浙江大学人工智能普适化平台基于类 GPT 算法的嵌入式 CDSS 已通过多家医院、区域试点用户的使用，并正式发布；智能就医助手已在浙江某专科医院成功运行；产科全流程闭环的智能专科电子病历也已在嘉兴某专科医院试点运行。深睿医疗是一家成立于 2017 年的人工智能公司。作为国家级新型高新技术企业，该公司主要致力于为各类医疗机构提供基于人工智能的医疗解决方案。截至目前，持有产品三类证的数量居行业鳌头，已为全国数千家医疗机构提供人工智能辅助诊断、临床辅助决策、医疗大数据处理、年轻医师培养、科室能力建设等服务。2023 年 7 月 19 日，北京大学医学部人工智能辅助肿瘤诊断与治疗决策培训系统也开始招标，医院使用人工智能辅助决策系统已经慢慢成为未来智慧医院的发展趋势。

8.6.2　人工智能辅助影像诊断

在医学影像领域，人工智能技术已经在医学影像诊断中发挥了重要作用。近年来，越来越多的研究和实践证明，利用人工智能技术辅助医学影像诊断可以提高医生诊断的准确性和效率，为患者提供更优质的医疗服务。

传统医学影像诊断面临影像学诊断人才资源紧缺、医生阅片量大、阅片时间长、肉眼定性分析存在诊断误差等问题。人工智能技术的引入可以在如下领域提供帮助。

1．影像设备的图像重建

可以利用人工智能的深度学习网络模型，将采集的少量信号恢复出与全采样图像同样质量的图像，由此可以由低剂量的 CT 和 PET 图像重建得到高质量图像。这样在满足临床诊断需求的同时，还能够降低辐射给患者带来的风险。

2．辅助疾病诊断

人工智能技术可以帮助医生提供智能诊断辅助功能，从而提高医生的诊断准确性。智能诊断辅助可以通过对医学影像进行自动分析和识别来帮助医生进行更加准确的诊断。例如在肺结节识别领域，人工智能能够有效识别易漏诊结节，比如 6mm 以下实性结节和磨玻璃结节，且准确率在 90%左右，同时能提供结节位置、大小、密度和性质等关键数据指标。除此之外，人工智能辅助诊断还能对肺结核、气胸、肺癌等肺部疾病进行筛查。

3．智能靶区勾画

目前，放疗是肿瘤病人的主要治疗方式之一，而病变器官的正确定位及精准勾画是放疗的基础。放疗之前首先需要对 CT 图像上的器官、肿瘤位置进行标注，传统的放疗靶区勾画通常需要 2h 左右。而基于人工智能的放射治疗靶区勾画可以在 3～5min 内完成，可有效提高医生的工作效率及靶区勾画的规范化、精准化，避免由于靶区勾画的不准确导致无效治疗的情况发生，同时大大缩短了患者从定位到开始放射治疗的等待时间，进而缩短了肿瘤患者的住院时间，降低了医疗费用。目前，人工智能+靶区勾画已经成功运用在肺癌、乳腺癌、鼻咽癌、肝癌、前列腺癌、食管癌和皮肤癌上。

4．其他智能辅助诊断方案

人工智能在医学影像中的应用还包括脏器的自动三维成像、甲状腺结节分析、骨龄分析、骨折智能诊断等。

综上，医学影像现已成为人工智能在医疗领域最热门的方向之一，它不仅提高了诊断的准确率和效率，还推动了医疗资源的优化配置和个性化诊疗的发展。但在人工智能辅助影像诊断实际应用过程中还是存在一定挑战，如数据获取及数据标注问题、缺乏行业标准、注册审批缺乏指导原则等。但随着人工智能相关技术的不断发展以及国家相关政策的不断完善，相信人工智能+医学影像将在未来得到快速发展。

为提高影像检查效率，更好地服务患者，广州中医药大学第三附属医院医学影像科引进人工智能影像辅助诊断系统，辅助医生为广大患者提供更加快速、精准的检查和诊断。长沙市中心医院（南华大学附属长沙中心医院）放射科引进人工智能辅助诊断系统，诊断效能得到了极大的提升，后处理重复工作量明显减少，还减少了因医生视觉疲劳而发生的漏诊误诊的情况。人工智能辅助诊断系统与医生双重诊断，真正实现了精准诊断、精准治疗，极大地缩短了住院时间。郑州大学第一附属医院在 5G 医疗探索中，在人工智能辅助影像诊断场景应用中取得了不错的发展。亿欧智库也在最近发布了《2022 年中国人工智能医学影像产业研究报告》，报告显示，截至 2022 年 8 月 31 日，NMPA（国家药品监督管理局）共批准了 45 个医疗人工智能辅助影像诊断软件上市。未来，人工智能+医学影像的商业化进程依托于人才、数据开放、产品精进、商业模式探索、市场教育等方面，缺一不可。人工智能已经、正在或即将改变各行各业，尤其在医学影像领域大放异彩，并越发蓬勃。在人工智能的辅助下，医学影像检查将更高效，诊断将更准确。

8.6.3　人工智能辅助超声诊断

　　超声诊断不同于放射科影像诊断，放射科医生可通过静态图像进行诊断，超声医生则需要采集不同切面的实时动态图像进行诊断，超声影像的获取和诊断都非常依赖医生经验。在实际临床中，超声医生人数与实际需求量之间存在巨大差距，普遍存在超声医学数据信息量大，超声医师的工作量大以及工作强度大。同时不同年资的医生诊断结果差异大、质量缺乏统一标准等问题。相比于 CT 和核磁，超声诊断应用人次更多，人工智能辅助能力可以让超声诊断变得更加简单以及可及性更高。人工智能辅助超声诊断运用超大规模卷积神经网络、深度学习、医学图像处理等人工智能技术，可实现在超声检查过程中，发挥出人工智能实时同步分析超声影像，提供人工智能精准辅助诊断的能力。在甲状腺领域，人工智能辅助超声诊断技术已广泛应用于结节性甲状腺肿、甲状腺炎、甲状腺瘤等疾病的检测与诊断。通过对甲状腺超声图像进行深度学习和分析，人工智能模型能够自动识别病变，提供病灶定位、定量分析等功能，帮助医生制定更加精准的治疗方案。在乳腺领域，人工智能辅助超声诊断技术已广泛应用于乳腺癌的检测与诊断。通过对乳腺超声图像进行分析，人工智能模型能够自动检测和识别病变，提供病灶大小、形态、回声水平等定量指标，帮助医生判断疾病的分期和预后。在心脏领域，人工智能辅助超声诊断技术已广泛应用于心脏结构和功能的评估。通过对心脏超声图像进行分析，人工智能模型能够自动检测心脏各腔室的大小、形态和运动情况，辅助医生进行准确的心功能评估和疾病诊断。在血管领域，人工智能辅助超声诊断技术已广泛应用于动脉粥样硬化、静脉血栓等血管疾病的检测与诊断。通过对血管超声图像进行分析，人工智能模型能够自动检测血管壁的厚度、管腔大小、血流速度等指标。在胎儿产前筛查领域，人工智能辅助超声诊断技术已广泛应用于胎儿生长发育的监测和畸形的筛查。通过对胎儿超声图像进行深度学习和分析，人工智能模型能够自动检测胎儿的生长发育情况，辅助医生进行准确的产前诊断。在骨科领域，人工智能辅助超声诊断技术已广泛应用于骨折、关节病变等疾病的检测与诊断。通过对骨骼超声图像进行分析，人工智能模型能够自动识别病变部位和程度，提供病灶的定量分析指标，帮助医生进行准确的治疗方案制定。

　　借助 5G 技术带来的大带宽、低时延和高可靠的能力，医院还可以实现人工智能辅助远程超声诊断，实现跨区域、跨医院之间的业务指导、质量管控、辅助诊断，保障下级医院进行超声工作时手法的规范性和合理性。

人工智能辅助远程超声诊断基于 5G 网络、云计算和人工智能技术，通过 5G 网络连接本地超声设备检查端和远程医生（超声专家）端。超声专家可利用实时音视频系统实现和下级医院医生和患者的实时沟通，指导下级医院医生进行实时超声检测，同时云平台的人工智能算法可实时针对特定部位的诊断提供辅助诊断建议，诊断结束后出具有效的超声报告作为参考，从而提高基层医院超声诊断的准确率、降低漏诊误诊率。人工智能辅助远程超声诊断方案架构图如图 8-32 所示。

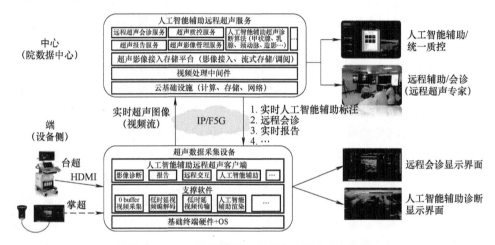

图 8-32　人工智能辅助远程超声诊断方案架构图

人工智能辅助远程超声诊断对于通信网络的传输带宽、传输时延以及传输稳定性都有很高的要求。人工智能辅助远程超声诊断业务需要传输高清的音视频数据，且同时需要与下级医院进行交互，指导下级医院医生或者护士进行操作，以及确保人工智能辅助诊断结果的同步显示。通常情况下，每台超声要求通信网络的上行传输带宽（从下级医院到上级医院）不小于 30Mbit/s，传输时延小于 30ms。借助运营商 5G 网络，通过 5G 切片技术，可以给远程超声医疗业务分配一条专享通道，以保障智慧超声业务的带宽和时延等网络服务质量要求。5G 专享通道可提供 100Mbit/s 以上的稳定数据传输以及 20ms 以内的稳定传输时延，完全满足人工智能辅助远程超声的业务需求。

综上，人工智能辅助超声诊断技术在甲状腺、乳腺、心脏、血管、胎儿产前筛查、骨科、淋巴、皮肤等领域均具有广泛的应用前景。通过人工智能辅助超声诊断，一方面可以节约医生对患者超声影像图的判读时间和精力，提高判读准确度，整体提高超声医务人员的工作效率，降低漏诊率和误诊率；另一方面可以快速诊断出具结果，减少穿刺从而减少患者痛苦、降低患者经济成本，大大提高患者就医满意度。

每年我国超声的检查人次约在 20 亿人次，这一数字远远大于 CT 检查数量的 2 亿人次。从覆盖人群来看，人工智能超声在市场前景上有更大的潜力。截至 2019 年，上海市 20 多家三甲医院引入了人工智能辅助诊断。2022 年下半年，青岛大学附属医院甲状腺外科在山东省内领先开展人工智能辅助诊断技术。2022 年 7 月 2 日，由华南理工大学、中山大学附属第一医院等多家机构联合开发的人工智能超声分析系统正式对外发布。目前这套人工智能系统已经在多家医院推广使用，有望成为超声医生的得力助手。目前人工智能超声智能化系统已在中山大学附属第一医院、广东省妇幼保健院、重庆市妇幼保健院等 20 多个省市上百家医院使用。郑州大学第一附属医院互联网医疗系统与应用国家工程实验室联合华为开展人工智能超声研发合作，目前已经开发出利用人工智能赋能掌上超声设备，实现了人工智能辅助超声诊断，未来将在省内各个医院进一步地进行推广使用。

8.6.4　语音智能随访

临床随访是患者诊疗过程的重要组成部分，既能有效了解患者病情发展，也能延伸患者院外管理，满足患者需求，提供及时有效的医疗帮助。目前我国医疗资源尚且不足，传统的诊后管理模式需要投入大量的人力资源，特别是慢性疾病的随访，需要与患者建立长期联系，复杂性与长周期性往往使得随访工作难以维系，鲜有成效。

将人工智能技术应用于临床随访，建立语音智能随访平台，可以协助医护人员低成本、高效率地完成临床随访、病人就诊随访、科研随访、慢病随访等工作，并为广大患者提供健康宣教、康复指导、满意度调查、预约提醒等智能语音外呼服务。语音智能随访平台包括以下部分。

1. 随访大数据平台

通过对接医院现有大数据平台或新建大数据平台的方式，获取院内多个系统的临床数据、影像数据、体检数据、随访信息等数据，为患者的智能随访提供大数据支持。根据医院的随访需求与场景，建立具有医院特色的系统话术库和针对不同人群对应的随访方案，并依据患者基础信息、电子病历记录、检验检查结论等自动创建对应的随访计划，在随访过程中提供更加个性化的随访内容。

2. 智能外呼机器人

智能外呼机器人主要包括语音合成、语音识别、自然语言理解、医学知识库等核心模块。使用知识图谱赋能智能问答机器人、任务型对话机器人等，让机器人的对话能力超越知识库且具备推理能力。基于医学自然语言处理技术，在随访过程中通过计算机可以实时调用语音合成模块、识别模块、语义理解模块，自动分析用户问题所表达的含义，理解患者的说话意图，结合医学知识库进行针对性答复，并根据预设的随访计划，进行多轮对话，智能模拟医护与患者沟通场景，有效记录回复信息。具备一定推理能力的机器人，能够在随访场景中提升随访工作效率、降低沟通成本。

3. 随访管理应用

包括患者端和医护工作端，随访患者端以医院官方微信公众号为载体，整合患者绑定、在线咨询留言、随访表单填写、门诊随访提醒等功能。医护随访工作端运用智能随访引擎可以实现许多功能，比如系统自动分配和管理随访任务、可自定义随访策略配置、支持多端口随访消息推送、可视化展示随访人员工作进度。

4. 随访结果分析

系统能够动态分析随访结果，将随访记录纳入以患者为中心的健康档案，并建立智能化分析能力，根据电话接通情况、对话反馈结果等方式，对患者的健康反馈结果进行总结评估，对病情恶化风险、指标异常等情况进行预警。

随着近些年人工智能技术的不断发展，已有一些医疗机构将人工智能技术融入临床，人工智能随访应运而生。2017 年 7 月，我国首家开展人工智能随访的医院，浙江省海宁市中心医院推出了"虚拟医生"人工智能随访助手，通过打通就诊数据，实现医生与就诊患者从"1 对 1"转变为"1 对多"管理，人工智能辅助医生跟踪上万种细微指标特征差异，实现打破医生与患者时间和空间的长期随访。2018 年 2 月 6 日，上海交通大学医学院附属仁济医院成功应用医生研发的人工智能机器人"虚拟医生助手"随访了 33 位肿瘤科患者。2018 年 6 月起，上海交通大学附属仁济医院东院日间手术病房正式上线人工智能随访助手，让医务人员繁重的随访工作减轻了不少。上海康策软件有限公司研发的人工智能随访系统，在患者出院后系统会根据预设的随访路径进行自动随访，系统会模拟医生助理和患者对话交互采集信息，完成人工智能助理的问卷，实现实时的指标评估反馈和患教知识反馈，支持随访对话结束后生成病情评估报告，以人工智能技术助力该医院智能随访信息化建设。同时系统还会借助电话、短信、微信、二维码等方式实现多方式的随访，人工智能随访 10min 内完成人工 6h 的工作量，使效率提高了 30 倍以上。据统计某三甲医院上线智能随访系统以来，20 个科室（心血管科、神经内科、心内科、妇产科等）累计服务 70 多万人次，其中人工智能随访 30 万人次，短信 20 万人次，电话 10 万人次，微信 8 万人次，二维码 6 万人次。语音智能随访系统未来能成为每个医院的人工智能医生健康助手，降低医院随访成本，成倍提高医务人员工作效率，实现人工智能在医疗领域的深度融合和创新应用，实现医疗机构技术信息化能力与服务效率的双提升。

8.6.5　健康咨询大模型

人工智能可以通过大数据分析和机器学习算法，对大量的健康数据进行分析和挖掘，为用户提供健康结论与建议。通过模拟临床医生问诊思维，以自然语言与用户进行交互，智能采集用户病情信息，评估用户可能的患病情况，进而提供健康管理或分诊挂号建议，或者通过智能穿戴设备收集的心率、血压等用户的生理数据，分析用户睡眠质量、运动效果，为用户提供更加个性化的健康管理建议。

相比于传统的智能健康咨询，健康咨询大模型在自然语言大模型的基础上，输入大量高质量医患对话数据和大规模医疗知识图谱，具备更出色的自然语言处理能力和理解能力，可以理解图片图像、处理各类医疗数据、文献和病历，为患者提供咨询服务，能够自动生成文字、图像等多种形式的治疗方案和健康管理计划，为用户提供更加个性化、全面的健康咨询服务。

健康咨询大模型的训练基于循证医学，在最新版本临床医学指南、疾病诊疗模型、专家共识等数据的基础上，结合大量的医患问答数据，形成针对不同疾病的知识库。同时，健康咨询大模型需要具备强大的医学语义理解能力，能够根据用户的非专业描述，进行多轮问询，分析判断出患者的真实健康状况，并在输出咨询建议后对用户提出的疑问进行进一步解答。

健康咨询大模型可应用于以下方面：

（1）诊前智能分诊

健康咨询大模型能够围绕用户健康，提升用户健康管理意识，普及基础医疗常识，帮助患者自主进行初步的身体状况筛查，同时也能够根据患者的基本信息和症状描述，提供挂号科室建议，实现分诊导诊的智能化辅助，从而实现更加高效的患者管理。

（2）诊后健康追踪

针对需要在患者离开医院后持续进行阶段性随访和生活健康干预的场景，通过健康咨询的形式，帮助患者实时掌握自身健康状况，获取动态的健康管理建议，提高患者依从性，加强院外健康状况追踪，推动全病程管理闭环。

8.6.6 用药推荐大模型

用药推荐指的是根据病患的健康状况推荐最佳治疗药物。早期的用药推荐系统核心是诊断与药物关系的知识库，这种知识库中的规则往往来自于专家经验，开发和更新维护难度较大，覆盖范围有限。深度学习引入用药推荐之后，人们得以挖掘出药物与大量其他医疗实体之间的关系，把用药推荐的基础由简单的诊断-药物关联拓展到药物疗效、药物间相互作用关系、病情、病因、症状等多维度模型，更准确地为用户推荐合适的药物。

运用深度学习技术，基于大规模数据集进行训练，深入探索药物和其他医疗实体之间的复杂关联，构建用药推荐大模型。相比于传统的人工智能用药推荐，用药推荐大模型具有更高的精度和复杂度。结合语言大模型的文本理解、对话等能力，用户可以通过对话的方式获得用药推荐，降低使用难度。

用药推荐大模型通过利用多模态数据、图神经网络和大规模无监督训练，提取并整合药物协同作用的重要特征，从而准确地预测协同效应。通过输入药物的化学结构图、细胞系的基因/蛋白质表达等，构建药物-药物相似性关系、药物-靶点基因/蛋白对应关系，以及蛋白和蛋白相互作用关系等丰富信息的图，实现联合用药效果预测。用药推荐大模型能够更为充分地考虑到耐药性、治疗效果、相互作用等因素，给出更准确高效的用药方案。

在具体应用层面，郑州大学第一附属医院与商汤科技合作，将医院海量药学知识和专家经验与商汤科技的人工智能技术和医疗行业经验结合，让大模型赋能影像、病理、心电三大智能远程诊断平台，辅助地区进行特色病、疑难病的诊疗；研发用药咨询语言大模型，为患者提供线上用药咨询服务。

8.7 区块链和隐私计算技术在智慧医院建设中的应用

区块链是将密码学、P2P、智能合约、共识机制等技术结合的一个分布式分类账本，这些技术赋予了区块链不可篡改、可追溯、去中心化等特性。智能合约是区块链的关键要素，它原本是一套数字形式定义的承诺，在以太坊提出后，被重新定义为一段满足条件就能够自动执行的计算机程序。智能合约收到来自外部的请求，触发运行提前写好的代码，生成交易和事件。隐私计算技术分为数据加密与再处理、数据不动而模型动、通过可信环境进行大数据分析与管理。区块链作为一种能够提供分布式信任机制的关键技术，其与隐私计算技术进行融合可整合双方的优势，互通有无。

8.7.1 基于区块链的电子病历信息共享

随着大数据技术的不断发展，数据的共享流通需求越来越强烈。国家卫生健康委高度重视国家健康医疗大数据共享服务，正在研究建立全国统一的电子健康档案、电子病历、药品器械、公共卫生、医疗服务、医保等信息标准体系，并逐步实现互联互通、信息共享和业务协同。当前主要医院已经完成电子病历系统的建设，但目前的电子病历仅存储在各个医院的档案库或资料室，医院为防止病历信息泄露或者被篡改，不愿意将其共享，这导致用户本身不能随时随地地进行查询，且用户一旦更换医生或转院治疗，将无法提供之前的历史病历，这不仅对病人看病造成麻烦，更是对历史病历信息的资源浪费。因此，有必要对电子病历存储查询进行改进，实现异地电子病历共享查询，充分利用历史病历数据，为用户提供行之有效的诊断方案。

利用区块链的全流程可追溯、防篡改、安全等特性，搭建可监管、可追溯、可信任的数据安全流转通道，保证电子病历等健康医疗数据可以安全可信地被多方共享和流转，实现跨机构、跨系统的数据协同和业务协同。同时，提供基于区块链的场景应用服务，为卫生健康委、疾控中心、医保局等政府垂直管理单位，以及医共体、总院分院的大型医疗机构等解决"行业监管+民生服务"方面的诸多问题和痛点。

通过区块链实现区域间电子病历共享的方案架构如图8-33所示。

利用区块链打通这些医院的电子病历的上链、共享和追溯，从而保证链上电子病历的真实性和隐私性。将医院、公共医疗监管机构、银行和医保单位组成联盟链，实现电子病历生成上链、上链后的共享和责任人的签名、用户跨院就诊时病历信息的同步以及医保报销的跟踪，从而可有效地保障电子病历上链的真实性，在传递共享中的可信性，同时解决了医保骗保的问题，实现医疗与医保的有效协同。用户可以通过手机查询自己的全套病历以及相关医院的共享情况和医保的使用情况。通过区块链技术，提升医院信息化、数字化、互联网化整体能力和应用，延伸医院服务触角。

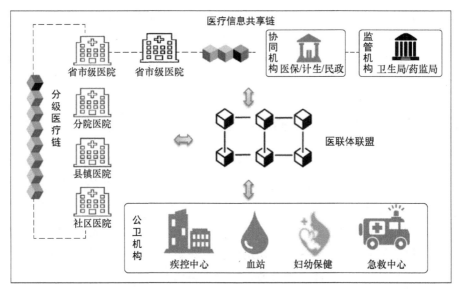

图 8-33 区块链实现区域间电子病历共享的方案架构

区块链数据共享平台是构建可信数据交换系统的基础，借助区块链、智能合约等关键技术，做到数据安全传输、计算流程可控、计算环境隔离、操作可追踪，确保数据交换过程和数据计算过程的安全可信。

8.7.2 基于隐私计算的跨医疗机构疾病研究

医疗大数据产业作为国家最早布局和推动数据要素市场的行业，正步入飞速发展时期。而与此同时，《个人信息保护法》《数据安全法》等数据立法框架的推出并落地执行，给医疗健康行业的数据处理带来了压力。如基于大量人群的医学研究或疾病监测需要充足的样本数据量，而单个医院或研究机构的样本数据量不足，无法支持高质量的疾病研究，同时因医疗数据的隐私保护要求而导致跨医院、地区乃至全国层面的数据获取面临困难。

隐私计算技术能够保障在数据提供方原始数据不泄露的前提下，实现数据的"可用不可见"。隐私计算应用于医疗行业，可以在促进健康医疗数据跨机构、跨地域的流通共享，充分释放数据价值的同时，保障数据拥有方的权益和个人隐私。某医疗集团发起的针对老年病预防的跨机构研究的隐私计算方案架构如图 8-34 所示。

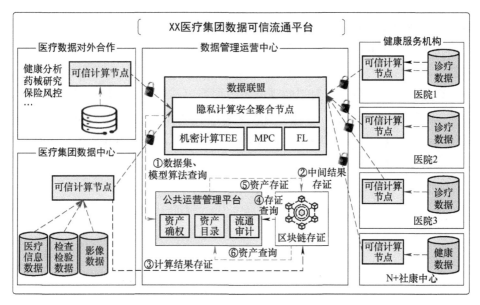

图 8-34　基于隐私计算的跨机构疾病研究

该项目中，某医疗集团需要对其所在辖区内的老年患者的现有健康数据进行统计分析，为社区老年人常见疾病进行早期预警及综合干预治疗提供数据参考。这些数据分别来自于不同的机构，包括辖区内的各医院、养老机构及社区健康管理系统等，数据包括近 3 年的老年人健康体检指标、病历、生化检测及其他监测指标。以某医疗集团牵头，联合相关的机构成立数据联盟，建立数据可信流通平台，在某医疗集团总部构建数据管理运营中心。医疗数据严格按照数据库管理要求进行管理，仅项目核心成员拥有数据的查阅和分析权限，并按规定签订保密协议。

整个数据可信流通平台由采用安全可信且中立的隐私计算平台商提供，隐私计算架构采用中心化（也支持基于区块链构建多中心化分布式系统架构）的部署模式，分为中心的隐私计算聚合节点和本地的可信计算节点两个角色。其中中心的隐私计算聚合节点负责任务调度和提供密文聚合计算环境，本地的可信计算节点负责本地数据计算和作业生命周期管理。整个计算过程中通过联邦学习和多方安全计算协议保护，实现原始数据不出域。中心的隐私计算聚合节点将执行逻辑下发给各数据提供方的本地的可信计算节点，本地的可信计算节点完成各自样本的训练，并将每次迭代的训练模型权重信息上传给中心节点。各个数据提供方训练产生的权重信息需要传输汇聚到中心节点，做多方模型权重的加权平均计算。各个数据提供方的权重在计算过程中做参数保护，避免通过反向近似攻击还原原始数据。隐私计算机制采用秘密分享的密码学方案，各方协商生成一个共同的伪随机数种子，基于该种子生成相同的伪随机数，各方再基于该随机数为各自的权重添加噪声，在聚合节点加权时互相抵消。

通过隐私计算平台，可以实现原始数据不出安全域，实现了"数据不动模型动，数据可用不可见"，且通过与区块链技术相结合，可以实现数据流通可控可计量，可监管可审计，减少数据流通的繁杂流程，提高协作效率，真正发挥了医疗大数据的价值。

第 9 章

数字技术引领下的未来智慧医院展望

9.1 数字技术应用于智慧医院的发展趋势

1. 趋势一：多学科技术交叉融合

生物医学是综合基础医学和生物学的理论和方法发展起来的前沿交叉学科，综合了医学、生物学、管理学等多个学科，主要目的是进行人体健康知识的探寻和完善，从而实现对人体疾病的预防和诊疗手段的创新。例如：人体抗衰老技术、肿瘤的免疫治疗的研发，试管婴儿，基因治疗等基因工程技术的研究，人类染色体的合成等。21 世纪以来，生命科学研究取得了迅猛发展，并且与机械、光学、材料、电子和计算机等领域的突破性创新结合在一起，以应对当今医学、健康和生命领域的重大挑战。生物信息学是生物医学和计算机科学的交叉学科，主要研究如何利用计算机技术处理和分析生物学数据，如基因组、蛋白质组和代谢组数据等。生物信息学的研究成果可以应用于生物医学研究、疾病诊断和治疗等方面。医学影像处理是将计算机视觉和图像处理技术应用于医学影像数据的处理和分析。医学影像处理可以帮助医生更准确地诊断疾病，提高疾病治疗的效果。生物医学工程是将工程学和生物医学相结合的学科，主要研究如何应用工程学的原理和技术来解决医学问题。生物医学工程的研究成果可以应用于医疗设备的设计和制造，仿生器件、人工器官、生物材料的研究和开发等方面。人工智能医疗是将人工智能技术应用于医学领域，主要研究如何利用机器学习、自然语言处理等技术来辅助医生进行疾病诊断和治疗。人工智能医疗可以提高医疗效率和准确性，缓解医疗资源短缺的问题。以大数据、云计算、人工智能、数字孪生等为代表的前沿技术，正以前所未有的力量推动医学技术的进步。

世界各国政府越来越重视生物医学和其他学科的融合发展，纷纷出台了促进多学科交叉融合发展的相关战略、政策和规划。这些战略规划的出台，体现了各国政府对促进生物医学领域和工程领域及其他学科融合发展的高度重视。

2012 年，美国奥巴马政府发布了《国家生物经济蓝图》，要求美国联邦政府机构加大对生物科学的管理和规划的力度，使其能够为美国国家需求提供更好的服务。还指出生物学与工程学、物理学、化学、计算机科学等其他学科结合后，能够发挥更强大的力量，产生更多科学新发现，制造更先进的产品，以及生成更大的市场。2020 年美国卫生与公共服务部发布《2020—2025 年联邦卫生信息技术战略规划（草案）》，该规划提出要利用人工智能等前沿技术赋能医疗机构信息系统，使其更加智能化，来提升个人健康医疗信息可及性。同时要求提高医疗机构的信息系统的易用性，以增加患者使用的便捷性，降低医疗机构的负担。2020 年美国国家科学院推出《2020—2025 美国国家科学院战略计划》，计划提出要将医疗信息学的发展作为美国未来科学发展战略点之一，提出要将医疗健康和新型科学技术如互联网技术充分结合，来改变患者看病和医生治病的方式，充分使得医疗大数据信息、医生以及医疗机构的资源实现跨地区共享，使得医疗服务的沟通更加流畅。

英国《合成生物学路线图》明确了面向 2030 年英国合成生物学的发展路径，英国合成生物学路线图协调组提出学术机构的创新和多学科的融合是合成生物学发展的重要驱动力，建立并支持多学科研究中心和加强合成生物学人才培养是重点。2022 年英国数字、文化、媒体和体育部发布《英国数字战略》，战略提出国家医疗服务体系将继续利用数字和数据驱动型创新改进医护模式及医护系统的运作方式，包括将数字技术比如机器人过程自动化和人工智能技术应用在医疗领域，可以消除重复的管理任务来减轻医疗机构人员的负担。该战略提出数字技术可以实现医疗机构间的信息共享，从而方便地记录和共享以患者为中心的信息，消除不同医疗机构之间服务各自独立不通的障碍，节省临床医生、护士和工作人员的时间，让其回到患者的诊治和护理工作中。未来数字技术在医疗领域的应用还有巨大的潜力。

2017 年 5 月，中国科技部印发了《"十三五"生物技术创新专项规划》（以下简称《规划》），《规划》提出了针对复杂生命科学重大前沿方向，促进生物技术与材料科学、信息电子科学、生物医学工程等多学科的交叉融合，协同攻关，力争在微生物组学技术、纳米生物技术、生物医学影像技术等方面取得重大突破，使相关研究水平进入世界先进行列的要求。《规划》提出要将人工智能、大数据等信息技术与生物技术深度融合，建设大数据质量控制平台等创新基础平台，打造线上线下相结合的智能诊疗生态系统；提出要提高高品质医学设备市场占有率，包括高品质医学影像、精准化检测设备等主要诊疗医学设备，提供快速、准确、便捷的检测手段，以促进生物芯片等新技术的发展。

《规划》在基于信息技术构建生物医药新体系、构建智能诊疗生态系统等领域取得了长足的发展，但在信息技术与生物技术融合等方面仍存在诸多不足。2022年5月10日，国家发展改革委印发《"十四五"生物经济发展规划》（以下简称《规划》）。《规划》提出要着重发展高端医学影像设备，鼓励智能手术机器人、数字疗法等前沿的诊疗技术在临床中应用。《规划》提出要构建类脑智能与人机交互、可编程细胞智能、智慧医疗等交叉融合技术，推进大数据驱动的生命科学知识发现及转化应用。《规划》重点提出要将大数据技术、智能辅助决策知识模型和算法等信息技术与生物医药结合，推进个性化新药、远程监护装备、可穿戴设备研发；基于智能视觉与语音交互、脑机接口等技术，发展新型护理和康复装备研发生产；继续推动"互联网+卫生健康"模式，实现线上线下医疗服务一体化，搭建信息共享平台，促进健康医疗数据共享。《规划》还提出加强人才梯队建设，支持前沿交叉学科体系建设，鼓励生命科学与医学、信息等学科交叉融合，培养生命科学复合型人才。

世界一流科研机构也将医工交叉作为未来发展的新方向，并且已经取得了卓越的研究成果。例如，创建于2010年的麻省理工学院科赫综合癌症研究所是美国乃至世界最先进的癌症研究机构，研究人员来自生物系（原麻省理工学院癌症研究中心）和工程学院，造就了当今世界一流的生物医学交叉研究中心的怀特黑德生物医学研究所，以及布罗德基因组医学研究所。其中生物学、化学、机械工程、材料科学、计算机科学和临床医学的多学科团队成员，为推动抗击癌症提出创新观点和跨学科方法。2019年5月6日，科赫综合癌症研究所的研究人员在美国国家科学院院刊上发表了一篇研究性文章，描述了一种靶向肿瘤和转移灶的新方法：纳米抗体靶向肿瘤并追踪肿瘤转移。因为纳米抗体能够更深地渗透到人体组织中，并且在治疗后可以更快速地从循环系统中清除，因此该机构尝试靶向细胞外基质蛋白在相对微小的抗体或源自羊驼的纳米抗体的基础上，开发一种免疫试剂。最终研究表明，纳米抗体可用于对肿瘤和转移灶进行成像追踪，并且这项技术也可用于肿瘤或肿瘤转移的治疗。器官芯片通过整合类器官和芯片技术的优势，模拟近生理的组织微环境，从而指导干细胞的行为和类器官形态的形成。类器官技术目前被认为是现有非临床试验方法的替代品，它可能成为从非临床试验到临床试验的桥梁，弥补目前非临床动物模型产生的局限性。类器官技术正被应用于各种研究领域，它已与生物工程结合，目前研究人员正在研究脑器官芯片、肠器官芯片、肝器官芯片以及多器官芯片，类器官芯片是一个新兴领域，在未来，类器官芯片可以与其他尖端技术（如基因组编辑、人工智能等）有效集成，以进一步提高类器官反映人类生理过程的准确性。因此，它也需要跨学科研究人员的合作努力，并努力达到类器官在人类生物医学研究中的充分用途。

2．趋势二：技术驱动向精准医疗发展

精准医疗的概念和体系是在 21 世纪新科技发展成果的基础上应运而生的，其技术领域主要包括基因测序技术、生物分析技术、大数据分析技术和人工智能技术等，需要多种技术的交叉融合和协同创新。这些数字技术可用于生物医学信息的采集、存储、管理和分析。通过收集和分析海量人群的纷繁复杂的医学相关信息并加以分析和归纳，可在精准医疗理念的指导下得出每一个个体的精准疾病预防、诊疗和康复计划，以实现精准医疗的目标。

各国政府不断出台相关政策措施以推动信息技术与精准医疗融合发展，2011 年，美国国家科学院、美国国家工程院、美国国立卫生研究院及美国国家科学委员会共同发出"迈向精准医学"的倡议，其要点是在疾病重新"分类"基础上的"对症用药"。2015 年 1 月 20 日，美国总统奥巴马在国情咨文中宣布美国启动"精准医学倡议"，促进了全球对精准医疗理念的关注和应用。2015 年，中国提出了精准医疗计划，经过"十三五"期间不断发展，国家已初步建立了队列框架和大数据平台，部分自主研发的精准医学防诊治方案也开始在临床应用中发挥作用。中国科学院已重点部署了"中国人群精准医学研究计划"，科研界相继成立了多个精准医学专题学会，一些高校也专门设立了精准医学相关学科，推动了该领域的教育与研究。"十三五"期间，精准医学理论体系已初步形成并得到推广。

然而，我国精准医学体系建设和发展仍然存在一些不足，未来还需考虑如何利用大数据等前沿技术建设更多的系统支持平台，以推动我国建立高效完整的精准医学体系。"十四五"以来，精准医学的相关内容分散在多个专项计划中，如"生物与信息融合""前沿生物技术"等，以促进精准医疗行业与大数据、人工智能等新一代信息技术产业的结合与发展。"十四五"期间，随着科技与医学专业以及人工智能技术的不断发展，探索精准医学和人工智能技术的融合已成为医学研究的重要方向。

目前全球精准医疗较多地集中在人类对恶性肿瘤的早期诊断和治疗上，对癌症的精准诊治有望成为该研究下一阶段表现突出的领域。当前研究的热点靶向治疗、细胞免疫治疗等均是围绕这一领域展开的。面向癌症诊治的精准医疗主要包括三个层次。第一层是基因测序，是指从血液或唾液中分析测定基因全序列，这是精准医疗的基础；第二层主要涉及细胞免疫治疗，通过激活人体免疫细胞，间接杀死肿瘤细胞，其优势在于无毒副作用；第三层是基因编辑，如CRISPR/Cas9 基因组编辑技术及其在癌症精准诊治中的应用。信息技术与精准医疗的结合在肿瘤治疗领域扮演着关键角色，通过将信息技术与医疗领域结合，医生可以方便地获取、管理和分析大量患者数据，包括基因组学、临床记录和影像学资料等，使得医生更好地为患者制定个性化治疗方案。通过利用大数据和深度学习的算法，对影像学、病理学、生理学等方面进行有效的模拟和预测，帮助医生更准确地诊断肿瘤类型、预测患者的疾病进展和生存率，实现快速、精准的诊断和预测。利用传感器技术和远程监测系统，实时监测患者的生理指标和治疗反应，实现实时监测和调整治疗方案。因此，信息技术与精准医疗的结合为肿瘤治疗提供了更个性化、精准和有效的解决方案，有望提高患者的治疗效果和生存率。

未来，信息技术与精准医疗的进一步融合，将会不断推动医疗行业的进步。信息技术的发展将使得医疗数据的收集、存储和分析更加高效和精确。医生根据每位患者的基因组学数据、临床记录、生理参数等信息，制定更为个性化的诊疗方案，提高治疗效果和患者的生存率。智能医疗辅助工具的不断出现将可以帮助医生在诊断、预测疾病进展等方面提供更准确、快速的支持，极大地提高了医疗诊疗的效率和精准度。总之，生物信息技术、智能影像技术和大数据技术的结合为精准医学和健康产业注入了新的活力。

3. 趋势三：人工智能大模型加速医疗智能化变革

人工智能技术发展至今，虽然取得了许多突破与进步，但仍存在三大主要局限。首先，目前大多数人工智能模型的功能单一，一个模型只能解决一个特定的任务，且任务之间难以实现协同工作，这就导致人工智能难以解决复杂问题；其次，人工智能模型的训练依赖于大量的数据样本，数据的质量、规模、多样性、标注以及实时性和更新频率等方面都会直接影响到人工智能的性能和准确性，如果缺乏足够的样本支撑，训练的效果也会大打折扣；最后，人工智能模型的泛化能力差，经过训练的人工智能无法很好地适应新的任务和环境，从而影响了人工智能在行业应用中的大规模推广。

人工智能经历了对单点技术的聚焦关注后，人们逐渐发现自身的复杂需求难以得到快速响应，转向寻求获取人工智能综合解决方案，在技术层面表现为由计算机视觉等单点感知向视觉+语音等多模态感知，从人工智能在单个环节的应用向感知+认识+决策等多个环节融合，以及通过一体化解决方案实现对全业务链条赋能等方向发展，以形成行业价值闭环。

人工智能大模型代表了人工智能的最前沿技术，其根据大规模参数量和复杂结构构建人工智能模型，结合深度神经网络，通过"预训练+微调"的模式，基于无标注的数据进行预训练，提升模型前期学习的深度、广度和知识水平，从而增强了人工智能的通用性、泛化性，成为"专用人工智能"向"通用人工智能"迈进的重要技术路径，是实现从"弱人工智能"向"强人工智能"演化的基础。人工智能大模型是通用人工智能应用的载体，是未来整个人工智能生态的核心。

人工智能大模型与医学的结合将推动医疗行业向智能化方向迈进，这体现在以下几个方面：

1）深度学习与神经网络：深度学习技术是人工智能大模型的核心，可以利用神经网络结构对大规模医疗数据进行学习和建模。通过深度学习，人工智能可以发现数据中的模式和规律，为诊断、预测和治疗提供支持。

2）迁移学习：迁移学习是一种利用已经训练好的模型在新任务上进行微调的技术。在医疗领域，可以利用已有的人工智能大模型进行迁移学习，加速新任务的模型训练和应用，降低数据获取和标注的成本。

3）多模态数据融合：医疗数据通常是多模态的，包括影像数据、文本数据、生理数据等。人工智能大模型可以将不同模态的数据进行融合，提高模型的表征能力和泛化能力，实现更准确地诊断和预测。

4）自然语言处理：自然语言处理技术可以帮助人工智能理解和分析医疗文本数据，包括病历、医学文献等。通过自然语言处理，人工智能可以从大量的文本数据中提取有用信息，辅助医生做出决策。

5）生成对抗网络：生成对抗网络可以用于生成逼真的医学影像数据，用于模拟疾病发展过程、辅助医生培训等。此外，生成对抗网络还可以用于数据增强，扩大训练数据规模，提高模型性能。

6）强化学习：强化学习可以用于优化个性化治疗方案和医疗决策策略。通过与环境的交互，强化学习可以学习到最优的行动策略，帮助医生做出更好的治疗决策。

7）模型解释与可解释性：在医疗应用中，模型的解释性很重要，医生需要了解模型的决策依据。因此，人工智能大模型可以通过注意力机制、可视化技术等方法来解释模型的决策过程，为医生理解模型的决策提供依据。

医疗行业存在着知识复杂性、数据多样性的特点，使得其成为人工智能大模型应用的主要领域之一。人工智能大模型可以更有效地利用医疗数据，加速医疗智能化改革，提高医疗服务的质量和效率。同时，也需要解决技术上的挑战和难题，如数据安全、隐私保护、模型可解释性等问题。医疗健康大模型就是指通过对医学数据进行深度学习训练得到的具有高度复杂性和高准确性的一种人工智能大模型，该模型可以将多种医疗数据类型（如医学图像、病历信息、基因数据等）进行融合和分析，以充分利用不同数据类型之间的互补性，提高医疗诊断和治疗的准确性和可靠性。

医疗健康大模型的应用领域非常广泛，包括医学影像诊断、病理学分析、医学遗传学研究、个性化治疗方案制定、临床决策、远程诊疗、药物研发、健康管理等。例如，在医学影像诊断中，医疗多模态大模型可以将 MR、CT、X 光等不同的医学图像数据融合在一起，提高对病变的识别准确率；在个性化治疗方案制定中，多模态大模型可以综合分析患者的病历信息、基因数据、生活方式等多方面的信息，为患者提供更加精准、个性化的治疗方案；在临床决策方面，多模态大模型可以通过学习大量的病历资料，建立临床决策支持系统，为医生提供关于疾病诊断和治疗方案的建议，这样不仅可以帮助医生做出更准确的判断，还可以减少他们的工作负担；在药物研发方面，多模态大模型可以用于发现新的药物分子并预测其效果，这种方法比传统的化学实验要快得多，而且成本也低得多；在远程诊疗方面，借助多模态大模型建立远程诊疗系统，通过该系统医生在家中就能完成患者的检查和诊断，这极大地提高了医疗服务的可达性；在健康管理方面，借助多模态大模型建立健康管理系统，医疗工作者可以根据患者的生活习惯和基因信息，为其提供个性化的健康管理方案。通过医疗健康大模型的应用，智慧医疗将实现更精准、个性化的服务，提高医疗服务的效率和质量，给患者带来更好的就医体验和健康保障。医疗健康大模型必将推动整个医疗产业的创新发展，形成新的产业生态和生产力。

4. 趋势四：人工智能+数字孪生，重塑医院运营模式

智慧医院运营模式的数字化变革是医疗行业发展的必然趋势。通过数字化

手段提高医疗服务的效率和质量，优化医疗资源配置，降低患者的就医成本，是智慧医院的核心价值所在。

人工智能+数字孪生是指将人工智能和数字孪生技术相结合，创建物理实体的虚拟模型，实现对物理实体的模拟、预测和控制。数字孪生技术通过收集物理实体的历史数据、实时数据以及算法模型等，创建物理实体的虚拟模型，实现与物理实体之间的虚实交互。而人工智能技术则通过对虚拟模型的处理和分析，实现对物理实体的预测和控制。

人工智能和数字孪生技术的应用可以重塑医院的运营模式，具体表现在以下几个方面：

1）优化医疗资源的配置：通过数字孪生技术，医院可以对医疗资源的使用情况进行实时监控和分析，人工智能算法可以对数据进行智能分析和预测，实现资源的优化配置，提高资源的利用效率。例如，通过智能化设备管理系统，可以实时监控医疗设备的使用情况，利用人工智能算法分析患者就诊需求模式，数字孪生技术模拟不同场景下的资源利用情况，以此为依据进行资源的合理配置和调度，从而提高资源的利用效率。

2）提高医疗服务的效率和质量：人工智能技术可以处理和分析大量的医疗数据，提高诊断和治疗的准确性和效率，结合数字孪生技术可以建立患者的虚拟模型，实现个性化医疗服务。例如，通过智能医疗诊断系统利用深度学习算法对患者数据进行学习和建模，可以为患者提供更加精准的诊断结果，缩短等待时间，提高医疗服务的效率和质量。

3）实现医院的可视化、数字化管理：基于物联网、云计算、大数据和数字孪生等技术，采集、处理并实时展示医疗设备状态、患者及医护人员情况、医疗诊断信息等各医疗环节数据，将复杂的、难以理解的数据以可视化的形式进行直观呈现，构建以数据为中心的医疗信息管理服务体系，从而全面提升医院人员管理、设备管理、安全管理、科研教学管理等效率。

4）个性化医疗服务和健康管理：通过人工智能和数字孪生技术，医院可以为患者提供更加个性化、精准的医疗服务和健康管理方案。例如，通过个性化的健康管理方案，可以为患者提供针对性的健康指导和建议，提高患者的健康水平和生活质量。

总之，人工智能和数字孪生技术的应用可以优化医疗资源的配置，提高医疗服务的效率和质量，实现医疗过程的可视化和管理，为患者提供更加个性化、精准的医疗服务，推动医院运营模式的创新和发展。

9.2 未来数字技术赋能智慧医院畅想

9.2.1 生物柔性传感技术

1. 生物柔性传感技术的原理

随着人们对个体健康越来越重视，健康监测领域也得到越来越多的关注。生物柔性传感器作为一种新型装置，具有轻薄便携、灵敏度高、生物安全性好、电气性能优良、集成度高等特点，被越来越多地应用在医疗健康监测领域。生物柔性传感技术大大提升了数据采集和处理在疾病监测预警中的效果，成为当前医疗创新的重点方向之一。

生物柔性传感技术是一种基于人体生物信号的传感技术，能够实现对人体生理、生化信息的实时采集和分析，从而实现对人体健康状况的监测和预测，以实现更精准的医学诊断。生物柔性传感器是生物柔性传感技术的核心部件，是以生物柔性电子技术为基础，将生物学、电子学、物理学、化学、通信和计算机科学等多个学科融合在一起，利用生物材料和先进的电子制造技术，开发出的能够实现人机交互、医疗监控、智能感知等多种功能的生物柔性电子产品。

生物柔性电子技术源于新兴的柔性电子学领域，柔性电子学是指在柔性或延展性材料上制造电子器件的电子技术。它们可以在不破坏自身电子特性的情况下达到可拉伸性和可弯曲性，以其优异的变形适应能力，大大扩展了传统无机电子器件的应用范围。

生物柔性传感器的电子器件的设计要求材料不但要具备优异的机械和电气性能，而且要具备良好的弹性、可伸缩性和柔软度。目前，已有多种生物材料被应用于生物柔性电子学的研究中，比如纳米纤维、碳纳米管、石墨烯、金属纳米等。但是随着柔性电子学技术的不断发展，各类新型的生物材料，如液态金属、导电聚合物、离子液体等也陆续被研发出来，以满足各类医疗应用场景对于功能和性能的不同需求。

除了电子传感器件，生物柔性传感器还集成了智能感知和通信功能，以实现生物柔性传感器和后台智能分析系统的交互。例如，生物柔性传感器可被贴于皮肤表面，通过无线通信技术将采集到的信息传送到后台分析设备上显示出来，从而帮助医生了解患者的生理状态。

生物柔性电子产品可在人体皮肤表面实现穿戴式实时连续信号采集和处

理，已成为运动健康管理、疾病诊断监护、环境监测、人机智能交互等领域的变革式科学技术，成为各个国家重要的战略性新兴产业。柔性传感器作为柔性电子的核心部件之一，影响并决定着可穿戴式智能设备的应用和发展。根据采集的生理信号类型，生物柔性传感器可分为两类。一类是对物理信号的采集，比如压力、应力、温度、湿度、光度、惯性力、生物电等；另一类是对生物化学信号的采集，比如气体分子水平、生物代谢分子等。其中对于物理信号的采集和应用已经进行了比较广泛的研究，实现了一些初步的应用；而对于生物化学信号的检测、采集和应用目前还面临一些技术挑战，如某些化学传感器可能会因为环境温度和湿度等因素而失去其功能，当传感器发生故障和降解时，它还将带来生化污染的挑战。

生物柔性传感器作为一种新型的传感器设备，具有高灵敏度、高选择性、高稳定性和高可靠性的特点，能够在复杂的自然和生理环境中实现检测。它们在医疗监测和诊断、环境监测以及检测和识别方面提供了高效、节能和便捷的应用。将传感器装置与柔性基板相结合，以模拟生物体中的柔性结构，从而实现对各种生理信号的检测，这已成为人们关注的热点。未来在人类健康检测领域，生物柔性传感器的应用正在蓬勃发展，并将演变为未来医疗领域以患者为中心进行的诊断和治疗的主要方式之一。

2. 生物柔性可穿戴设备

可穿戴设备以其小型化、重量轻、灵活等特点，被广泛用于生物医学、信息获取、人机交互等领域，从而引发了新一轮的终端技术创新。随着人口老龄化和慢性病患病率的逐渐上升，医疗可穿戴设备迎来了巨大的发展机遇。目前成熟的医疗可穿戴设备包括智能手表、运动手环、助听器、视力矫正设备等。这些可穿戴设备在实时监测生理信息、辅助治疗和医疗保健等方面发挥着重要作用。

随着柔性传感技术的发展，柔性可穿戴传感技术已经出现，该技术将生物医学、材料科学、控制科学和通信技术等多学科结合在一起，形成了包括电子皮肤贴片、软机器人、生物电池、个性化医疗设备等多种形态的产品，近年来已经开始用于人类生理信号的检测，以实现精准的医疗保健和个性化诊疗。

用于生物医疗的柔性可穿戴设备需要具备优异的柔韧性和兼容性。优异的柔韧性可以满足人体复杂体表的要求，不同肢体运动引起的传感器变形不会影响设备的性能。良好的兼容性可以防止设备与人体之间发生不良反应（如炎症和过敏）。除此之外，生物柔性可穿戴设备还要求轻巧、灵活以方便穿戴，从而提升人们的体验感。

生物柔性可穿戴设备按照不同的应用场景和实现方式，可以分为体外传感和体内传感两种类型。体外传感是指将生物柔性可穿戴设备放置在人体表面，通过直接接触或近距离感应来获取生理参数信息的传感方式。这类设备通常使用柔性材料制成，能够贴合人体曲线，同时集成了多种传感器、电路和无线通信技术。而体内传感是指将生物柔性可穿戴设备植入人体内部，通过直接接触组织或器官来获取更为精确和深入的生理参数信息的传感方式。这类设备通常需要通过传统手术或微创手术的方式植入，并需要满足生物相容性和长期稳定性等要求。体内传感使用的电子器件与生物组织材料要易植入和可降解，具有良好的相容性和环境适应性，对人体无伤害。相比于体外传感，体内传感对使用环境要求更加苛刻。

近年来，无线通信和人机交互技术发展迅速，信号传输的实时性和可靠性都得到了大大提升，基于体外传感的可穿戴设备成为关注的主要焦点，其可被用于跟踪人体各部位运动，协助诊断各种疾病，并能够建立更高水平的人机交互。

一种典型的体外柔性可穿戴设备是基于可拉伸有机光电系统的体外实时健康监测贴片，该贴片通过与手腕的保形表面接触来检测心率的变化，像皮肤一样自成一体的生物柔性健康贴片如图 9-1 所示。贴片的主体是由有机光电二极管（OPD）和两个有机发光二极管（OLED）组成的柔性光体积跟踪传感器阵列。OLED 发出的红灯在背壁反射后，OPD 检测反射光强度的变化，反射光的强度因心率的变化而变化。它还携带具有可变微裂纹的二极管阵列组成的软显示器。基于 Au（黄金）材料的互连与应力消除层结合，以便在折叠、扭曲和拉伸下稳定运行。信号经过微控制器处理、滤波、计数并实时显示在二极管阵列上。该贴片可以大规模生产及应用，以监测日常生活中的生物信号，有助于进行更全面的健康监测。

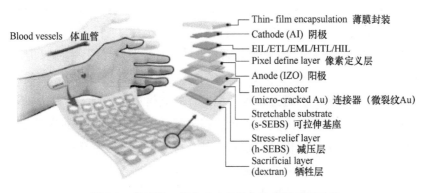

图 9-1　像皮肤一样自成一体的生物柔性健康贴片

生物柔性传感技术在智慧医院的应用具有巨大的潜力，可提升医疗服务的质量和效率。比如通过制造小巧舒适的可穿戴设备，用于监测患者的生理参数，如心率、血压、体温等。这些设备可以实时传输数据至医疗中心，使医生能够远程监测患者情况并及时干预。将生物柔性传感技术嵌入床单、床垫等床铺设备中，实时监测患者的睡眠质量、姿势变化以及生理状态，并将数据实时反馈给医护人员，以提高病房监护效率。结合 VR 或 AR 技术，为医生提供手术辅助信息，如器械位置、患者解剖结构等，帮助医生更准确地进行手术操作。将生物柔性传感器集成到药物输送系统中，监测患者的生理反应和药物吸收情况，实现个性化治疗并根据实时情况调整药物剂量和输送速度。综上所述，未来生物柔性可穿戴设备在辅助诊断和治疗、健康监测、远程医疗、细胞捕获、医疗假肢、人机交互、药物输送和靶向治疗等领域具有巨大的发展潜力。

9.2.2　脑机接口及类脑计算在智慧医疗中的应用

1. 脑机接口及类脑计算的原理

在科学研究迅速发展以及社会需求的强烈推动下，脑科学正处于发展的关键时期。脑科学通过对大脑认知神经原理的研究，提升人类对自身的理解和大脑重大疾病的诊治水平，也为发展类脑计算系统和器件、突破传统计算机架构的限制提供了重要的依据。脑科学领域中对困扰人们已久的若干大脑及神经系统疾病（如阿尔茨海默病、帕金森症、精神分裂症、抑郁症、自闭症、中风等）的病因和发病机制的研究，以及在此基础上研发早期诊断指标和新的治疗对策（如应用新的脑影像技术、光遗传技术、脑电技术和细胞、分子生物学技术）的研究，已成为迫切的社会需求和重要研究方向。

世界各国已将脑科学上升为国家科技战略重点，我国"十四五"规划中，"脑科学与类脑研究"被列为 7 大"科技前沿领域攻关"项目之一。"脑科学与类脑研究"的内容主要包含脑认知原理解析、脑介观神经联结图谱绘制、脑重大疾病机理与干预研究、儿童青少年脑智发育、类脑计算与脑机融合技术研发。

脑机接口技术是一种通过软硬件相结合的通信系统实现大脑和外部环境直接交互的技术，即不借助人类的神经肌肉控制系统将大脑中枢系统产生的动作意图直接通过计算机进行信号提取和处理，再将此信号进行转换后驱动外部设备产生实际的动作，进而完成大脑的动作指令，此项技术现已被广泛应用于脑科学、生物医学和康复医学等诸多领域。

脑机接口根据信号采集方式的不同，可以分为植入式和非植入式两种技术方式路线。

植入式脑机接口采用有创方式，以介入手段将电极植入颅骨以下的组织进行信号采集和记录。常见的技术手段包括皮层电脑图、单神经元动作电位和局部电场电位等。植入式脑机接口虽然存在创口，但记录的信号时空分辨率高、信息量大，能够对复杂任务进行实时、精确控制。然而，植入式脑机接口也存在一些限制和挑战，例如脑组织的排斥反应、接口的安全性和长期稳定性等。

非植入式脑机接口主要通过安置在头皮上的多通道电极对大脑内部大量神经元的整体电活动进行记录和分析，然后通过特定的信号处理算法得到信号的输出，最后达到对外部器件的控制。常用的技术手段有脑电图、功能近红外光谱、脑磁图、功能核磁共振成像等。非植入式脑机接口具有安全无创的优点，因此在医疗领域得到了广泛应用。但是，由于受到头皮和脑电波噪声的干扰，非植入式脑机接口的信号质量可能会受到一定的影响。

脑机接口技术涉及脑科学、人工智能、信息通信以及材料科学等多个学科。脑机接口与信息技术有效结合，有望促进类脑芯片等创新，推动更高效、安全的类脑智能发展，提升人机协作能力，从而加速脑神经技术与类脑计算的发展。

类脑计算又被称为神经的形态计算，是借鉴生物神经系统信息处理模式和结构的计算理论、体系结构、芯片设计以及应用模型与算法的总称。类脑计算基于仿生的脉冲神经元实现信息的高效处理，具有低功耗、低时延的技术优势。类脑计算试图模拟生物神经网络的结构和信息加工过程。它在软件层面的尝试之一是脉冲神经网络（Spiking Neural Network，SNN）。当前，类脑计算的发展可以分为神经形态感知（比如动态视觉传感器）和神经形态计算（比如类脑处理器/类脑芯片）两部分。类脑计算是生命科学，特别是脑科学与信息技术的高度交叉和融合，其技术内涵包括对于大脑信息处理原理的深入理解，在此基础上开发新型的处理器、算法和系统集成架构，并将其运用于新一代人工智能、大数据处理、人机交互等广泛的领域。

类脑计算正处于新兴发展阶段，随着云计算、物联网、传感网络、大数据和人工智能等新技术持续突破，在实现依靠海量数据、建立以数据驱动的模型学习能力后，基于认知仿生驱动的类脑计算已逐步成为人工智能下一阶段发展的新动力。

2. 脑机接口治疗瘫痪

中风是全球发病率较高的一种疾病，也是常见的致残的疾病。中风可引起神经功能失常或缺损，严重者可能会导致半身不遂甚至全身瘫痪，如果再出现声音瘫痪导致丧失说话能力，那对患者来说将是毁灭性的打击。

随着科学技术的发展，脑机接口技术可以帮助失语瘫痪患者直接从大脑中"读取"他们的意图，并利用这些信息控制外部设备来移动瘫痪的肢体。目前在这一领域已经取得了突破性的进展。2023 年 8 月 23 日，自然（Nature）期刊上发表了具有里程碑意义的脑神经科学研究成果，旧金山加州大学神经外科研究团队通过在大脑表层植入融合了人工智能算法的芯片及人工智能算法，让近 20 年无法说话、也不能运用四肢的中风患者，得以使用"数字虚拟化身"再次表达了心声。

这项研究采用了全新的脑机接口技术，通过面部表情为患者的"数字虚拟化身"制作动画，以模仿人类交流的细节。为了实现这一目标，研究人员首先在患者的大脑表层下植入了一组由 253 个电极组成的薄片状矩形电极。然后通过一根电缆插入患者头部固定的端口，将电极连接到一组处理器上。这个系统能够以每分钟近 78 个单词的速度说话。

这项研究还创新地使用了脑机接口结合多模态人工智能技术来解码面部动作，从而驱动"数字虚拟化身"进行交流。研究人员利用深度学习模型将检测到的神经信号映射到语音单元和语音特征，以输出文本、合成语音的方式来驱动"数字虚拟化身"运行。这种多模态语音解码系统使瘫痪者能够通过控制"数字虚拟化身"的头像来显示发音动作以表达强烈的情感，从而实现非语言交流。

我国的脑机接口技术虽然相对起步较晚，但近年来发展迅猛。2014 年，浙江大学的研究团队首次在四肢瘫痪患者中实施了颅内植入半侵入式脑机接口，利用皮质脑电信号帮助患者通过意念控制机械手完成猜拳动作。同时，复旦大学附属华山医院和首都医科大学附属北京天坛医院的神经外科团队也展开了意识障碍研究，运用神经调控和脑机接口等技术，致力于最大限度地促进意识恢复和神经功能改善。我国在 2021 年启动了"脑计划"，推动脑机接口技术的深入研究和发展。这一计划的实施推动了脑机接口技术的快速发展，取得了一系列重要突破。中国的脑机接口技术在临床医学领域取得了初步的成功，并为未来的研究和应用奠定了坚实的基础。脑机接口技术治疗瘫痪场景如图 9-2 所示。

目前患者的大脑表层芯片还采用有线的方式连接到计算机，未来采用无线连接技术，可以使该项技术的使用更加轻便、灵活，可应用在更加广泛的场景。另外，由于脑机连接系统能识别出患者的大脑神经活动，从而使得"读心术"成为可能，未来或将引发隐私问题，因此也需要重点关注。

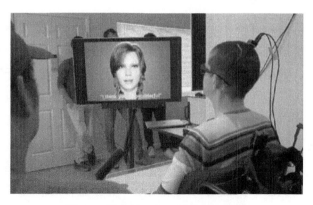

图9-2 脑机接口技术治疗瘫痪场景

3. 基于脑机接口的人工智能智慧病房

脑机接口技术也可用于解决一些用传统方法难以解决的问题，例如难治性精神疾病干预、高位截瘫病人日常生活辅助等突破性应用。

广州琶洲实验室的脑机智能研究中心，将脑机接口技术从实验室引入病房，开创了"脑机人工智能智慧病房"的新应用，这项技术已经在广东省工伤康复医院、中山三院等多家医院的康复科投入试用。在"脑机人工智能智慧病房"的应用场景中，人脑通过思维控制外部物体的"科幻场景"已开始走进现实。通过该技术，可以使肢体障碍患者仅通过"眼神的交流"，就能够控制机器帮助实现如"自主翻身"等多种身体活动，还能控制系统完成诸如病房环境控制以及生活护理等多个功能。在病房中，全身瘫痪的患者头戴一条细细的脑机头环平躺在护理床上，首先用目光瞄准脑机人工智能鼠标，通过移动眼球，将脑机人工智能鼠标移动到平板电脑上的"背板上升"按钮上，然后轻轻眨眼完成选择，护理床背板便开始帮其慢慢坐立起来。患者用同样的方式，可以控制护理床12个不同的功能按钮，以帮助自己翻身、抬腿，还可以开关电视选节目、调节空调温度、开关电灯等。患者不需要动手或开口，只需通过目视平板电脑轻轻眨眼，就能控制护理床的升降和翻动，控制房间里的电视、电灯、空调，以及控制轮椅移动、指挥机械臂为自己递来水杯。脑机接口技术在智慧病房中的应用场景如图9-3所示。

借助具备脑机接口的人工智能智慧病房系统，原本需要24h陪护的肢体障碍患者，可以承担部分自主护理的功能，比如控制自己的起身、翻转、呼叫以及房间内的各类智慧家居，从而分担护士及家属的照护压力。患者可以通过脑机接口操作计算机光标的方式自由地控制各类设备，还能实现与护士站的远程实时沟通，保障了患者的护理安全。脑机人工智能智慧病房主要面向肢体残障、脊髓神经损伤、中风、渐冻症等肢体障碍人士，应用场景主要包括医院病房、残障托养机构、养老机构、居家护理等。基于脑机接口的人工智能智慧病房系统主要由病床、平板电脑和其他外接设备组成。脑机接口通常可分为 4 个功能模块。第 1 个模块负责脑信号的采集获取；第 2 个模块是对收集到的脑信号进行分析，解码大脑的意图和状态；第 3 个模块是把分析结果应用于具体功能，比如控制外部设备等；第 4 个模块是反馈，机器将外部情况反馈给大脑，大脑进而调整策略，调整脑信号，这样就形成了一个脑机互动的"闭环"。

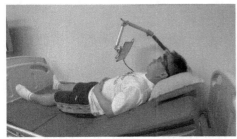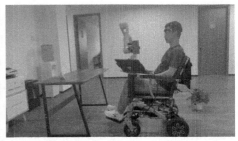

图 9-3　脑机接口技术在智慧病房中的应用场景

　　脑机接口技术从实验室走进病房等不同应用场景，需要满足两个条件。一是要完成复杂的任务，二是准确度要高、反应要快。琶洲实验室脑机智能研究中心是基于多模态脑机交互实现脑机人工智能智慧病房。多模态脑机交互技术是一种利用多种交互模式，同时使用多个输入和输出设备，实现人与计算机之间的交互的技术。患者佩戴的多模态脑机头环可以采集眼电信号、脑电信号、头动信号等多模态信号，计算机通过融合分析这些信号，从而实现更准确、智能的交互响应，完成复杂的环境控制，提高了用户体验。

　　随着科学技术的发展，多模态脑机接口交互技术也在不断创新和完善。未来该技术还将与其他领域的技术实现交叉融合。如脑机接口技术与大数据、人工智能技术相结合，以实现更强大的功能和更精细的控制；同时，脑机接口还将更加注重人性化的设计，以便让患者在使用过程中感到更加舒适和便捷。多模态脑机交互技术在医学领域的应用场景非常广泛，该项技术不仅可用于患者的康复训练，帮助患者恢复受损功能，而且也为科学家们提供了更加精细和准确的研究工具进行技术支撑。未来这个项目不仅可以进入智慧病房，还必将广泛应用在智慧医疗的各个领域中。

9.2.3　人工智能及大模型的应用

随着全球科技发展和产业变革，以人工智能为代表的数字技术加速发展，成为驱动社会进步的核心驱动力。人工智能大模型的出现，增强了人工智能的通用性和泛化性，开启了人工智能发展的新范式，未来人工智能必将成为一种新型基础设施，赋能千行百业的智能化转型和升级。医疗健康行业是人工智能大模型技术最重要的应用领域之一，当前大模型技术已经在健康咨询、用药推荐、智能随访等领域有了一些探索，在本书第 8 章中已经做了相关的描述。人工智能大模型以其泛化能力和通用性、摆脱对数据标注的依赖，以及使用自然语音交互的便利性和易用性，未来将会在精准医疗、医疗影像分析、医疗质控管理等方面获得更多的应用，对构建新型智慧医疗服务模式和推动行业变革产生重要影响。

1. 人工智能多模态大模型赋能精准医疗

应用于医疗领域的大模型与通用大模型虽有相似之处，但在模型的设计、训练、应用等方面有着巨大的差别。首先，医疗行业具有很强的专业性与严肃性，对问题的容错率低，这自然对语言大模型提出了更高的要求，需要人工智能基于医疗专业语料给出更专业、更精准的医疗建议；其次，目前医疗数据中有超过 90%的数据来自于医学影像，这也意味着有效的、能做复杂决策的医疗人工智能大模型，需要融合医学影像、语言、文本，甚至是视频等多模态信息以应用于各种医疗场景。多模态大模型毋庸置疑是医疗大模型未来的发展趋势。

随着医疗信息化的快速发展，海量且类型多样的医疗数据不断积累，这些数据涵盖了文本、图像、波形、音频、视频以及生物组学等多种类型。医疗相关数据的每一种类型均为一种数据模态，都从某一方面提供了诊疗信息，但是单模态的模型只能分析疾病的某一方面的信息，具有较大的局限性，极大地限制了医疗智能化的应用。医疗多模态大模型融合多种模态的医学数据，在多种数据类型上进行预训练，并在同一架构（如 Transformer）下实现模态统一和任务统一。预训练和微调使用统一框架，将自然语言处理、视觉处理、影像处理等多模态任务统一，一个模型统一进行一次预训练即可获得多种能力，包括文本生成、图像分析、跨模态理解等。

多模态医疗大模型覆盖医学图像、医学文本、病理数据、生物组学等数十种医疗数据模态，促进基于医疗基础模型的跨领域、跨疾病、跨模态科研突破，可以突破小样本、弱标注瓶颈，有助于推动医疗大模型的产业落地。多模态大模型是提升医疗诊断的准确性，实现临床落地和医疗智能化的关键。

目前国内外已经开始出现多模态医疗大模型，在疾病诊断、手术导航以及影像分析等方面进行了有效的尝试。

（1）谷歌的 Med-PaLM M 多模态医疗大模型

谷歌于 2023 年发布了 PaLM-E，这是一个多模态具身化语言模型，具有 5620 亿个参数，将视觉和语言集成在一起，用于机器人控制等场景。PaLM-E 的目的是在具身化任务中建立词汇和感知之间的联系，例如在具有复杂动力学和物理约束的环境中的机器人规划，以及回答关于可观察世界的问题。PaLM-E 的操作基于多模态语句句子，这些语句句子包括来自任意模态（例如图像、神经 3D 表示或状态）的输入与文本标记。这些输入被插入端到端训练的语言模型中。这种设计使得 PaLM-E 能够处理各种具身化推理任务，适用于各种观测模态。PaLM-E 还可以直接将真实世界的连续传感器模态融入语言模型，从而建立词汇和感知之间的联系。其输入是交织了视觉、连续状态估计和文本编码的多模态句子。PaLM-E 端到端训练这些编码，与预训练的大规模语言模型一起，用于多个具身化任务，用于连续的机器人控制规划、视觉问答、图像描述、知识获取等。

谷歌还自建了多模态生物医学基准 MultiMedBench，它涵盖了广泛的多模态数据源，用于衡量通用生物医学人工智能处理从视觉问题到各种医疗任务的能力，例如应答、报告生成、医学图像分类等。MultiMedBench 由 5 种任务类型的 14 个独立任务和跨越 7 种生物医学数据模式的 12 个数据集组成，总共包含超过 100 万个样本。MultiMedBench 提供了一个全面的基准，用于评估通用生物医学人工智能在各种临床任务中的表现。通过使用 MultiMedBench，研究人员可以比较不同模型在各种任务中的性能，并深入了解模型在不同数据模式下的表现。这有助于推动生物医学人工智能领域的发展，并为未来的研究提供一个公开的基准，以进一步改进和优化模型性能。

Med-PaLM M 是谷歌开发的大型多模态生成模型，具有灵活地编码和解释生物医学数据的能力。Med-PaLM M 基于 PalM-E 多模态模型构建，通过指令微调和生物医学领域对齐，并在 MultiMedBench 上进行了训练。这个模型可以处理包括临床语言、成像和基因组学在内的多种类型的生物医学数据，并且具有相同的模型权重集。在性能上，Med-PaLM M 在多项任务上表现出强大的竞争力，在部分任务上甚至远超专业模型；同时 Med-PaLM M 还通过其强大的迁移学习和零样本推理能力，展示了其强大的学习能力和泛化能力。

Med-PaLM M 能力与各专科医学专家能力对比如图 9-4 所示。总的来说，Med-PaLM M 是一个功能强大的生物医学人工智能模型，它为医疗领域提供了强大、灵活的生成模型，可处理多种数据类型和任务，具有广泛的应用前景，未来可以在科学发现到医疗服务等多种应用场景中发挥作用。

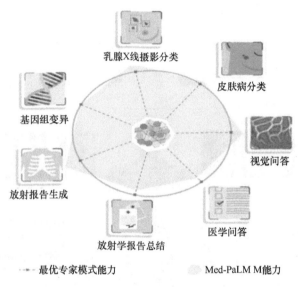

图 9-4　Med-PaLM M 能力与各专科医学专家能力对比

（2）上海交通大学和上海人工智能实验室联合开发医疗多模态数据集 MedMD 和 RadMD

在当前的医疗领域，已经陆续涌现了一些多模态的基础模型，但是这些模型大多受限于 2D 的图像输入，而在医疗领域中，常见的诊疗影像往往是 3D 的图像，同时，诊疗任务通常需要综合多张图像来做出准确判断。

2023 年，上海交通大学联合上海人工智能实验室发布了开源多模态医疗基础模型，首次支持 2D/3D 放射影像输入。该研究团队构建了一个目前世界上最大规模的医疗多模态数据集 MedMD 和 RadMD，它们是目前首个包含 3D 数据的大规模医疗多模态数据集，包含 15.5M 2D 图像和 180k 的 3D 医疗影像，且附带文本描述，例如放射学报告、视觉语言指令或相对应的疾病诊断标签。MedMD 医疗多模态数据样例如图 9-5 所示。

MedMD 涵盖了人体各种放射学模态和解剖区域，横跨 17 个医疗系统，如乳腺、心脏、中枢神经系统、胸部、胃肠道、妇科、血液、头颈部、肝胆、肌肉骨骼、产科、肿瘤、儿科、脊柱、创伤、泌尿和血管等，包含超过 5000 种疾病。RadFM 是一个多模态的放射学基础模型，能够将自然语言无缝地与 2D 或 3D 医学扫描相结合，并通过文本输出来解决广泛的医学任务。RadMD 是研究团队在 MedMD 基础上构建的，目前包含 3M 对放射学相关的多模态数据。而且，该模型能够综合处理多张相关影像，提供更全面和准确的信息，有望在诊断和治疗等方面取得更好的效果。

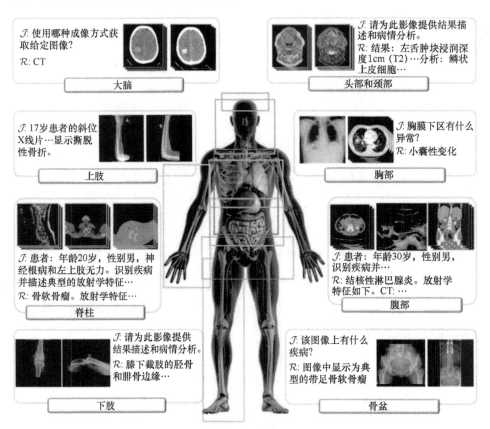

图 9-5　MedMD 医疗多模态数据样例

未来，医疗大模型将进一步融合多模态数据，实现自动化临床决策，以及个性化医疗服务的推广。医疗大模型的发展将为医疗领域带来巨大的变革，提高医疗质量、降低医疗成本，造福人类健康。

2. 大宽带网络+人工智能赋能智能云超声

随着数字技术的不断发展，综合超高速、低时延网络和云端大算力的支持，利用全光、5G 等高带宽、低时延网络传输特性，将超声图像甚至原始信号数据传输至云端，由云端的大算力进行分析处理，超声诊断的精确性将得到进一步提升。智能云超声架构图如图 9-6 所示。

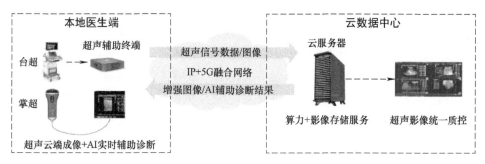

图 9-6　智能云超声架构图

基于人工智能和人工智能大模型的智能云超声将带来超声诊断模式的变革。未来的智能云超声与当前的远程超声有本质的区别：远程超声主要侧重于解决医疗资源分布不均的问题，实现远程医疗服务，主要依赖的是 5G 等传输网络的功能；而智能云超声是生成更高质量、更多维的超声图像质量，并结合其他医学信息，提供精准的监测结果和治疗方案，除了依赖超高速、低时延、高可靠的 5G、IP 和全光网络之外，还需要依赖于人工智能和大模型能力，以及云端（数据中心）的高性能和超大算力。随着技术的发展，远程超声也必然向着基于人工智能辅助和人工智能大模型的智能云超声方向发展。

相比传统的超声检查模式，智能云超声具备如下优势：

1）传统的超声图像重建是基于本机 FPGA/GPU 进行，如果将信号实时传输到云端，则可以利用云端的大算力进行超声信号的高质量成像，将大幅度提高超声设备成像质量，使得将来即使使用小型化、中低端超声设备也可能得到高端台式超声的成像效果。

2）利用计算机视觉处理的能力，将超声采集的图像传输到云端，在云端进行组织器官的三维重建、切割着色，将有效地帮助医生更好地理解超声检查的结果，提高诊断的准确性。

3）超声人工智能辅助诊断算法集中化部署在云端，超声设备视频实时传输到云端进行实时推理运算得到人工智能辅助诊断结果；随着超声人工智能辅助诊断技术的发展，超声人工智能辅助诊断的能力将越来越强，可大幅度提高诊断准确率和效率。

4）利用人工智能大模型的能力，可根据超声诊断图像自动生成超声诊断报告，提高医生的诊断效率。

5）将超声诊断影像统一接入云端并存储，借助云端的大算力进行人工智能质控，及时发现问题，提高诊断质量。

综上，借助大带宽网络+人工智能的数字化技术，未来智慧云超声可提供超越现有高端台式超声的诊断能力以带来更好的体验，在提高超声诊断水平和质量的同时也可以降低超声诊断服务的门槛。云端提供的服务如同一个高龄资超声医生 7×24h 不间断服务，为各级医院/医疗机构超声医生和临床医生服务，降低漏诊率和误诊率，提高超声诊断的整体服务能力，同时也缓解了高龄资超声医生紧缺的问题。

9.2.4　XR 及数字孪生技术的应用

XR 技术是 VR、AR 以及混合现实（MR）等多种技术的统称，其在智慧医院建设中具有广阔的应用前景。XR 技术将带来更具互动性和沉浸感的教学环境、提升医疗诊断和手术规划的准确性、改善病人体验和康复效果、提高医疗设备维护和管理效率，以及运营分析和流程优化。这些应用和效果将促进智慧医院建设，提高医疗服务的质量和效益。

1. XR 辅助教学

XR 辅助教学是指利用 VR 和 AR 技术来提供更具互动性和沉浸感的教学环境，可以帮助医学生和医务人员更直观地学习与理解医学知识和操作技术。XR 辅助教学是将 XR 技术应用于医学教育和培训中的重要领域，通过 VR 和 AR 技术，医学生可以进行身临其境的实践训练，模拟真实的手术操作或急救场景，提高医学生的专业技能和应急反应能力。此外，AR 技术可以将医学教材、解剖图像和生理数据实时投影到真实场景中，帮助学生更好地理解和应用医学知识。目前，已经有一些智慧医院开始使用 XR 技术进行医疗教育，比如解剖教学、手术模拟、病例演示等领域，但还处于起步阶段。XR 辅助教学已经在国内外多家医学院校和医疗机构得到应用，例如，美国哈佛医学院、约翰·霍普金斯医院，以及国内的上海交通大学医学院、浙江大学医学院等都开展了相关的 XR 辅助教学项目。未来，医学院校和医疗机构可以结合 VR 和 AR技术，构建更加真实且多样化的教育环境，提高医学教育的质量，培养更多的优秀医疗人才。XR 辅助教学将在未来得到更加广泛的应用，可以通过 VR 技术模拟手术、诊断等场景，帮助医学生更好地掌握医学知识和技能，将学习效果推向更高级别，为医学教育提供更具有效性和可行性的教学手段。

2. XR 辅助医疗

XR 辅助医疗是指利用 VR 和 AR 技术，辅助医生进行诊断和治疗，提高医疗效率和准确度。XR 辅助医疗已经在多个领域得到应用，例如：在手术中使用 AR 技术辅助医生进行手术操作，在术前术后病人使用 VR 技术来减轻焦虑，在提供疗效的同时，减轻了患者的痛苦和负担等。XR 辅助医疗将在未来得到更加广泛的应用，可以通过 VR 技术模拟疾病、手术等场景，帮助医生更加准确地进行诊断和治疗。

XR 辅助医疗可以提供精准的手术导航、三维立体可视化的病情分析和远程会诊等功能。通过 VR 和 AR 技术，医护人员可以在手术前通过仿真手术实践，更加准确地进行手术规划和操作，减少手术风险和并发症发生的可能性。另外，XR 技术可以将医学影像与实时生理数据相结合，显示在医生视野中，帮助医生更准确地判断病情，以更加全面和准确地判断疾病的发展情况。在治疗方面，VR 和 AR 技术可以为医生提供更全面、直观的信息，帮助进行复杂手术操作和精确治疗，并可以帮助进行远程会诊和指导手术。目前，一些医院已经开始应用 XR 技术进行手术导航和病情分析，未来可能还会有更广泛的应用，进一步提升医疗质量和效率。虽然一些智慧医院已经开始应用这些技术进行个别病例的治疗，但在大规模应用方面还有待进一步发展。未来，医疗机构将加大对 XR 技术的投入，通过 VR 和 AR 技术实现医疗诊疗过程的优化与精细化，提高医疗质量和效率。

3. 基于数字孪生的全数字化运营

基于数字孪生的全数字化运营是指将医院实体与 VR 场景相结合，实现医院内部各项运营管理的数字化。通过将医院的各个环节数字化，包括预约、接诊、检查、治疗和药品配送等，可以提高医院的运作效率和服务质量。AR 技术可以被用于诊断影像的实时展示和分析，VR 技术可以为医院管理人员提供虚拟实境的模拟预测，以便更好地规划医院资源和人员。

通过数字孪生技术，医院可以实时监测和模拟医疗设备的状态，提高设备的使用效率和维护效果。医院管理者可以在虚拟环境中模拟医院的运营情况并进行分析，包括人员配置、流程优化和资源管理等，以便更好地做出决策和规划，提高医疗服务的质量和效益。XR 技术还可以将各类监控数据以 AR 方式展示，提醒工作人员进行合规操作，提高医院的安全性和效率。一些医院已经开始尝试使用 AR 技术逐步进行数字化运营，以提升医院服务质量。未来数字孪生技术将广泛应用于医院管理、流程改进、预测性维护等方面，推动医院管理方式的变革，提高医院运营效率，优化临床决策，提升医疗服务质量、降低成本。

第 10 章

总 结

　　智慧医院的建设离不开数字技术的发展与应用，这涉及数字技术的多个方面，包括物联网、5G 技术、云计算、大数据、人工智能和区块链等。这些数字技术的发展历程、关键技术以及在医疗领域的应用都在本书中得到详细的阐述。在数字技术的支持下，智慧医院的建设正逐步走向成熟。本书系统地介绍了智慧医院建设的现状，包括背景、建设内容、标准以及国内外的发展状况。同时，对智慧医院未来的发展趋势和面临的挑战进行了深入的分析。

　　智慧医院建设的战略包括总体框架、基础设施、数据平台、核心信息系统、安全体系等多个方面。这些都是构建智慧医院体系的关键要素，需要有系统性的规划和实施。智慧医院应用场景包括智慧医疗服务、智慧管理、智慧运营、智慧协同诊疗等多个方面，为医疗服务提供了全方位的智能支持。数字技术在智慧医院建设中的应用是关键的一环。本书详细介绍了物联网、5G 技术、云计算、大数据、人工智能和区块链在智慧医院中的具体应用，涵盖了临床医疗、医院管理、安全体系等多个方面。这些技术的应用使得医疗服务更加智能化、高效化，为患者提供了更好的医疗体验。未来，数字技术在智慧医院中的应用将继续迎来新的发展。生物柔性传感技术、人机接口、人工智能、XR 及数字孪生技术等将成为未来数字技术赋能智慧医院的关键。然而，智慧医院建设仍面临着一些挑战，包括数字技术与医疗的深度融合、信息安全与隐私保护、政策支持等方面的问题。解决这些问题需要多方面的努力，包括技术创新、政策支持和行业合作等。

　　综上所述，本书全面深入地介绍了数字技术在智慧医院建设中的应用，系统性地分析了智慧医院的现状、发展趋势和面临的挑战。希望通过本书的学习，读者能够更好地了解智慧医院建设的全貌，并为未来智慧医院的发展提供有益的参考。